国家卫生健康委员会"十三五"规划教材
全国高职高专学校教材

供口腔医学技术专业用

口腔基础医学概要

主　　编　项　涛　李宪孟

副 主 编　王　辉　马晓丽

编　　委（以姓氏笔画为序）

马晓丽	甘肃卫生职业学院	王　辉	唐山职业技术学院
孙　华	鹤壁职业技术学院	李　佳	开封大学
李宛馨	昌吉职业技术学院	李宪孟	山东医学高等专科学校
杨美静	潍坊护理职业学院	余丽霞	四川大学
陈金锐	长春医学高等专科学校	项　涛	资阳口腔职业学院
钱　程	山东医学高等专科学校	高小波	赤峰学院
韩　梅	黑龙江护理高等专科学校		

编写秘书　余丽霞

人民卫生出版社
·北 京·

图书在版编目（CIP）数据

口腔基础医学概要 / 项涛，李宪孟主编. —北京：
人民卫生出版社，2020.11（2024.11 重印）
"十三五"全国高职高专口腔医学和口腔医学技术专
业规划教材
ISBN 978-7-117-30865-6

Ⅰ. ①口⋯ Ⅱ. ①项⋯②李⋯ Ⅲ. ①口腔科学－高
等职业教育－教材 Ⅳ. ①R78

中国版本图书馆 CIP 数据核字（2020）第 215579 号

人卫智网	**www.ipmph.com**	医学教育、学术、考试、健康， 购书智慧智能综合服务平台
人卫官网	**www.pmph.com**	人卫官方资讯发布平台

口腔基础医学概要
Kouqiang Jichuyixue Gaiyao

主　　编：项　涛　李宪孟
出版发行：人民卫生出版社（中继线 010-59780011）
地　　址：北京市朝阳区潘家园南里 19 号
邮　　编：100021
E - mail：pmph @ pmph.com
购书热线：010-59787592　010-59787584　010-65264830
印　　刷：三河市潮河印业有限公司
经　　销：新华书店
开　　本：787×1092　1/16　印张：18
字　　数：438 千字
版　　次：2020 年 11 月第 1 版
印　　次：2024 年 11 月第 7 次印刷
标准书号：ISBN 978-7-117-30865-6
定　　价：75.00 元

打击盗版举报电话：010-59787491　E-mail：WQ @ pmph.com
质量问题联系电话：010-59787234　E-mail：zhiliang @ pmph.com

出 版 说 明

为了培养合格的口腔医学和口腔医学技术专业人才,人民卫生出版社在卫生部(现国家卫生健康委员会)、教育部的领导支持下,在全国高职高专口腔医学和口腔医学技术专业教材建设评审委员会的指导组织下,2003 年出版了第一轮全国高职高专口腔医学和口腔医学技术专业教材,并于 2009 年、2015 年分别推出第二轮、第三轮本套教材,现隆重推出第四轮全国高职高专口腔医学和口腔医学技术专业教材。

本套教材出版近 20 年来,在我国几代具有丰富临床和教学经验、有高度责任感和敬业精神的专家学者与人民卫生出版社的共同努力下,我国高职高专口腔医学和口腔医学技术专业教材实现了从无到有、从有到精和传承创新,教材品种不断丰富,内容结构不断优化,纸数融合不断创新,形成了遵循职教规律、代表职教水平、体现职教特色、符合培养目标的立体化教材体系,在我国高职高专口腔医学和口腔医学技术专业教育中得到了广泛使用和高度认可,为人才培养做出了巨大贡献,并通过教材的创新建设和高质量发展,推动了我国高职高专口腔医学和口腔医学技术教育的改革和发展。本套教材第三轮的 13 种教材中有 6 种被评为教育部“十二五”职业教育国家规划立项教材,全套 13 种为国家卫生和计划生育委员会“十二五”规划教材,成为我国职业教育重要的精品教材之一。

教材建设是事关未来的战略工程、基础工程,教材体现了党和国家的意志。人民卫生出版社紧紧抓住深化医教协同全面推动医学教育综合改革的历史发展机遇期,以规划教材创新建设,全面推进国家级规划教材建设工作,服务于医改和教改。为贯彻落实《医药卫生中长期人才发展规划(2011—2020 年)》《国务院关于加快发展现代职业教育的决定》等文件精神要求,人民卫生出版社于 2018 年就开始启动第四轮高职高专口腔医学和口腔医学技术专业教材的修订工作,通过近 1 年的全国范围调研、论证和研讨,形成了第四轮教材修订共识,组织了来自全国 25 个省(自治区、直辖市)共计 52 所院校及义齿加工相关企业的 200 余位专家于 2020 年完成了第四轮全国高职高专口腔医学和口腔医学技术专业教材的编写和出版工作。

本套教材在坚持教育部职业教育“五个对接”的基础上,进一步突出口腔医学和口腔医学技术专业教育和医学教育的“五个对接”:和人对接,体现以人为本;和社会对接;和临床过程对接,实现“早临床、多临床、反复临床”;和先进技术与手段对接;和行业准入对接。注重提高学生的职业素养和实际工作能力,使学生毕业后能独立、正确处理与专业相关的临床常见实际问题。

本套教材修订特点：

1. 国家规划 教材编写修订工作是在国家卫生健康委员会、教育部的领导和支持下，由全国高等医药教材建设研究学组规划，全国高职高专口腔医学和口腔医学技术专业教材建设评审委员会审定，全国高职高专口腔医学和口腔医学技术专业教学一线的专家学者编写，人民卫生出版社高质量出版。

2. 课程优化 教材编写修订工作着力健全课程体系、完善课程结构、优化教材门类，本轮修订首次将口腔医学专业教材和口腔医学技术专业教材分两个体系进行规划编写，并新增了《口腔基础医学概要》《口腔修复工艺材料学》《口腔疾病概要》3种教材，全套教材品种增至17种，进一步提高了教材的思想性、科学性、先进性、启发性、适用性（"五性"）。本轮2套教材目录详见附件一。

3. 体现特色 随着我国医药卫生事业和卫生职业教育事业的快速发展，高职高专医学生的培养目标、方法和内容有了新的变化，修订紧紧围绕专业培养目标，结合我国专业特点，吸收新内容，突出专业特色，注重整体优化，以"三基"（基础理论、基本知识、基本技能）为基础强调技能培养，以"五性"为重点突出适用性，以岗位为导向、以就业为目标、以技能为核心、以服务为宗旨，充分体现职业教育特色。

4. 符合规律 在教材编写体裁上注重职业教育学生的特点，内容与形式简洁、活泼；与职业岗位需求对接，鼓励教学创新和改革；兼顾我国多数地区的需求，扩大参编院校范围，推进产教融合、校企合作、工学结合，努力打造有广泛影响力的高职高专口腔医学和口腔医学技术专业精品教材，推动职业教育的发展。

5. 创新融合 为满足教学资源的多样化，实现教材系列化、立体化建设，本套教材以融合教材形式出版，纸质教材中包含实训教程。同时，将更多图片、PPT以及大量动画、习题、视频等多媒体资源，以二维码形式印在纸质教材中，扫描二维码后，老师及学生可随时在手机或电脑端观看优质的配套网络资源，紧追"互联网+"时代特点。

6. 职教精品 为体现口腔医学和口腔医学技术实践和动手特色，激发学生学习和操作兴趣，本套教材将双色线条图、流程图或彩色病例照片以活泼的版面形式精美印刷。

为进一步提高教材质量，请各位读者将您对教材的宝贵意见和建议**发至"人卫口腔"微信公众号**（具体方法见附件二），以便我们及时勘误，同时为下一轮教材修订奠定基础。衷心感谢您对我国口腔医学高职高专教育工作的关心和支持。

人民卫生出版社

2020 年 5 月

附件一　本轮口腔医学和口腔医学技术专业 2 套教材目录

口腔医学专业用教材(共 10 种)	口腔医学技术专业用教材(共 9 种)
《口腔设备学》(第 2 版)	《口腔设备学》(第 2 版)
《口腔医学美学》(第 4 版)	《口腔医学美学》(第 4 版)
《口腔解剖生理学》(第 4 版)	《口腔基础医学概要》
《口腔组织病理学》(第 4 版)	《口腔修复工艺材料学》
《口腔预防医学》(第 4 版)	《口腔疾病概要》
《口腔内科学》(第 4 版)	《口腔固定修复工艺技术》(第 4 版)
《口腔颌面外科学》(第 4 版)	《可摘局部义齿修复工艺技术》(第 4 版)
《口腔修复学》(第 4 版)	《全口义齿工艺技术》(第 4 版)
《口腔正畸学》(第 4 版)	《口腔工艺管理》(第 2 版)
《口腔材料学》(第 4 版)	

附件二　"人卫口腔"微信公众号

"人卫口腔"是人民卫生出版社口腔专业出版的官方公众号,将及时推出人卫口腔专培、住培、研究生、本科、高职、中职近百种规划教材、配套教材、创新教材和 200 余种学术专著、指南、诊疗常规等最新出版信息。

1. 打开微信,扫描右侧"人卫口腔"二维码并关注"人卫口腔"微信公众号。
2. 请留言反馈您的宝贵意见和建议。

注意:留言请标注"口腔教材反馈 + 教材名称 + 版次",谢谢您的支持!

第三届全国高职高专口腔医学和口腔医学技术专业教材建设评审委员会名单

主 任 委 员　马　莉　唐山职业技术学院

副主任委员　于海洋　四川大学　　　　　　　　胡砚平　厦门医学院

口腔医学组

组　　　长　胡砚平　厦门医学院

委　　　员（以姓氏笔画为序）

马永臻　山东医学高等专科学校　　　李水根　厦门医学院

马惠萍　开封大学　　　　　　　　　李晓军　浙江大学

王　荃　昆明医科大学　　　　　　　宋晓陵　南京医科大学

左艳萍　河北医科大学　　　　　　　张清彬　广州医科大学

吕俊峰　苏州卫生职业技术学院　　　赵信义　空军军医大学

杜礼安　唐山职业技术学院　　　　　顾长明　唐山职业技术学院

李　月　深圳职业技术学院　　　　　麻健丰　温州医科大学

口腔医学技术组

组　　　长　于海洋　四川大学

委　　　员（以姓氏笔画为序）

马玉宏　黑龙江护理高等专科学校　　项　涛　四川大学

吕广辉　赤峰学院　　　　　　　　　赵　军　日进齿科材料（昆山）

任　旭　黑龙江护理高等专科学校　　　　　　有限公司

杜士民　开封大学　　　　　　　　　胡荣党　温州医科大学

李长义　天津医科大学　　　　　　　葛秋云　河南护理职业学院

李新春　开封大学　　　　　　　　　蒋　菁　唐山职业技术学院

陈凤贞　上海医学高等专科学校　　　潘　灏　苏州卫生职业技术学院

岳　莉　四川大学

秘 书 长　刘红霞　人民卫生出版社

秘　　书　方　毅　人民卫生出版社　　　　　查彬煦　人民卫生出版社

前　言

近年来，口腔医学技术发展迅速，迫切需要编写一套适合口腔医学技术专业培养要求的教材。在教育部和国家卫生健康委员会指导下，全国高职高专口腔医学和口腔医学技术专业教材评审委员会与人民卫生出版社共同启动了第四轮全国高职高专口腔医学和口腔医学技术专业规划教材的编写工作，首次将口腔医学和口腔医学技术两个专业（专科）的教材分别编写。《口腔基础医学概要》是为全国高等院校口腔医学技术专业（专科）新增的一部教材。本教材整合了口腔解剖生理学和口腔组织病理学的相关内容，是口腔医学技术专业重要的专业基础课，由来自全国12所高等医学院校的专业教师共同编写完成。

口腔医学技术专业主要培养面向口腔修复制作行业各级义齿加工企业、医疗机构口腔技工室及口腔医疗相关机构，在口腔修复和技术管理等岗位群，从事口腔修复体制作、技术管理与服务等工作的技术技能型应用人才。根据专业培养目标，充分考虑专科层次口腔医学技术专业的特点和应用需要，以改革、创新和适用的编写原则，于2019年1月在河南开封召开了本书的编写会，2019年4月在四川成都召开了定稿会。各位编委根据以上原则，结合教学实践和教学经验，进行了认真、细致的讨论，确定了编写的基本思路。本书主要特点是围绕人才培养目标，对口腔解剖生理学和口腔组织病理学的内容进行合理的取舍，并进行有机的整合；按照专业特点，重点突出牙体（特别是牙冠）的基本形态结构、牙列与咬合的基本知识以及常见疾病的病理变化；结合岗位需求，重视实际操作能力的培养，在保证基本知识、基本理论的基础上，突出临床技能的锻炼。在编写形式上，按理论和实训两部分进行编写，充实了实际操作方法和步骤的有关内容，密切了与后续课程的衔接。

本教材编写的参考学时为180学时，其中理论课建议40学时，实训课建议140学时。理论内容去繁就简，重点突出，实训部分详略得当，注重实操。根据确定的编写原则，与口腔医学技术关系密切的知识点尽量写深写透，满足后续课程的应用需求。因此，本书在理论部分首先介绍了口腔的基本结构；然后重点介绍牙体解剖、牙列与咬合，适当联系临床应用；最后简要介绍颌面部的骨、关节、肌和牙的发育与萌出以及与牙密切相关的口腔病理。在实训部分除与理论相配合外，还注重培养学生的动手能力，安排了牙体测量、绘图与雕刻、牙列绘图、部分牙列蜡牙冠雕刻和牙冠滴蜡塑形，为后期的专业培养打下坚实的基础。

　　本教材是为口腔医学技术专业(专科)编写的第一版规划教材,本书在编写形式和内容上的较大创新,是我们为适应高等职业教育改革和口腔医学技术培养特点所进行的大胆尝试。在编写过程中,全体参编人员辛勤工作,精益求精,付出了宝贵的时间和精力。由于编者水平所限,加之时间仓促,书中难免有不当之处,肯请读者批评指正,提出宝贵意见。

　　在本书的编写会和定稿会期间分别得到了开封大学和资阳口腔职业学院老师提供的会务支持;在定稿过程得到了资阳口腔职业学院青年教师的校阅支持。在此一并致以感谢!

项　涛　李宪孟

2020 年 5 月

目　录

绪 论

学习目标

1. 掌握：口腔基础医学概要的定义及其在口腔医学技术中的应用意义。
2. 熟悉：学习口腔基础医学概要的基本观点和方法。

一、口腔基础医学概要的定义和重要性

口腔基础医学概要是根据口腔医学技术，特别是口腔修复工艺方向的培养目标，由研究人体口腔颌面部器官的形态构造及其生理功能的口腔解剖生理学；借助显微镜等观察方法，研究口腔颌面部器官组织的细微构造和发生发育规律的口腔组织胚胎学；研究各类口腔疾病的病因、发病机制、病理变化和发展转归的口腔病理学组合而产生的一门课程。

这门课程是为适应高职高专口腔医学技术专业教学改革的需要，在多年教学实践的基础上产生的，其特点是从以上三门学科中，选取与口腔修复工艺密切相关的口腔结构，特别是牙，介绍它们从肉眼观到显微镜下的正常组织构造、形态结构特点及其生理机能；牙的发育和萌出的规律；牙与颌骨的常见疾病的病因、发病机制、病理变化和发展转归等内容。

作为口腔医学技术专业一门重要的专业基础课，口腔基础医学概要教学的目的在于使学生理解和掌握牙及相关结构的正常形态结构和生理功能的知识，为后续其他专业课程的学习奠定必要的基础。

二、口腔基础医学概要和后续课程的关系

口腔基础医学概要是口腔医学技术专业学习过程中开设的第一门专业基础课程，为其他相关课程奠定了必要的解剖学、生理学和病理学理论基础，有利于理解口腔各种疾病的临床表现和修复治疗原则。同时，在掌握口腔基础医学概要基本理论的基础上，通过对牙及牙列的绘画、雕刻和堆塑等大量的实践教学，使学生深入掌握牙及牙列的形态结构，培养学生的动手能力，为后续的专业课程中制作各种口腔修复体和矫治器打下坚实的基本技能。

口腔修复工艺的主要任务就是为牙列缺损或缺失的患者定制不同类型的义齿。因此，掌握每一颗牙的外形结构特征及其生理意义，牙列的组成，各个牙在牙列的位置、排列的方向和角度，以及上、下牙列的咬合关系，有助于在学习制作义齿时准确的复原缺失牙或牙列

的外形,并在最大范围内恢复功能。同时随着新材料、新设备和新技术在口腔临床的应用,特别是数字技术在口腔修复领域的应用,逐渐改变了传统的义齿制作工艺和要求。这就要求口腔修复工艺的技师还应该掌握上、下颌骨的形态结构,特别是牙槽突的结构特点和缺牙以后的退行性改变,以适应口腔临床的发展需要。

口腔基础医学概要的实训教学除了通过实践来进一步理解和掌握理论知识外,更重要的是要从一开始就培养学生保持良好的工作体位,一方面在今后的工作中提高效率,另一方面避免因体位不正确的不良习惯引起一些职业疾病;同时培养学生正确的握持和使用工具、准确利用支点、掌握牙冠雕刻和堆塑的基本技法;熟悉口腔的解剖结构、牙发育和萌出的特点以及常见牙和牙周疾病基本病理变化,为后续的专业课程学习奠定坚实的基础。

三、学习口腔基础医学概要的基本观点和方法

学习口腔基础医学概要应以辩证唯物主义为指导,运用它的观点和方法去学习、研究口腔颌面部,才能全面正确地认识口腔颌面部的形态结构。在学习和观察的过程中,应坚持以下几个观点:

(一)进化发展的观点

人类是经过长期的生物进化发展而来,是种系发生的结果,作为人体的一部分,口腔形态结构经历了由低级到高级、由简单到复杂的演化过程,所以保留着一些与脊椎动物相类似的基本特点。而人体的个体发生反映了种系发展过程。因此,在学习中应用进化发展的观点,适当联系种系发生和个体发生的知识,就能正确地理解和说明口腔结构的个体差异。同一个体生在长发育过程中,从出生到老年,口腔颌面部的形态结构也在不断发生变化,如牙在出生后随着年龄的增长从无到有、从少到多、从乳牙替换为恒牙,在此过程中颌骨也发生相应的变化;成年后随着年龄增长牙的脆性增加、牙龈萎缩以及各种口腔疾病造成牙脱落,颌骨牙槽突也会吸收萎缩,说明人体的结构在生命过程中始终处于新陈代谢的动态变化之中。

(二)局部与整体统一的观点

人体是由各种不同的细胞组织和众多的器官及局部组成的一个有机整体。口腔作为人体的一部分,也是相对独立而完整的形态与机能相结合的有机体。为了学习方便,虽然我们是从一个组织切面、一颗牙、一个解剖结构和一种病变进行分析研究,但在学习过程中,必须注意应用归纳、综合的方法,从整体的角度认识口腔,建立从平面到立体,从单个牙、骨和咀嚼肌到整个牙颌系统,从正常到异常的概念。如牙列是由不同形态和功能的牙在颌骨牙槽突上按一定规律排列组合而成;咀嚼功能的完成要通过咀嚼肌协调收缩,以颞下颌关节为枢纽,运动下颌骨,使上、下牙列形成咬合,并借助唇、颊、舌的配合才能完成。

(三)结构与机能相互联系、相互制约的观点

每个器官的形态结构是其机能活动的物质基础,机能的变化也会引起器官形态结构的改变,形态结构的变化也必然导致机能的改变。因此,形态与机能两者既相互联系又相互制约。在不同食性的哺乳动物中,肉食性动物的门齿呈锥形,用于从猎物的骨上啃下肉来;犬齿非常粗大而尖锐主要用于捕猎;由于肉类食物易于消化,其前臼齿和臼齿牙尖纵向排列,以利于切割与撕咬猎物,而基本不形成𬌗面。植食性动物的门齿用于切断植物的茎叶而形成切端;因不需要捕猎,犬齿退化或呈门齿状;前臼齿和臼齿有较宽大的𬌗面,其上有

嵴状的突起以研磨食物。杂食性的动物门齿有的呈锥状，有的有切端；犬齿介于前两种食性的动物之间；前白齿和白齿也有较宽的粭面，但其上的突起成锥形。颌骨的形态结构除由遗传基因的内在因素决定外，还与机能活动密切相关。如果生长发育期进食比较硬和粗糙的食物，则颌骨发育充分，牙排列更整齐；如果长期进食较软烂的食物则不利于颌骨发育，容易出现牙列拥挤。因此，形态与功能是相互适应、相互促进和相互制约的，处于相对统一的状态。理解这些辩证关系，对更好地认识和掌握牙的形态结构，以及在修复时正确地设计和制作合适的修复体是非常重要的。

（四）理论与实践相结合的学习方法

为了学好口腔基础医学概要，还必须注意理论联系实际的原则。应学会以理论指导实践，以实践验证理论的方法。形态描述多、名词多、偏重记忆是口腔基础医学概要这门课的特点。因此，必须重视实践，首先要把理论知识与组织切片、牙体标本、颌面部解剖标本和活体观察结合起来；其次学会运用图谱和模型等形象教材；还要培养空间思维能力，要将二维的切片、切面图像转化为三维立体构象，借以达到正确认识口腔的形态结构。同时口腔医学技术是一门实践性很强的学科，通过实训过程中的绘画、雕刻、堆塑的操作训练，既能巩固学习的理论知识，又有利于动手能力的培养。

思考题

1. 口腔基础医学概要与哪些学科有关系？
2. 本课程与后续课程的联系是什么？
3. 如何学好口腔基础医学概要？

第一章 口　腔

学习目标

1. 掌握：唇系带、舌系带、颊系带和磨牙后区的位置；腭的范围和分部；牙的组成、组织结构与分类；临床常用的牙位记录法；牙体解剖常用名词和牙的表面标志。牙龈的组织学结构；牙周膜细胞的种类及功能；牙槽骨的组织学结构特点。口腔黏膜的基本结构；口腔黏膜的分类。唾液腺的一般组织学结构。

2. 熟悉：牙龈表面解剖；牙周膜纤维的分布及功能；牙槽骨的生物学特性。各类黏膜的组织特点。三对大唾液腺的组织学特点；唾液的功能。

3. 了解：口腔的界线和分区以及两个区的相互联系。牙周膜的血液供给、淋巴管及神经的分布；牙周膜及牙槽骨的增龄变化。口腔黏膜的功能及增龄性变化。小唾液腺分布与组织学特点。

口腔作为消化道的入口，主要唇、颊、腭、舌和牙组成。本章主要介绍口腔的基本结构，重点是牙、牙周组织、口腔黏膜和唾液腺的共同特点。各牙的具体解剖结构和功能意义将另章详细讨论。

第一节　概　　述

口腔为消化管道的起始部，向前借口裂与外界相通，向后经咽峡与咽相续连（图1-1）。

一、口腔的界线与分区

口腔前界为上唇与下唇，两侧壁为颊，上壁为腭，下壁为舌与封闭口腔底的软组织，向后经咽峡与咽相通。口腔内有牙、舌等器官。以上、下颌牙槽突、牙龈及牙弓为界，可将口腔分为前外侧的口腔前庭和后内侧的固有口腔。当上、下颌牙列紧咬时，口腔前庭可经最后磨牙后方的磨牙后间隙与固有口腔相通。

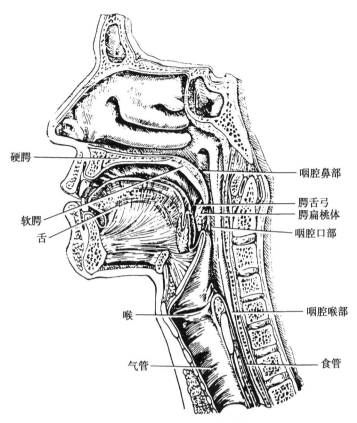

硬腭

咽腔鼻部

腭舌弓
腭扁桃体
咽腔口部

软腭
舌

喉

咽腔喉部

气管

食管

图 1-1　口腔正中矢状切面

二、口腔的结构

口腔的结构主要包括构成口腔各壁的唇、颊、腭、舌与口底以及牙。本章仅对牙的一般情况进行简要描述,各牙的形态结构和生理意义将在第二章详细描述。

(一)唇与颊

1. 唇(lip)　为口腔的前界,上自鼻底,下达颏唇沟,两侧至唇面沟。上唇表面在中线上有一纵行浅沟称为人中,其两侧的隆起为人中嵴,其下端在唇红缘形成人中切迹。上、下唇相交于口角,两者间的开口为口裂。上下唇内侧黏膜中线上有扇形或线状的纵行皱襞,向后跨过口腔前庭,连于两中切牙之间的牙龈乳头基底部附近,称为唇系带(labial frenulum)。上唇系带较下唇系带宽大。取印模时应充分进行唇部的被动肌运动,保证唇系带印模完整。义齿基托边缘要留出唇系带的位置,以免影响前牙的活动义齿的固位,造成患者的不适。当牙槽嵴过低,唇系带影响活动义齿固位时,可行唇系带切除术,帮助义齿更好地适应。

2. 颊(cheek)　为口腔侧壁,上自颧骨下缘,下抵下颌骨下缘,前为唇面沟,后达咬肌前缘。在咀嚼时颊与舌配合以保持食物位于上、下牙列之间。在前磨牙区域,颊黏膜与牙槽黏膜之间的纵行皱襞称颊系带(buccal frenulum)。颊系带的数目不定,一般上颌者较下颌明显,取印模时应充分进行颊部的被动肌运动,保证颊系带印模完整,义齿基托边缘应要做成切迹,避免妨碍其活动。

（二）舌与口底

舌（tongue）与口底（floor of the mouth）共同构成口腔的下界。

1. 舌 以舌肌为基础表面覆以黏膜构成。舌有上、下两面，上面称舌背，其后部可见"∧"形的界沟将舌分为前2/3的舌体和后1/3的舌根，舌体的前端称舌尖（图1-2）；下面称舌腹。舌腹黏膜在舌的中线处形成一条连于口腔底的黏膜皱襞，称舌系带（lingual frenulum）（图1-3）。取印模时应充分进行舌的主动肌运动，保证舌系带印模完整，相应的义齿基托边缘要做成切迹，避免妨碍其活动。

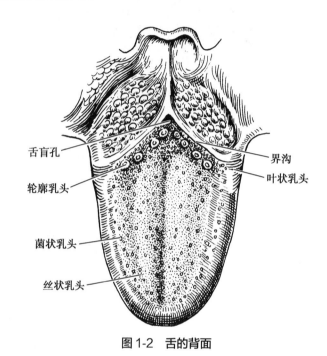

舌盲孔

界沟

轮廓乳头

叶状乳头

菌状乳头

丝状乳头

图1-2 舌的背面

2. 口底 位于舌腹与下颌内侧之间。在舌系带两侧各有一个火山口状的小黏膜隆起，称舌下阜，为下颌下腺导管与舌下腺大管的共同开口。两侧与下颌骨体平行的黏膜皱襞为舌下襞，其深面为舌下腺，顶端有舌下腺小管开口（图1-3）。

（三）腭

腭（palate）为口腔上界，分隔口腔和鼻腔，其前2/3为硬腭（hard palate），后1/3为软腭（soft palate）（图1-4）。

1. 硬腭 以骨腭为基础，表面覆以黏膜，黏膜与骨结合紧密，不能移动。在两侧中切牙之间的后方有隆起的切牙乳头，其两侧有横行的黏膜嵴。

2. 软腭 是硬腭向后下的延伸部分，由骨骼肌和黏膜构成。其后份斜向后下称为腭帆。腭帆后缘游离，中央有一向下的突起称腭垂或悬雍垂。自腭帆向两侧各有两条弓形黏膜皱襞，前方的连于舌根前外侧，称腭舌弓；后方的向下延至咽侧壁称腭咽弓。腭垂、腭帆游离缘、两侧腭舌弓及舌根共同围成咽峡，为口腔的后界，向后与咽相通。上颌全口义齿的基托后缘应止于硬软腭交界后方的软腭处，以达到义齿后缘的封闭作用，保证义齿的稳定性。

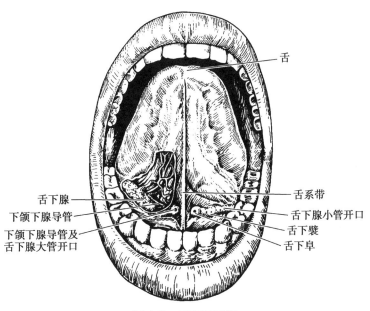

舌

舌下腺
下颌下腺导管
下颌下腺导管及
舌下腺大管开口

舌系带
舌下腺小管开口
舌下襞
舌下阜

图1-3 口底和舌腹

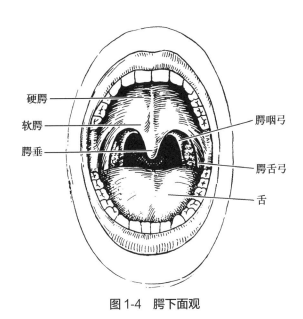

硬腭

软腭

腭垂

腭咽弓

腭舌弓

舌

图1-4 腭下面观

（四）磨牙后垫

磨牙后垫（retromolar pad）为下颌最后磨牙牙槽嵴远中的黏膜软垫，呈圆形、卵圆形或梨形，覆盖于下颌骨磨牙后三角上。此区黏膜下有疏松结缔组织，并含有黏液腺。下颌全口义齿基托后缘应盖过磨牙后垫一半或全部。

（项　涛）

第二节 牙的基本特点与牙位记录方法

一、牙的组成

（一）外形观察

从外观上看，牙由牙冠、牙根及牙颈三部分组成（图1-5）。

1. 牙冠（dental crown） 是指牙被牙釉质所覆盖的部分，也是发挥咀嚼功能的主要部分。正常情况下，牙冠的大部分显露于口腔，邻近牙颈的一小部分被牙龈覆盖。但由于各种原因引起的牙龈萎缩或增生等，造成暴露于口腔的牙冠部分大小不一，故可将牙冠分为解剖牙冠和临床牙冠。解剖牙冠是指以牙颈部为界的牙冠。临床牙冠是指暴露于口腔内未被牙龈覆盖的牙体部分。牙冠的外形随其功能而异。

2. 牙根（dental root） 是指牙被牙骨质所覆盖的部分。在正常情况下，牙根整个包埋于牙槽骨中，是牙的支持部分。其形态与数目随承受的咬合力而异，

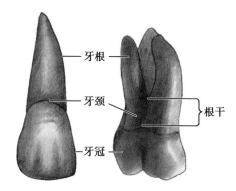

图1-5 牙的外部形态

承受咬合力弱的为单根；承受咬合力较强而复杂者，其根多分叉为2个以上，以增强牙在颌骨内的稳固性。多根牙的未分叉部分称为根干。牙根的尖端称为根尖。每一根尖有小孔，称为根尖孔，它是牙髓的血管、神经及淋巴管出入牙的通道。

3. 牙颈（dental cervix） 牙冠与牙根交界处形成的弧形曲线称为牙颈，又称颈缘或颈线（cervical line）。

（孙　华）

（二）剖面观察

从剖面可见牙由牙釉质（enamel）、牙本质（dentin）、牙骨质（cementum）和牙髓（dental pulp）组成。牙本质构成牙的主体，牙釉质覆盖在冠部牙本质表面，牙骨质覆盖于根部牙本质表面。牙本质中央有一空腔，称为髓腔，髓腔内充满牙髓。

1. 牙釉质 牙釉质为覆盖于牙冠的高度矿化的硬组织，外观呈乳白色或淡黄色，是人体中最硬的组织。

（1）组织结构：釉柱（enamel rod）是牙釉质的基本结构，起自釉牙本质界，是细长的柱状结构，贯穿牙釉质全层至牙表面。在牙尖和切缘处，釉柱自釉牙本质界向牙表面放射；在窝沟处，釉柱从釉牙本质界向窝沟底部集中；在近牙颈部釉柱排列几乎成水平状（图1-6）。

（2）牙釉质的表面结构

1）釉小皮（enamel cuticle）是覆盖在新萌出牙表面的一层有机薄膜，一经咀嚼即易被磨去，但在牙颈部仍可见残留。

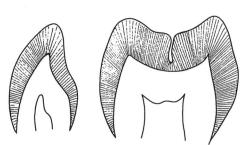

图1-6 釉柱排列方向模式图

2）釉面横纹（perikymata）是牙釉质表面呈平行排列并与牙长轴垂直的浅凹线纹，在牙颈部尤为明显，呈叠瓦状。这是牙节律性生长发育的现象，也是牙釉质生长线到达牙表面的位置。

（3）牙釉质结构的临床意义：在牙釉质的咬合面，有小的点隙和狭长的裂隙。由于细菌和食物残渣较易滞留而不易清洁，故常成为龋病的始发部位。

2. 牙本质 牙本质是构成牙主体的硬组织，色淡黄，主要由牙本质小管、成牙本质细胞突起和细胞间质所组成。

（1）组织结构

1）牙本质小管（dentinal tubule）为贯通于牙本质全层的管状空间，充满了组织液和一定量的成牙本质细胞突起。牙本质小管自牙髓表面向釉牙本质界呈放射状排列（图1-7）。

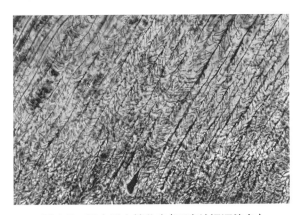

图1-7 牙本质小管分支（牙磨片银浸染色）

2）成牙本质细胞突起（odontoblastic process）是成牙本质细胞的胞质突，该细胞体位于髓腔近牙本质侧，呈整齐的单层排列。

3）细胞间质：牙本质的大部分为矿化的间质，在不同区域因其矿化差异而有特定的名称：①管周牙本质（peritubular dentin）为围绕成牙本质细胞突起周围的间质，构成牙本质小管的管壁。管周牙本质矿化程度高，在光镜下观察牙本质小管横断磨片时，呈环形透明带；②管间牙本质（intertubular dentin）分布于牙本质小管之间，构成牙本质的主体。

（2）牙本质的增龄性变化与反应性改变：在人的一生中，随年龄增长牙本质不断形成；受到外界病理性刺激时，牙本质会产生一系列防御反应性的变化。

1）牙本质的增龄性变化：①原发性牙本质（primary dentin）是指牙发育过程中形成的牙本质，它构成了牙本质的主体；②继发性牙本质（secondary dentin）是牙根发育完成后，牙和对颌牙建立了咬合关系之后形成的牙本质（图1-8）。

2）牙本质的反应性改变：由于咀嚼、刷牙等机械性的摩擦，常可造成牙本质组织的缺损，称为磨损，主要见于恒牙牙尖及切缘、邻面接触点和唇侧牙颈部。当磨损和龋进展到牙本质时会引起牙本质一系列的反应性变化：①修复性牙本质（reparative dentin），当牙釉质表面因磨损或龋等而遭受破坏时，成牙本质细胞部分发生变性，牙髓深层的未分化细胞分化为成牙本质细胞，并与功能尚存的成牙本质细胞一起分泌牙本质基质，继而矿化，形成修复性牙本质（图1-9）。②透明牙本质（transparent dentin），当牙本质因磨损和龋刺激后，牙本质小管内的成牙本质细胞突起发生变性，随后有矿物盐沉着而矿化封闭小管。由于其小管和周围间质的折光率没有明显差异，在磨片上呈透明状而称之为透明牙本质。③死区（dead tract）是牙因磨损、龋等较重的刺激，小管内的成牙本质细胞突起逐渐变性、分解、小管内充满空气所致。在透射光显微镜下观察时这部分牙本质呈黑色，故称为死区。

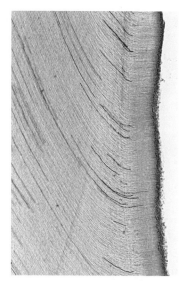

图1-8　继发性牙本质

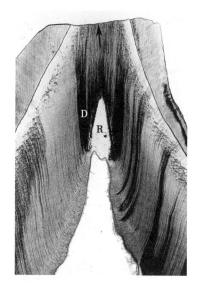

图1-9　修复性牙本质（R）和死区（D）

（3）牙本质结构的临床意义：细菌产物如内毒素可进入牙本质小管并引起炎症反应，此时增加的牙髓内压及牙本质内液的形成有利于小管的清洁并阻止细菌进入牙髓。

3．牙骨质　牙骨质是覆盖于牙根表面的一层硬结缔组织，是维系牙与牙周组织联系的重要结构。

（1）组织结构：牙骨质的组织结构与骨密质相似，由细胞和矿化的细胞间质组成。但不同于骨的是牙骨质无哈弗斯系统，也无神经和血管。

1）细胞牙骨质（cellular cementum）也称继发性牙骨质，常位于无细胞牙骨质的表面，或者两者交替排列，在根尖部1/3处可以全部为细胞牙骨质。

2）无细胞牙骨质（acellular cementum）也称原发性牙骨质，紧贴于根部牙本质表面，多分布于自牙颈部到近根尖1/3处，牙颈部往往全部为无细胞牙骨质。其间质主要由层板状细胞间质构成。

3）釉牙骨质界（enamelo-cemental junction）牙釉质和牙骨质在牙颈部相接，其相接处有三种不同情况：约有60%是牙骨质少许覆盖在牙釉质表面；约30%是牙釉质与牙骨质端端相接；约10%是两者不相接，该处为牙龈所覆盖。

4）牙本质牙骨质界（dentino-cemental junction）牙本质和牙骨质是紧密结合的，光镜观呈一较平坦的界线。

（2）牙骨质结构的临床意义：在生理情况下，牙骨质不像骨组织可以不断地改建和重塑，而是较固有牙槽骨具有更强的抗吸收能力，这是临床正畸治疗时牙移动的基础。

4．牙髓　牙髓（pulp）是疏松结缔组织，位于由牙本质所形成的髓腔内。

（1）组织结构：牙髓组织可分为四层：①靠近牙本质的一层为成牙本质细胞层；②紧接着成牙本质细胞层，细胞相对较少的组织为乏细胞层；③乏细胞层内侧细胞密集区为多细胞层；④牙髓中央区细胞分布比较均匀，称固有牙髓或髓核，含丰富的血管和神经（图1-10，图1-11）。

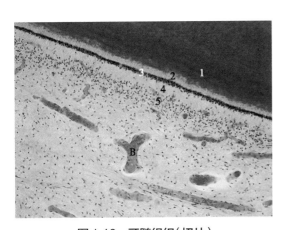

图1-10　牙髓组织（切片）

1. 牙本质　2. 前期牙本质　3. 成牙本质细胞层
4. 乏细胞层　5. 多细胞层　B. 血管

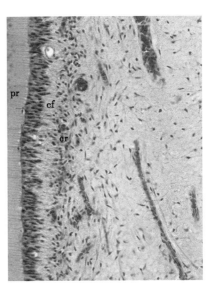

图1-11　牙髓中的细胞分布

pr. 前期牙本质　cf. 乏细胞层　cr. 多细胞层

1）细胞：①成牙本质细胞，位于牙髓周围，紧接前期牙本质排列成一层，呈栅栏状，细胞顶端有一细长突起伸入牙本质小管内。在光学显微镜下，似由3～5层成牙本质细胞构成。②成纤维细胞，又称为牙髓细胞。③组织细胞，常位于小血管和毛细血管周围。④未分化间充质细胞，目前认为未分化间充质细胞是牙髓干细胞，该群细胞平时位于血管旁的微环境中，保持未分化的静止状态。

2）细胞间质：主要包括纤维和基质。纤维主要是胶原纤维和嗜银纤维，分布于牙髓细胞之间。牙髓中的基质为无定型的胶样物质。

3）血管、淋巴管和神经：牙髓内血管来自颌骨的牙槽动脉分支，它们经根尖孔进入牙髓，改称为牙髓动脉。毛细血管后静脉汇成牙髓静脉与牙髓动脉伴行，出根尖孔转为牙槽静脉属支；牙髓中淋巴毛细管起于牙髓表面，汇合成小淋巴管，穿过根尖孔与牙龈、牙周膜的淋巴管丛吻合。牙髓内神经来自牙槽神经的分支，伴随血管自根尖进入牙髓，传导痛觉。

（2）牙髓的功能和临床意义

1）形成功能：牙髓中的成牙本质细胞，能在一生中不断形成继发性牙本质，随着这种增龄反应，可使髓腔逐渐缩小。

2）营养功能：牙髓内丰富的血运系统，除供给自身营养外，还为牙本质和牙釉质提供营养。如果牙髓坏死，牙釉质和牙本质因失去主要营养来源而变脆变色。

3）感觉功能：牙髓组织缺乏对冷、热、压力及化学变化等刺激的感受器，因此，当受到外界刺激后均反应为痛觉。此外，牙髓神经还缺乏定位能力，故牙髓炎患者往往不能准确指出患牙的部位。

4）防御功能：各种病理原因使牙本质暴露时，牙髓凭借成牙本质细胞突起，对任何外界的刺激会产生防御反应。

（钱　程）

二、牙的分类

牙的分类有两种方法：一种是根据牙的形态和功能来分类；另一种是根据牙在口腔内存在时间的暂久来分类。

（一）按形态及功能分类

食物在口腔内经过切割、撕裂、捣碎和磨细等咀嚼运动，使其成为小块或碎屑，以利于消化。牙的形态和功能是相互适应的，故可依此分为以下几类：

1. 切牙（incisor）　位于口腔前部，中线两侧，左、右、上、下共 8 颗。牙冠的邻面呈楔形，颈部厚而切端薄。其主要功能为切割食物，一般不需强大的力，故为单根牙，牙冠的形态也较简单。

2. 尖牙（canine）　位于口角处，左、右、上、下共 4 颗，牙冠邻面仍为楔形，其特点是相当于切牙的切端处有一突出的牙尖。其主要功能是穿刺和撕裂食物，牙冠粗壮，牙根为单根长而粗大，以适应其功能。

3. 前磨牙（premolar）　旧称双尖牙。位于尖牙之后，磨牙之前，左、右、上、下共 8 颗。牙冠呈立方形，𬌗面有两个牙尖。前磨牙有协助尖牙撕裂及协助磨牙捣碎食物的作用，其牙根扁，亦有分叉者，以利于牙的稳固。

4. 磨牙（molar）　位于前磨牙之后，左、右、上、下共 12 颗。牙冠大，有一宽大的𬌗面，其上有 4~5 个牙尖，结构比较复杂，作用是磨细食物。一般上颌磨牙为三根，下颌磨牙为双根，以增加牙的稳固性。

切牙和尖牙位于口腔前部，口角之前，合称为前牙；前磨牙和磨牙位于口角之后，合称为后牙。

（二）按存在时间的暂久分类

根据牙在口腔内存在时间的暂久，可将牙分为乳牙和恒牙两类。

1. 乳牙（deciduous teeth）　婴儿出生后 6 个月左右乳牙开始萌出，至 2 岁半左右 20 颗乳牙陆续萌出。乳牙在口腔内存在的时间，最短者为 5~6 年左右，最长者可达 10 年左右。自 2 岁半至 6 岁左右，口腔内只有乳牙，这段时间称为乳牙列期。乳牙可分为乳切牙、乳尖牙及乳磨牙 3 类。

2. 恒牙（permanent teeth）　是继乳牙脱落后的第二副牙，非因疾患或意外损伤不致脱落，脱落后也再无牙替代。恒牙自 6 岁左右开始萌出和替换，现代人第三磨牙有退化趋势，故恒牙数可在 28~32 颗之间。可分为切牙、尖牙、前磨牙和磨牙 4 类。

三、牙的功能

（一）咀嚼功能

食物进入口腔后，经过咀嚼运动，牙将食物切割、撕裂、捣烂和磨细，并与唾液混合，使之成为食团，以利于吞咽和消化。咀嚼时咀嚼力通过牙根传至颌骨，可刺激颌骨的正常发育，咀嚼功能的生理性刺激，还可增进牙周组织的健康。

（二）辅助发音和言语功能

牙、唇、舌和腭均参与发音和言语,而四者之间的位置关系,对发音的准确性与言语的清晰程度有重要的影响。若前牙的位置或数目异常,将直接影响发音的准确程度,如切牙缺失,则唇齿音和舌齿音均发音困难。

（三）保持面部形态协调美观

由于牙及牙槽骨对面部软组织的支持,并有正常的牙弓及咬合关系的配合,而使唇颊部丰满,面部表情自然,形态正常。若缺牙较多,则唇颊部因失去牙的支持而塌陷,使面部显得衰老。牙弓及咬合关系异常者,面形也会受到影响。

四、牙体解剖常用名词和表面标志

（一）牙冠各面的命名

每个牙冠都有多个面,各面依据所在的位置不同具有相应的名称(图1-12)。

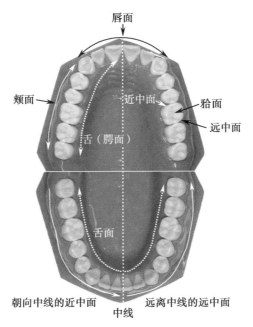

图 1-12　牙冠各面

1. 中线(median line)　中线是将颅面部平分为左右两等份的一条假想垂直线,该线与正中矢状面一致。正常情况下中线通过上颌及下颌的两中切牙之间,将牙弓分成左右对称的两部分。

2. 唇面(labial surface)及颊面(buccal surface)　前牙牙冠靠近唇黏膜的一面称唇面;后牙牙冠靠近颊黏膜的一面称颊面。

3. 舌面(lingual surface)及腭面(palatal surface)　牙冠靠近舌侧的一面称舌面。上颌牙牙冠舌面因接近腭侧,故亦称腭面。

4. 近中面(mesial surface)及远中面(distal surface)　相邻两牙相互接触的面称为邻面(proximal surface)。牙冠两邻面中靠中线较近的一面称近中面;离中线较远的一面称远中面。

5．切端（incisal ridge）及牙合面（occlusal surface） 上、下颌前牙有切咬功能的部分称为切端；上、下颌后牙咬合时发生接触的一面称为牙合面。

（二）牙体解剖应用名称

1．牙体长轴（long axis） 沿冠根方向通过牙体中心的一条假想纵轴，称为牙体长轴（图1-13）。每个牙冠表面与牙体长轴大致平行的四个面称轴面，与牙体长轴基本垂直的面或端称牙合面或切端。

2．接触区（contact area） 牙与牙在邻面互相接触的部位称接触区，也称邻接点。

3．线角（line angle）、轴面角（axial angle）及点角（point angle） 牙冠上两相邻牙面相交于一线，该线上所成的角称线角；两轴面相交于一线所形成的角称轴面角；牙冠上三个相邻牙面相交于一点所形成的角称点角（图1-14）。

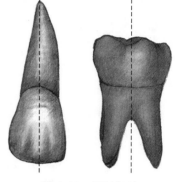

图1-13 牙体长轴

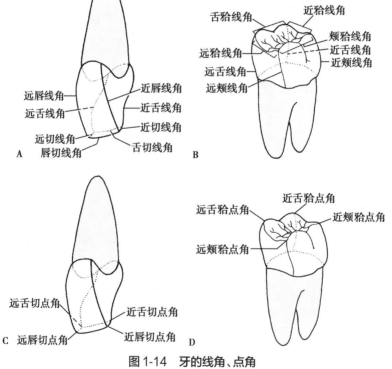

图1-14 牙的线角、点角
A．切牙线角 B．磨牙线角 C．切牙点角 D．磨牙点角

4．外形高点（height of contour） 以牙体长轴为中心，牙冠各轴面最突出的部分称为外形高点（图1-15）。轴面上外形高点的连线称为外形高点线。

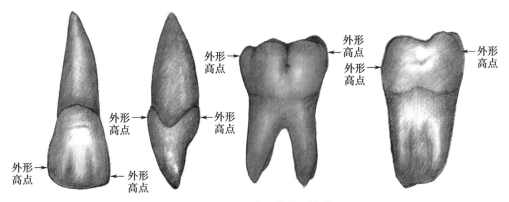

图 1-15　牙冠各面的外形高点

5. 牙体三等分　为了明确牙各面上一个部位所在的区域,将牙各面分为三等份。如切
(殆)龈向可将牙冠分为切(殆)1/3、中 1/3、颈 1/3;近远中向可将牙冠分为近中 1/3、中 1/3、
远中 1/3;在唇(颊)舌向可将牙冠的邻面分为唇(颊)1/3、中 1/3、舌 1/3;牙根则分为根颈
1/3、根中 1/3、根尖 1/3(图 1-16,图 1-17)。

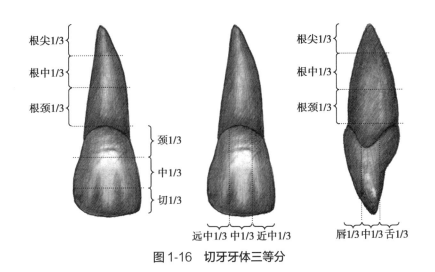

图 1-16　切牙牙体三等分

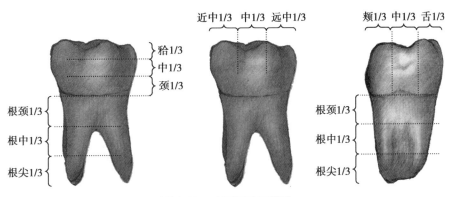

图 1-17　磨牙牙体三等分

（三）牙冠的表面标志

1. 牙冠表面的突起

（1）牙尖（dental cusp）：为位于尖牙的切端及后牙殆面上的近似锥体形的显著突起。牙尖的命名依牙尖所分布的位置而定。可分为前磨牙的颊尖、舌尖和磨牙的近中颊尖、远中颊尖、近中舌尖、远中舌尖等（图1-18）。

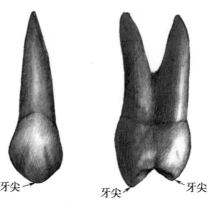

牙尖　　　　牙尖　　牙尖

图1-18　牙尖

（2）结节（tubercle）：为牙冠某部牙釉质过度钙化所形成的小突起。例如，初萌出的切牙切端有三个未经磨耗的结节称为切端结节（图1-19）。

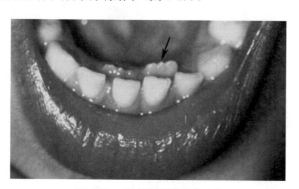

图1-19　切端结节（箭头示）

（3）舌隆突（cingulum）：为切牙及尖牙舌面颈1/3处的半月形牙釉质突起，亦是前牙在舌面的外形高点处（图1-20）。

（4）嵴（ridge）：为牙冠表面牙釉质形成的长条状隆起。

1）轴嵴（axial ridge）：在牙体的轴面上，从牙尖顶伸向牙颈部的纵行隆起。位于尖牙唇面、舌面者分别称为唇、舌轴嵴，位于后牙颊、舌面者分别称为颊轴嵴、舌轴嵴（图1-21）。

2）颈嵴（cervical ridge）：位于前牙唇面和后牙颊面的颈1/3处的牙釉质突起，分别称为唇颈嵴和颊颈嵴（图1-21）。

3）边缘嵴（marginal ridge）：位于前牙的舌面近中、远中边缘处和后牙的殆面与轴面相交处的嵴，称为边缘嵴（图1-22）。

4）切嵴（incisal ridge）：为切牙切端舌侧长条形的牙釉质隆起，具有切割功能（图1-22）。

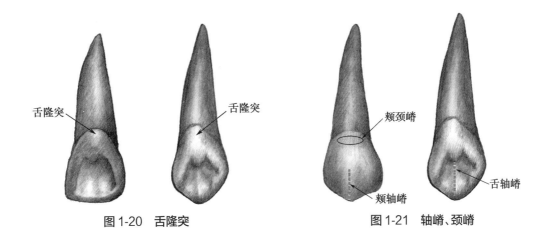

图 1-20 舌隆突   图 1-21 轴嵴、颈嵴

5）牙尖嵴（cusp ridge）：从牙尖顶端分别斜向近、远中的嵴，称为牙尖嵴。后牙颊尖和舌尖的牙尖嵴可分别构成颊𬌗边缘嵴和舌𬌗边缘嵴（图 1-23）。

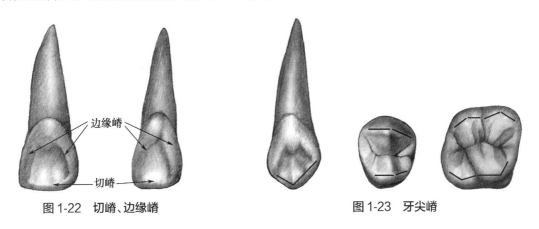

图 1-22 切嵴、边缘嵴   图 1-23 牙尖嵴

6）三角嵴（triangular ridge）：从后牙牙尖顶端斜向𬌗面中央的嵴，称为三角嵴。每个三角嵴均由近中和远中两个斜面构成（图 1-24）。

7）横嵴（transverse ridge）：相对牙尖的两条三角嵴相连，且横过𬌗面，称为横嵴。主要见于下颌第一前磨牙的𬌗面（图 1-25）。

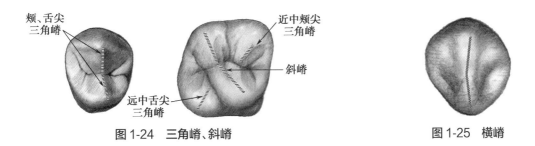

图 1-24 三角嵴、斜嵴   图 1-25 横嵴

8）斜嵴（oblique ridge）：𬌗面上的两条三角嵴斜行相连，称为斜嵴。此斜嵴是上颌第一、第二磨牙的解剖特征（图 1-24）。

2．牙冠表面的凹陷

（1）窝（fossa）：为位于前牙舌面及后牙𬌗面的不规则凹陷。例如，舌面窝、中央窝、𬌗面窝等（图1-26）。

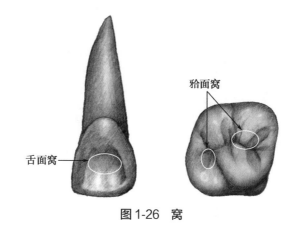

图1-26 窝

（2）沟（groove）：为牙冠表面的细长凹陷部分。位于牙冠的轴面及𬌗面，介于牙尖和嵴之间，或窝的底部（图1-27）。

1）发育沟（developmental groove）：为牙生长发育时，两个生长叶相连所形成的明显而有规则的浅沟。

2）副沟（supplemental groove）：除发育沟以外的任何形态不规则的沟都称副沟。

3）裂（fissure）：钙化不全的沟称为裂，常为龋病的好发部位。

（3）点隙（pit）：几条发育沟相交或沟的末端所形成的点状小凹陷称为点隙，此处牙釉质未完全连接，亦为龋病的好发部位（图1-27）。

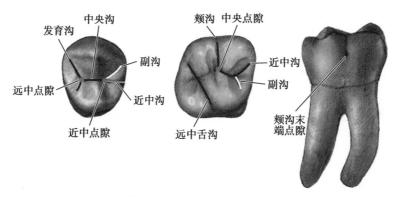

图1-27 发育沟、副沟、点隙

3．斜面（inclined surface） 组成牙尖的各面称为斜面（图1-28）。两个斜面相交成嵴，4个斜面相交则组成牙尖的顶，各斜面依其在牙尖的位置而命名，如上颌尖牙唇面有近中唇斜面和远中唇斜面，舌面有近中舌斜面和远中舌斜面。

4．生长叶（lobe） 牙发育的钙化中心称为生长叶（图1-29），其交界处为发育沟，多数牙是由4个生长叶发育而成，部分牙由5个生长叶发育而成。

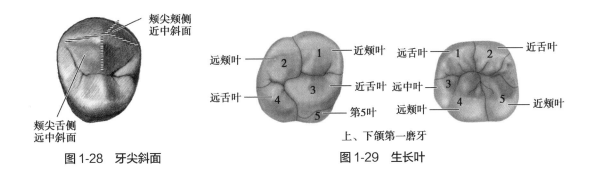

图 1-28 牙尖斜面   图 1-29 生长叶

五、牙位记录法

在临床工作中,医师为了记录或表述牙的全称,将各个牙采用一定的格式、符号、数字、并结合文字记录下来,称为牙位记录。

(一)临床常用牙位记录法(部位记录法)

1. 牙列分区

右上区	A区	B区	左上区
右下区	C区	D区	左下区

上、下颌牙按一定顺序紧密地排列在牙槽骨上,形成一个弓形整体,即为牙列或称为牙弓。为了简明地记录牙的名称和部位,常以"十"符号将上下牙列分为4个区。符号中的水平线用以区分上、下颌;垂直线表示中线,用以区分左右。⌐代表患者的右上颌,称为A区;└代表患者的左上颌,称为B区;⌐代表患者的右下颌,称为C区;└代表患者的左下颌,称为D区,因此,上下牙弓可划分为4个区。

2. 乳牙的临床牙位记录(图1-30) 采用罗马数字Ⅰ~Ⅴ分别代表乳中切牙至第二乳磨牙,牙位越靠近中线,数字越小,按乳牙的位置记录如下:

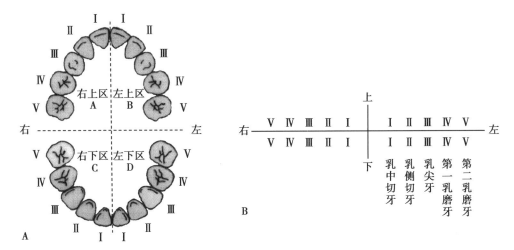

图 1-30 乳牙部位记录法

例如:左上颌第二乳磨牙表示为Ⅴ|,右下颌乳尖牙表示为Ⅲ|。

3. 恒牙牙位记录（图 1-31）　采用阿拉伯数字 1～8 分别代表恒牙的中切牙至第三磨牙，按恒牙的位置记录如下：

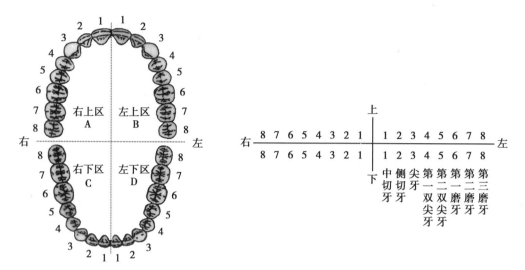

图 1-31　恒牙部位记录法

例如：右上颌尖牙可表示为 3|；左上颌第一磨牙可表示为 |6。

（二）通用编号系统

采用通用编号系统记录牙位时，每颗牙均有其固定的编号。

1. 乳牙的临床牙位记录　采用英文字母 A～T 代表乳牙。上颌乳牙由右向左依次编号，A 表示右上颌第二乳磨牙，J 表示左上颌第二乳磨牙；下颌乳牙依次由左向右编号，K 表示左下颌第二乳磨牙，T 表示右下颌第二乳磨牙。按乳牙的位置记录如下：

A	B	C	D	E	F	G	H	I	J
T	S	R	Q	P	O	N	M	L	K

2. 恒牙的临床牙位记录　采用阿拉伯的数字 1～32 代表恒牙。由右上颌第三磨牙起定位 #1，上颌牙依次由右向左编号。右上颌中切牙定位 #8，左上颌第三磨牙定位 #16，下颌牙由左向右编号，左下颌第三磨牙定位 #17，左下颌中切牙定位 #24，至右下颌第三磨牙为 #32。按恒牙的位置记录如下：

1	2	3	4	5	6	7	8	9	10	11	12	13	14	15	16
32	31	30	29	28	27	26	25	24	23	22	21	20	19	18	17

（三）国际牙科联合会系统

1. 牙列分区　国际牙科联合会系统（简称 FDI）也用"十"符号将牙弓分为四区。

恒牙四个牙弓分区的位置用 1、2、3、4 表示，乳牙四个牙弓分区的位置用 5、6、7、8 表示，具体见下图：

恒牙：　1X | 2X　　　　　　乳牙：　5X | 6X
　　　　4X | 3X　　　　　　　　　　8X | 7X

2. 恒牙牙位记录（图1-32）

18	17	16	15	14	13	12	11	21	22	23	24	25	26	27	28
48	47	46	45	44	43	42	41	31	32	33	34	35	36	37	38

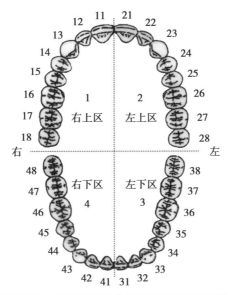

图1-32 国际牙科联合会系统记录恒牙牙位

例如：右上颌第二磨牙可表示为 #17；左下颌第二前磨牙可表示为 #35。

3. 乳牙的临床牙位记录（图1-33）

55	54	53	52	51	61	62	63	64	65
85	84	83	82	81	71	72	73	74	75

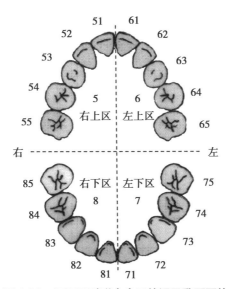

图1-33 国际牙科联合会系统记录乳牙牙位

例如：左上颌乳尖牙可表示为 #63；右下颌第二乳磨牙可表示为 #85。

（孙 华）

第三节 牙 周 组 织

牙周组织（periodontium）包括牙龈、牙周膜、牙槽骨和牙骨质。牙骨质虽然属于牙体组织，但它与前三者共同构成了一个功能系统，该系统将牙牢固地固定在牙槽窝内。牙周组织的主要功能是支持和保护牙。

一、牙龈

牙龈（gingiva）是包围并覆盖在牙颈部及牙槽嵴的口腔黏膜，呈浅粉红色，质地坚韧而不活动。在口腔前庭和下颌舌侧面，牙龈与红色的牙槽黏膜相延续，两者分界明显。在上颌腭侧与硬腭黏膜相互移行，两者无明显界限。

（一）表面解剖

根据解剖部位的不同，牙龈可分为游离龈、附着龈和牙间乳头三部分（图1-34）。

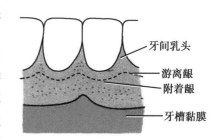

图 1-34　牙龈的各部唇面观

1. 游离龈　游离龈（free gingiva）是指牙龈呈袖口样围绕在牙颈周围、不与牙面附着的边缘部分。它游离可动，呈连续的半月形弯曲，色泽比附着龈稍红，其与牙面之间有一环状狭小的间隙，称为龈沟（gingival sulcus）。龈沟正常深度约为 0.5～3mm，超过 3mm 通常被认为是病理性的，称为牙周袋。龈沟底的位置因年龄而异，龈沟内有龈沟液。

2. 附着龈　附着龈（attached gingiva）位于游离龈的根方，紧密附着在牙槽嵴表面，色粉红，质坚韧，表面呈橘皮状，有许多点状凹陷，称为点彩。点彩可增强牙龈对机械摩擦力的抵抗，但在炎症水肿时，可消失而使牙龈变得光亮。

3. 牙间乳头　牙龈呈锥体状充填于相邻两牙的牙间隙部分称为牙间乳头（interdental papilla），也称龈乳头。前牙的龈乳头呈三角形或圆锥形，后牙颊侧和舌（腭）侧的龈乳头顶端位置高，在牙邻面接触点下相互连接处低平、凹陷似山谷，故称龈谷（gingival col）（图1-35）。

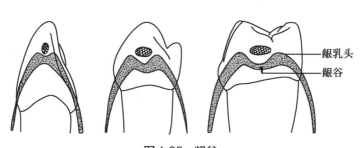

图 1-35　龈谷

前牙和后牙龈谷形成的不同形态

（二）组织结构

牙龈是口腔黏膜的一部分，由上皮层和固有层组成，无黏膜下层。

1. 上皮层 牙龈的上皮层分为牙龈上皮、龈沟上皮和结合上皮（图1-36）。

（1）龈上皮（gingival epithelium）：指覆盖于游离龈、附着龈及牙间乳头外表面的上皮部分，属复层鳞状上皮。表层角化或不全角化，其中以不全角化上皮多见。上皮钉突多而细长，较深地插入固有层结缔组织使上皮与深部组织牢固地连接，增强抗摩擦力。

（2）龈沟上皮（sulcular epithelium）：是被覆于龈沟内壁的上皮组织，从龈沟底延伸到游离龈的顶部。在龈沟底与结合上皮相连，两者的分界明显。该上皮为无角化的复层鳞状上皮，有上皮钉突，龈沟上皮组织结构相对薄弱，不能抵抗机械力，易破裂。

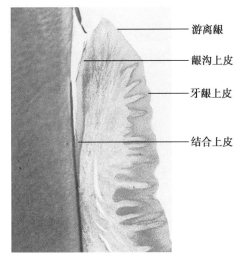

图1-36 牙龈上皮层结构

（3）结合上皮（junctional epithelium）：是牙龈上皮层中附着于牙表面的一条带状上皮，从龈沟底开始，向根尖方向延续，紧密附着在牙釉质或牙骨质的表面（图1-37A）。结合上皮为无角化的复层鳞状上皮，在龈沟底部较厚，向根尖方向上皮逐渐变薄。结合上皮细胞呈扁平状，其长轴与牙面长轴平行，无上皮钉突（图1-37B）。但如受到刺激，可出现增生的上皮钉突并伸入到结缔组织中。

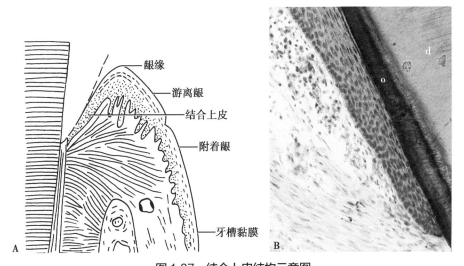

图1-37 结合上皮结构示意图

A. 结合上皮结构示意图 B. 结合上皮结构（d. 牙本质 o. 牙骨质）

结合上皮在牙面上的位置因年龄而异，年轻时附着在牙釉质上，随年龄增长逐渐向根尖方向移动，中年以后多位于牙骨质上（图1-38）。

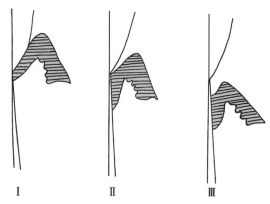

图 1-38　结合上皮随年龄增长向根方移动

（4）龈谷上皮：为覆盖在龈谷表面薄而无角化的上皮，有上皮钉突伸入到结缔组织中，固有层常见炎症细胞浸润。由于解剖形态的关系，龈谷区易使细菌和菌斑集聚而增加了牙周病的易感性。此外，牙体修复时，充填物或不良修复体也易损伤龈谷上皮。

2．固有层　固有层由致密结缔组织构成，内含有丰富的胶原纤维，并直接附着于牙槽骨和牙颈部，使牙龈与深部组织稳固贴附，不会移动。另有少量的弹力纤维主要分布在血管壁。固有层胶原纤维束呈各种方向排列，根据排列方向及附着部位，一般将其分为 5 组（图 1-39）。

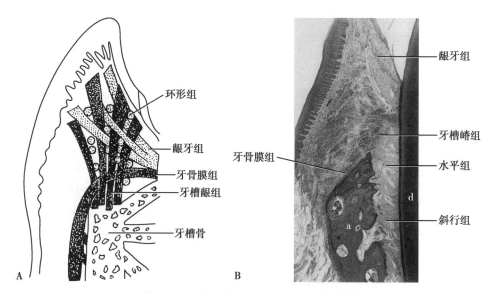

图 1-39　牙龈固有层胶原纤维束分布状况

A．牙龈颊舌侧断面纤维束分布示意图　B．牙间龈组织近远中切片观

a．牙槽骨　d．牙本质

（1）龈牙组（dentogingival group）：起自牙颈部牙骨质，呈放射状向牙冠方向散开，止于游离龈和附着龈的固有层，是牙龈纤维中最多的一组。主要功能是牵引牙龈使其与牙紧密结合。

（2）牙槽龈组（alveologingival group）：起自牙槽嵴，呈放射状向牙冠方向展开，止于游离龈和附着龈的固有层中，使牙龈与牙槽骨牢固贴附。

（3）环形组（circular group）：位于牙颈部周围的游离龈中，呈环行排列。该组纤维较细，常与邻近的其他纤维束缠绕在一起，有助于游离龈与牙面的贴附。

（4）牙骨膜组（dentoperiosteal group）：起自牙颈部的牙骨质，越过牙槽突外侧皮质骨骨膜，进入牙槽突和口底。

（5）越隔组（transseptal group）：起自结合上皮根方的牙骨质，呈水平方向越过牙槽中隔，止于邻牙相同部位，从而连接相邻两牙。此组纤维只存在于牙邻面，其功能是保持牙弓上相邻牙的正常接触，防止其分离。

牙龈没有黏膜下层，固有层含有多种细胞成分，主要是成纤维细胞，还有少量淋巴细胞、浆细胞和巨噬细胞等。

二、牙周膜

牙周膜（periodontal membrane）又称牙周韧带（periodontal ligament），是环绕牙根并连接牙根和牙槽骨的致密结缔组织。它在冠方与牙槽嵴表面的牙龈组织相延续，在根尖区经牙根尖孔与牙髓相连。牙周膜厚度为 0.15～0.38mm，在根中 1/3 最薄，增龄可使其厚度减小。牙周膜的主要功能是使牙牢固地悬吊在牙槽窝内，并抵抗和调节咀嚼过程中牙所承受的压力。

（一）组织结构

1. 纤维 牙周膜内的纤维主要是胶原纤维。胶原纤维按一定的方向排列汇聚成粗大的纤维束，称为主纤维束。主纤维一端埋入牙槽骨，另一端埋入牙骨质，从而将牙固定在牙槽窝内。埋入牙骨质和牙槽骨中的主纤维又称穿通纤维。主纤维束之间为疏松的纤维组织，称为间隙纤维，牙周膜中的血管和神经在其中穿行。

按主纤维所在的部位、排列方向和功能不同，自牙颈部向根尖方向可分为5组（图1-40）：

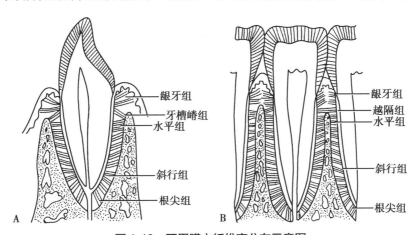

图 1-40　牙周膜主纤维束分布示意图

A. 唇舌向牙周膜主纤维分布　B. 近远中向牙周膜主纤维分布

（1）牙槽嵴组（alveolar crest group）：起自牙槽嵴顶，呈放射状向牙冠方向走行，止于牙颈部的牙骨质。此组纤维主要分布于唇（颊）、舌（腭）侧，在牙的邻面无此纤维。其功能是将牙向牙槽窝内牵引,对抗侧方力,保持牙直立。

(2)水平组(horizontal group):位于牙槽嵴组的根方,呈水平方向走行从牙骨质至牙槽骨,它是维持牙直立的主要力量,可与牙槽嵴组纤维共同对抗侧方力,防止牙侧方移动。

(3)斜行组(oblique group):是牙周膜中数量最多、力量最强、分布最广的一组纤维,分布于牙颈部、根尖区及根分叉处以外的全部牙周间隙。纤维起自牙骨质,向冠方约呈45°倾斜,埋入近牙颈部的牙槽骨内。其功能是将牙悬吊于牙槽窝内,将牙承受的咀嚼压力转变为牵引力,并均匀分散到牙槽骨上。在水平切面上,斜行组纤维呈相互交织状,这可限制牙的转动。

(4)根尖组(apical group):起自根尖区的牙骨质,呈放射状止于根尖周围的牙槽骨。该组纤维具有固定根尖,保护进出根尖孔的血管和神经的作用。

(5)根间组(interradicular group):仅见于多根牙各根之间,起自根间隔顶处的牙槽骨,呈放射状止于根分叉处的牙骨质,其功能是固定牙根,防止其冠方移动。

主纤维在不同的位置上,其排列方向和功能不尽相同,但又是互相协调,共同支持和稳固牙来完成咀嚼功能。当牙承受垂直压力时,除根尖区外,几乎全部纤维呈紧张状态,并将此力传递至牙槽骨,可负担较大𬌗力;而侧向压力仅使部分纤维呈紧张状态,易造成牙周组织的损伤。

牙周膜内除大量胶原纤维以外,还有少量不成熟的弹力纤维。

2.细胞

(1)成纤维细胞:是牙周膜中数量最多,功能最重要的细胞。细胞呈星形或梭形(图1-41)。成纤维细胞具有不断形成与吸收胶原的功能,这在牙周膜的改建和更新过程中起重要作用。

(2)成骨细胞:为一种骨形成细胞,位于新形成的牙槽骨表面。活动期的成骨细胞呈立方形,胞核大,核仁明显,静止期的成骨细胞常为梭形。

(3)破骨细胞:是一种多核巨细胞,细胞核数目不等,胞质嗜酸性。当牙槽骨发生吸收时,在骨吸收处出现蚕食状凹陷称为 Howship 陷窝,破骨细胞常位于此吸收陷窝内(图1-42)。当骨吸收停止时,破骨细胞也随之消失。除病理状况外,破骨细胞还常出现于口腔正畸过程中牙受压侧以及牙槽骨的生理改建中。

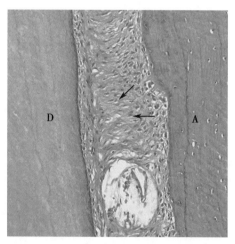

图 1-41　牙周膜成纤维细胞(箭头所示)
A. 牙槽骨　D. 牙本质

(4)成牙骨质细胞:分布于邻近牙骨质表面的牙周膜中,静止期细胞扁平,胞核圆或卵圆形。主要功能是形成牙骨质,在牙骨质形成时近似立方状。

(5)Malassez 上皮剩余:在邻近牙骨质的牙周膜纤维间隙中常见到小的上皮条索或上皮团块,称之为 Malassez 上皮剩余。光镜下观察可见细胞较小,呈立方或卵圆形,胞质少,嗜碱染色,与牙根表面平行排列(图1-43)。平时上皮剩余细胞呈相对静止状态,当受到刺激时,可增殖成为颌骨囊肿和牙源性肿瘤的上皮来源。

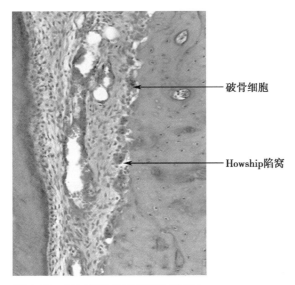

图1-42　破骨细胞位于骨吸收陷窝内

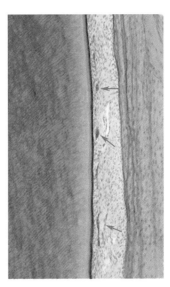

图1-43　上皮剩余（箭头示）

（6）未分化间充质细胞：又称牙周膜干细胞（periodontal ligament stem cell，PDLSC），可自我更新，并具有多向分化潜能，在牙周组织更新和再生修复中起重要作用。

（7）牙骨质小体：在牙周膜中有时可见到圆形的钙化团块，称为牙骨质小体。单个或多个同时存在，游离于牙周膜中或附着于牙骨质表面。

3. 血管、淋巴管和神经　牙周膜血液供应丰富，来自牙槽动脉的分支，各分支交织形成树枝状的血管丛。因此，牙周膜内的血供比机体其他部位的结缔组织丰富，临床上在根尖切除或牙龈切除时不会影响牙周膜的血液供应。

淋巴管与血管同行，当牙周膜发生炎症时可引起颏下及下颌下淋巴结肿大。

牙周膜中含有丰富的神经，大多数为感觉神经，主要感受触觉、压觉和痛觉。与牙髓内的神经不同，牙周膜内的神经定位能力强，当发生急性炎症和临床叩诊时，患者能明确指出患牙位置。

（二）牙周膜的增龄变化

随着年龄的增长，牙周膜中胶原纤维增多，细胞成分减少，成纤维细胞形态不规则，基质形成减少。此外，牙周膜的厚度也随年龄的增长而变薄。

（三）牙周膜结构与功能的关系及意义

牙周膜在一定条件下可发生适应功能的改建。当功能需要增强时，牙周膜的宽度会增加，胶原纤维束也会显著增厚并呈良好的功能性排列。反之，当功能减弱时，牙周膜宽度可变窄，胶原纤维束的数量和厚度也相应减少。这种结构上的变化提示在临床上做正畸或修复治疗时要注意咬合力与牙周膜功能的平衡关系。

临床正畸治疗时，正畸力可使牙周膜发生明显的变化。在受牵拉侧，牙周膜增宽，胶原纤维束伸展，牙槽骨受牵引可出现新生。在受压侧，牙周间隙变窄，相当于牙移动方向的牙槽骨吸收。当牙周膜受到异常咬合力作用时，会引起咬合创伤，此时要及时进行调𬌗，让受伤的牙周组织充分休息，使其恢复正常状态，否则会加重创伤导致不可逆转的病理改变。

三、牙槽骨

牙槽骨（alveolar bone）是指上、下颌骨包围和支持牙根的那部分骨组织，又名牙槽突（alveolar process）。容纳牙根的窝称牙槽窝。

（一）组织学结构

牙槽骨按其解剖部位可分为固有牙槽骨、骨密质和骨松质（图 1-44）。

1. 固有牙槽骨　衬于牙槽窝内壁，与牙周膜相邻，包绕牙根。它是一层多孔的骨板，亦称筛状板。牙周膜的血管和神经纤维通过筛状板上的小孔进入牙槽骨的骨髓腔。由于固有牙槽骨致密且薄，内部无骨小梁结构，X 线片上表现为围绕牙周膜外侧的一条白色阻射线，称硬骨板，它是临床检查牙周组织的重要标志，当牙周膜发生炎症和外伤时，硬骨板首先消失。

组织学上固有牙槽骨由平行排列的骨板构成，骨板一般较薄，与牙槽窝壁平行。邻近牙周膜侧的固有牙槽骨层板中包埋了大量来自牙周膜的纤维即穿通纤维，所以固有牙槽骨又称为束骨。在邻近骨髓侧，由环行骨板和哈弗斯系统构成，其外层骨板呈同心圆状排列，中央形成的小管内有神经和血管通过。

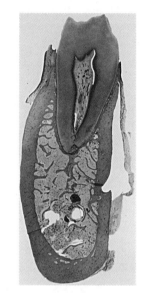

图 1-44　下颌骨及牙槽突断面

2. 骨密质　是牙槽骨的外表面，即颌骨内、外骨板延伸的部分。骨密质包含哈弗斯系统、平行骨板及骨小管。

3. 骨松质　骨松质位于固有牙槽骨和骨密质之间，由骨小梁和骨髓组成。骨小梁的粗细和数量因牙的功能状态而异。骨小梁的排列方向通常与咬合力相适应，如两牙间的骨小梁呈水平排列，而根尖尤其是下颌磨牙根尖部周围的骨小梁常为放射状排列。

（二）生物学特性及临床意义

牙槽骨是高度可塑性组织，也是人体骨骼中最活跃的部分。它不仅随着牙的生长发育、脱落替换和咀嚼压力而变化，也随着牙的移动而不断地改建。牙槽骨具有受压力吸收，受牵引力会增生的特性。临床上正畸治疗就是利用此特性。

此外，牙槽骨又有明显的增龄性变化。随着年龄的增长，牙槽嵴的高度会降低，骨密度逐渐降低，可出现生理性的骨质疏松。骨髓也由红骨髓变为黄骨髓。

第四节　口　腔　黏　膜

一、口腔黏膜的一般组织学基本结构

口腔黏膜由上皮和固有层构成。上皮位于表面，其深部为固有层。上皮借基底膜与固有层相连，部分口腔黏膜深部有黏膜下层（图 1-45）。

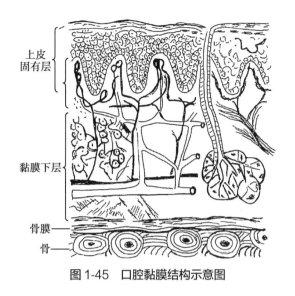

图1-45 口腔黏膜结构示意图

（一）上皮层

口腔黏膜上皮为复层鳞状上皮，分为角化上皮和非角化上皮。两种上皮均由占主体地位的角质形成细胞和少量的非角质形成细胞构成。角化的复层鳞状上皮从表层至深部依次为（图1-46）：

1. 角化层（stratum corneum） 位于上皮最表层，由数层排列紧密的扁平细胞构成，细胞界限不清。角化层有较强的柔韧性，对深层上皮细胞有保护作用。

2. 颗粒层（stratum granulosum） 位于角化层深面，一般由2～3层略为扁平状的细胞组成。该层细胞核浓缩，胞质内含有嗜碱性透明角质颗粒。上皮为正角化时，此层明显；上皮为不全角化时，此层可不明显。

3. 棘层（stratum spinosum） 位于颗粒层深面，是上皮中层次最多的细胞，可达十几层。棘细胞体积大，呈多边形。胞核圆形或卵圆形，位于细胞中央，内含1～2个核仁。胞质常伸出许多棘状突起与邻近细胞相接，此突起称为细胞间桥。深部的棘层细胞具有分裂增殖的能力。

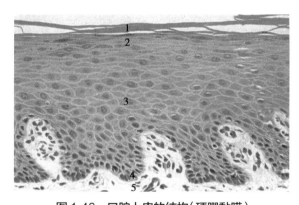

图1-46 口腔上皮的结构（硬腭黏膜）
1. 角化层 2. 颗粒层 3. 棘层 4. 基底层 5. 固有层结缔组织

4. 基底层（stratum basale） 位于上皮的最深层，为一层立方形或矮柱状细胞，细胞长轴与基底膜垂直。细胞核圆，染色深，借基底膜与固有层相连。棘层和基底层又叫生发层，生发层细胞具有干细胞特征。

非角化上皮由表层至深层分别为表层、中间层、棘层和基底层。表层无角化，细胞扁平，有细胞核，胞质染色浅，细胞器少；棘层细胞体积大，细胞间桥不明显；中间层为表层和棘层的过渡。基底层细胞形态与角化上皮类似。

口腔黏膜上皮内还有少数非角质形成细胞，主要分布在上皮的深层，不参与上皮的增生与分化。在普通 HE 染色切片中其胞质不着色。主要有黑色素细胞、朗格汉斯细胞和梅克尔细胞。

（二）固有层

固有层（lamina propria）为致密的结缔组织，由突向上皮的乳头层和下方的网状层两部分组成。乳头层胶原纤维较细，排列疏松。血管与神经通过网状层进入乳头层，形成毛细血管网和神经末梢，部分神经末梢可进入上皮内。固有层的细胞主要是成纤维细胞，它可合成及更新结缔组织纤维和基质。此外，还有巨噬细胞、肥大细胞和少量炎细胞，它们在黏膜免疫反应中发挥相应的作用。

（三）黏膜下层

黏膜下层（submucosa）为疏松结缔组织，主要分布在被覆黏膜，其中含有小唾液腺、血管、淋巴管、神经及脂肪组织，为固有层提供营养及支持。在舌背、牙龈及硬腭的大部分区域无黏膜下层，固有层直接附着于肌或骨膜上。

二、口腔黏膜的分类及组织特点

根据所在部位和功能的不同，可将口腔黏膜分为以下三类：

（一）咀嚼黏膜

咀嚼黏膜（masticatory mucosa）包括牙龈黏膜和硬腭黏膜，在咀嚼时承受压力与摩擦。其特点是上皮为正角化或不全角化，有颗粒层，棘层细胞间桥明显。固有层厚，乳头多而长，与上皮钉突呈指状镶嵌，形成良好的机械附着。固有层内胶原纤维粗大且排列紧密，深部直接附着于骨膜上形成黏骨膜，或者借黏膜下层与骨膜相连，因而附着牢固，不易移动。

1. 硬腭黏膜 腭黏膜由前 2/3 的硬腭黏膜和后 1/3 的软腭黏膜组成。硬腭黏膜肉眼观呈浅粉红色，镜下观角化层较厚，以正角化为主。固有层厚且乳头多而细长。硬腭可分为四部分：牙龈区、中间区、脂肪区、腺区（图 1-47）。牙龈区与中间区无黏膜下层，固有层与骨膜紧密相连；脂肪区与腺区有黏膜下层，其中分别含有脂肪和腺体。

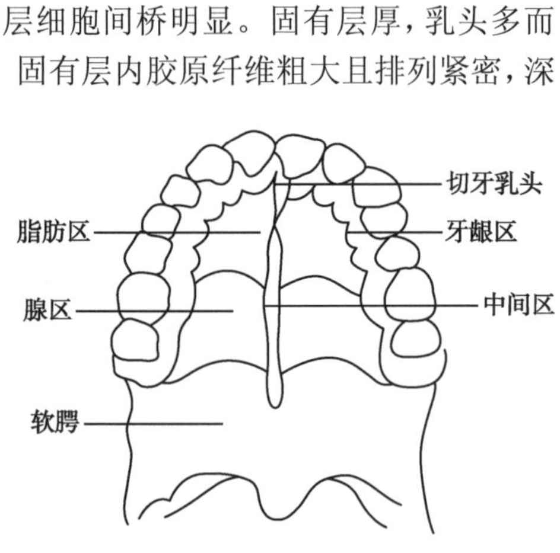

2. 牙龈黏膜 见第一章第三节牙周组织。

图 1-47 硬腭分区示意图

（二）被覆黏膜

除咀嚼黏膜和舌背黏膜以外的口腔黏膜均为被覆黏膜（lining mucosa）。被覆黏膜表面平滑，粉红色。镜下观，上皮无角化，固有层胶原纤维束不如咀嚼黏膜中的粗大，弹力纤维和网状纤维较多,结缔组织乳头短粗,上皮与结缔组织交界相对平坦。黏膜下层疏松,富有弹性,有一定的活动度(图1-48)。

1. 唇 唇的内侧为唇黏膜、外侧是皮肤,两者之间为唇红(图1-49)。唇黏膜上皮无角化,中间层较厚。固有层乳头短而且不规则。黏膜下层较厚,与固有层无明显界限,含小唾液腺和脂肪,深部附着于口轮匝肌。

唇红黏膜上皮薄,有角化;固有层乳头狭长,几乎达上皮表面,乳头中有许多毛细血管祥,故血色可以透过上皮而使唇红部呈朱红色。当贫血或缺氧时,唇红部苍白或发绀。唇红部黏膜下层无小唾液腺和皮脂腺,故易干裂。

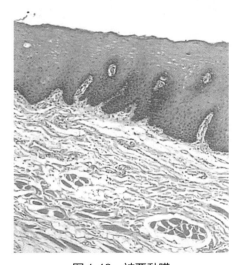

图1-48 被覆黏膜

上皮无角化,固有层乳头短,黏膜下层疏松

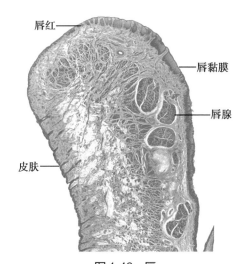

唇红————

————唇黏膜

————唇腺

皮肤————

图1-49 唇

唇黏膜下方有唇腺,皮肤有皮肤附属器,唇红黏膜下方无腺体

2. 颊黏膜 颊黏膜组织结构与唇黏膜相似。上皮无角化,固有层结缔组织较致密,黏膜下层较厚,富含脂肪和小唾液腺,即颊腺。黏膜下层附着于颊肌上,有一定的张力,在咀嚼时不出现皱褶,不易被咬伤。

3. 口底和舌腹黏膜 口底黏膜较薄,与深层组织附着松弛,有利于舌的运动。舌下腺及其导管开口位于口底舌下皱襞处。舌腹黏膜与口底黏膜相延续,光滑而薄,黏膜下层不明显,紧接舌肌周围的结缔组织。

4. 软腭黏膜 软腭黏膜向前与硬腭黏膜相延续,颜色较硬腭深,两者有明显的分界。软腭黏膜上皮无角化,固有层乳头少且短,血管较多。有疏松的黏膜下层,内含腭腺。

(三)特殊黏膜

特殊黏膜(specialized mucosa)指舌背黏膜,呈浅粉色,上皮为复层鳞状上皮。舌背黏膜表面有许多小突起,称为舌乳头,内含味觉感受器——味蕾。舌乳头按形态可分以下4种:

1. 丝状乳头(filiform papilla) 数目最多,遍布于舌背,以舌尖部最多。该乳头体积较小,高约1~3mm,略呈锥体形,尖端向舌根方向倾斜,末端有毛刷样突起。乳头表面有较厚的透明角化细胞层,其浅层细胞常角化、剥脱。

2. 菌状乳头（fungiform papilla） 散布于舌尖、舌侧缘的丝状乳头之间。数目较少，色泽较红，呈圆形头大颈细蘑菇状，上皮较薄，无角化。固有层血管丰富，因而呈红色（图 1-50）。有的菌状乳头的上皮内含少数味蕾，可感受味觉。

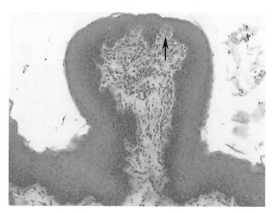

图 1-50 菌状乳头
上皮内偶见味蕾分布（箭头示）

3. 轮廓乳头（vallate papilla） 体积最大，数目最少，沿界沟前方排成一列。呈矮柱状，乳头四周有轮廓沟环绕，沟外舌黏膜稍隆起，形成乳头的轮廓结构（图 1-51）。乳头表面上皮有角化，但侧壁上皮无角化，上皮内可见许多淡染的卵圆形小体即味蕾。

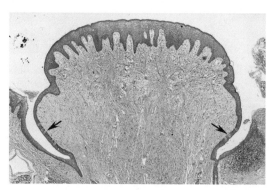

图 1-51 轮廓乳头
侧壁上皮内可见多个卵圆形味蕾分布（箭头示）

4. 叶状乳头（foliate papilla） 位于舌侧缘后部，人类的叶状乳头已经退化，正常状态下不明显，炎症时可肿大并伴疼痛。

5. 味蕾（taste bud） 是味觉感受器，为上皮内的卵圆形小体。主要分布于舌背、舌侧缘的舌乳头上，具有感受酸、甜、苦、咸的功能。

三、口腔黏膜的功能和增龄变化

（一）口腔黏膜的功能

1. 保护功能 可以抵抗机械性刺激和限制微生物和毒性物质的入侵。咀嚼时口腔黏膜常承受各种如摩擦力、切力、压力、牵拉力等外力，其结构适应于承受这些力。

2．感觉功能　口腔黏膜内有丰富的神经末梢，能对疼痛、触压、温度作出反应，还有特殊的感觉功能，即味觉。此外，口腔黏膜的感受器还可以启动吞咽、恶心、流涎等反射并且与唾液的分泌及某些药物的渗透性吸收有关。

（二）口腔黏膜的增龄变化

1．组织结构的变化　黏膜上皮萎缩变薄，上皮钉突变短使上皮与固有层的接触面变平。舌背丝状乳头及味蕾数目减少，叶状乳头可增生。此时若饮食中缺乏维生素 B 等营养成分，则会加重上述变化。

2．功能的变化　老年人因神经末梢和味蕾数量减少，感觉功能下降。小唾液腺发生萎缩，唾液分泌减少，故老年人，特别是绝经后女性常出现口干、黏膜烧灼感及味觉异常等现象。

（杨美静）

第五节　唾液腺与唾液

唾液腺（salivary gland）是外分泌腺，其分泌物即唾液，经导管排入口腔。人体有三对大唾液腺，包括腮腺、下颌下腺和舌下腺。口腔黏膜的固有层和黏膜下层还有许多小唾液腺，按其所在部位分别命名为唇腺、颊腺、腭腺、舌腺和磨牙后腺等。

一、唾液腺的一般组织学结构

唾液腺由实质和间质两部分组成。实质主要包括腺泡和导管系统（图 1-52）。间质由纤维结缔组织构成，包括被膜和小叶间隔，其中含血管、淋巴管和神经等。

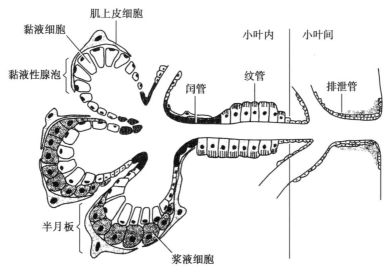

图 1-52　唾液腺组织结构模式图

（一）腺泡

腺泡（acinus）是腺体的分泌部，连接于导管末端，呈球状或管状，由单层腺上皮细胞组成。腺泡中央有腺泡腔，腺泡外周有基底膜，在腺上皮细胞与基底膜之间有肌上皮细胞。

根据腺泡形态、结构和分泌物性质的不同,将腺泡分为浆液性、黏液性和混合性 3 种类型
(图 1-53)。

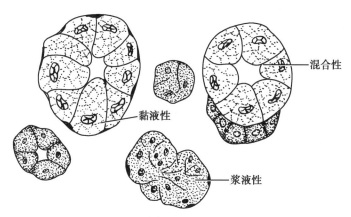

图 1-53　腺泡的 3 种类型模式图

1. 浆液性腺泡(serous acinus)　呈球状,由浆液细胞组成。分泌物稀薄呈水样,含大量
唾液淀粉酶和少量黏液。

光镜下,细胞呈锥体形,顶端朝向腺腔,基底部较宽,附于基底膜。胞核圆形,位于细胞
基底部 1/3 处。胞质嗜碱性,含 PAS 染色阳性的分泌颗粒,即酶原颗粒。细胞分泌期,以胞
吐方式将分泌颗粒内的物质排入腺泡腔内,胞浆分泌颗粒减少;分泌休止期,胞浆内分泌颗
粒会逐渐增多。

2. 黏液性腺泡(mucous acinus)　呈管状,由黏液细胞组成,分泌物黏稠,主要成分是黏
蛋白,酶成分较少。

光镜下,黏液细胞也呈锥体形,体积较大,顶端朝向腺腔,基底部较宽,附于基底膜。胞
质弱嗜碱性,含丰富的黏原颗粒。制片过程中黏原颗粒常被破坏,使胞浆透明呈网状结构。
分泌物少时,胞核较大,染色浅;分泌产物多时,细胞核扁平,位于细胞底部,染色较深。

3. 混合性腺泡(mixed acinus)　由黏液细胞和浆液细胞共同构成。黏液细胞构成腺泡
大部分,紧接闰管,分泌物直接排入腺腔;浆液细胞排列成新月状覆盖于腺泡盲端的表面,
称为半月板(图 1-54)。

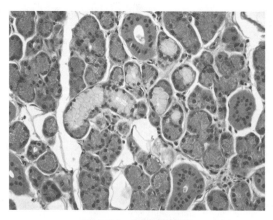

图 1-54　混合性腺泡

肌上皮细胞（myoepithelial cell）位于腺泡或小导管上皮细胞与基底膜之间。通常每个腺泡有一个肌上皮细胞。光镜下，细胞体积较小，扁平状，有4~8个分支状突起，这些突起呈放射状包绕腺泡和小导管表面，形似篮子，故又称篮细胞（basket cell）。细胞核大而扁。

肌上皮细胞内有肌动蛋白和肌球蛋白，提示该细胞有收缩功能，可协助腺泡或导管排出分泌物。

（二）导管

唾液腺导管系统是输送分泌物的管道，呈复杂的分支状结构。导管分为闰管、分泌管和排泄管，前两者位于腺小叶内故称为小叶内导管，后者穿行于小叶间结缔组织故称为小叶间导管。由闰管汇合形成分泌管，再由分泌管汇集形成排泄管，最终形成总排泄管开口于口腔。管腔逐渐由细变粗，导管上皮由立方逐渐变为柱状，由单层逐渐变为复层，至口腔开口处演变为复层鳞状上皮（图1-55）。

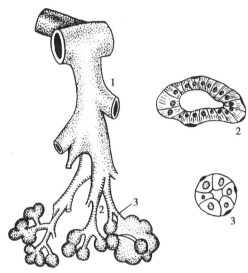

图1-55　唾液腺导管系统分支状结构模式图
1. 排泄管　2. 分泌管　3. 闰管

1. **闰管（intercalated duct）**　唾液腺导管最细的终末部分，连接腺泡与分泌管。闰管长短不一，黏液性腺泡多的腺体，闰管较短，反之则闰管较长。在纯黏液腺中，无闰管，腺泡直接连接于排泄管。

光镜下，闰管上皮细胞呈矮柱状或立方形，胞质较少，染色淡，核圆且较大，位于细胞中央。闰管细胞可能具有干细胞作用，可分化为腺泡细胞、肌上皮细胞或分泌管上皮细胞。在闰管上皮细胞与基底膜之间有肌上皮细胞。

2. **分泌管（secretory duct）**　与闰管相延续，其管径较闰管粗，接近闰管的分泌管外周，也附有肌上皮细胞。

光镜下，管壁上皮由单层立方细胞逐渐转变为单层柱状细胞，细胞核圆形，位于细胞中央或偏基底部。胞浆丰富，呈强嗜伊红染色。分泌管主要特征是细胞基底部有垂直于基底面的纵纹，故又称纹管（striated duct）。

3. **排泄管（excretory duct）**　起始于腺小叶内，与分泌管相延续，出小叶后穿行于小叶间结缔组织。排泄管较粗，管壁上皮由单层柱状细胞渐变为假复层或复层柱状上皮。最后，各小叶间导管再汇合，形成管径更大的总排泄管，开口于口腔，其上皮也逐渐变为复层鳞状上皮。在慢性炎症、导管结石等情况下，排泄管上皮可化生为纤毛柱状上皮、复层鳞状上皮和黏液细胞。

4. 结缔组织　纤维结缔组织包绕腺体形成被膜，由被膜分出纤维间隔伸入到腺体内，将腺体分隔成许多腺叶。血管、淋巴管、神经和导管均伴随被膜、叶间结缔组织出入腺体。小唾液腺没有被膜。

纤维结缔组织还含有淋巴细胞、浆细胞等免疫细胞，可分泌多种免疫球蛋白，分泌至口腔内发挥抗菌作用。

二、唾液腺的分布及组织学特点

（一）腮腺

腮腺（parotid gland）是唾液腺中最大的一对，面神经外侧为浅叶，面神经内侧深叶。腮腺导管开口于上颌第二磨牙牙冠对应的颊黏膜上，开口处黏膜略隆起，称为腮腺乳头。

腮腺由浆液性腺泡组成，属于纯浆液腺。腮腺的闰管长且有分支；分泌管多，染色较浅，与深色的腺泡形成鲜明的对比（图1-56）。腮腺分泌物为水样液体，含大量唾液淀粉酶。

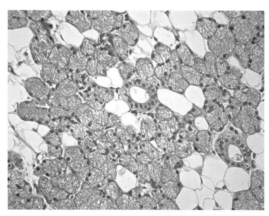

图1-56　腮腺的组织结构
浆液性腺泡以及腺泡之间的分泌管和脂肪

腮腺间质常有淋巴组织，尤其在被膜内常可见到小的淋巴结，这些是形成腮腺肿瘤和淋巴上皮病变中淋巴成分的组织学基础。另外，腮腺内常有大量的脂肪组织，在闰管与分泌管交接处可见到皮脂腺结构。

（二）下颌下腺

下颌下腺（submandibular gland）大部分位于下颌骨内侧的下颌下三角内，少部分在下颌舌骨肌游离缘的后上方。下颌下腺主导管向前走行，开口于舌系带两侧的舌下肉阜，局部黏膜隆起呈乳头状。

下颌下腺为混合腺，以浆液性腺泡为主，有少数黏液性腺泡和混合性腺泡。下颌下腺的闰管较短，不易辨认，分泌管较腮腺长（图1-57）。导管周围间质常有弥散淋巴组织，也有少量皮脂腺,但较腮腺少。下颌下腺分泌物较腮腺分泌物黏稠,除唾液淀粉酶外,还含有较多黏蛋白。

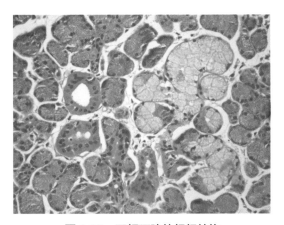

图 1-57 下颌下腺的组织结构
浆液性腺泡、混合性腺泡以及腺泡之间的分泌管

(三)舌下腺

舌下腺(sublingual gland)是三对大唾液腺中最小的一对,位于口底黏膜和下颌舌骨肌之间。由一对较大的和若干个较小的腺体组成,腺体被膜不明显。这些腺体导管汇合后开口于下颌下腺导管或直接开口于舌下肉阜。

舌下腺是混合腺,以黏液性腺泡为主,有少量混合性腺泡(图 1-58)。舌下腺的闰管及分泌管发育不良,腺泡直接与小的排泄管相连。舌下腺分泌物较黏稠,含大量黏蛋白及少量唾液淀粉酶。

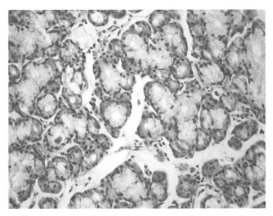

图 1-58 舌下腺的组织结构
黏液性腺泡与混合性腺泡

(四)小唾液腺

小唾液腺包括唇腺、颊腺、舌腺、腭腺、舌腭腺和磨牙后腺等,位于口腔黏膜固有层和黏膜下层。①唇腺、颊腺及磨牙后腺:属混合性腺,以黏液性腺泡为主(图 1-59)。唇腺能形成并分泌大量分泌型 IgA,是唾液中分泌型 IgA 的主要来源,具有免疫作用。此外,唇腺活检

被认为是诊断舍格伦综合征的一种简便方法。②舌腭腺、腭腺属纯黏液腺。舌腭腺主要位于舌腭皱襞的咽部黏膜；腭腺位于硬腭的腺区、软腭和悬雍垂。③舌腺：分为舌前腺、舌后腺、味腺三组。舌前腺位于舌尖腹面舌系带两侧的黏膜下，属于黏液性腺泡为主的混合腺；舌后腺位于舌根部和舌两侧缘区黏膜下，是纯黏液腺；味腺是纯浆液腺，位于轮廓乳头环沟下方的舌肌纤维束之间。

　　唇、颊、磨牙后区、舌、腭等处是小唾液腺的主要分布区域，这些部位也是黏液囊肿和唾液腺肿瘤的好发部位。

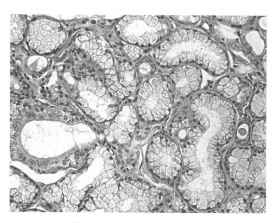

图 1-59　唇腺的组织结构

三、唾液的分泌与功能

（一）唾液的分泌

　　唾液腺最主要的功能是产生和分泌唾液。正常情况下，人每天唾液分泌量约 1 000～1 500ml。唾液是无色无味近中性的低渗液体，pH 在 6.7～7.4 之间。其主要成分是水，占唾液量的 99%，还含有多种无机物和有机物。唾液无机离子主要是钾、钠、钙、磷酸根和碳酸氢根；有机物主要是糖蛋白、黏蛋白、多种免疫球蛋白、各种酶、葡萄糖和乳酸等。

　　唾液腺的分泌活动受交感神经和副交感神经的调节控制。交感神经纤维受刺激时导致蛋白分泌，副交感神经纤维受刺激时调节水和电解质的分泌。所以，交感神经兴奋时，唾液分泌量少而稠，有机成分较多；副交感神经兴奋时，唾液分泌量多而稀薄，富含水和盐类，有机物含量较少。有的小唾液腺具有自主分泌能力，不受神经的调控。

（二）唾液的功能

　　唾液具有溶解食物、帮助消化、湿润黏膜、防御保护、缓冲中和、抗菌抑菌及内分泌等功能。

　　1. 溶解食物、帮助消化功能　口腔通过咀嚼活动对食物进行机械性加工，同时唾液将食物湿润、溶解。唾液酶对食物某些成分进行初步分解消化。唾液主要消化酶是 α- 淀粉酶，主要由浆液细胞产生，可将食物中碳水化合物分解为寡糖，便于继续消化。

　　2. 湿润黏膜、保护防御功能　唾液可以湿润口腔黏膜，使食物便于吞咽；唾液中的黏蛋白和富脯氨酸蛋白等，可吸附于口腔黏膜和牙釉质表面形成保护屏障。唾液对口腔黏膜的冲刷清洗作用，可清除口腔内的食物残渣，限制菌斑内微生物对糖的利用。

3. 缓冲中和、抗菌抑菌功能　唾液中的碳酸根离子和磷酸根离子可渗入菌斑，提高菌斑内 pH 值，从而减少龋病的发生。唾液高浓度的钙离子和磷酸盐离子为正常牙发育所必需，也有利于牙体病损区域的再矿化。唾液内的溶菌酶、过氧化酶、乳铁蛋白和免疫球蛋白等可抑制微生物生长，预防口腔内感染。

4. 内分泌功能　腮腺分泌管上皮细胞可分泌一种蛋白类激素即腮腺素，其主要作用是促进间质生长，促进骨、软骨和牙等正常发育。

（李宪孟）

思考题

1. 简述口腔周界、分部及有哪些结构在取印模时需要注意？
2. 牙如何分类、从外观到剖面牙由哪些结构组成？
3. 如何描述一颗牙的外形、临床如何记录牙位？
4. 简述牙龈上皮的形态特点。
5. 简述口腔黏膜的分类及组织学特点。
6. 唾液腺腺泡分为几种类型？光镜下各有何形态特点。
7. 简述腮腺、下颌下腺和舌下腺的组织学结构特点。

第二章　牙体的解剖形态与应用

学习目标

1. 掌握：重点掌握各恒牙的解剖形态与应用；掌握牙冠形态的生理意义。
2. 熟悉：乳、恒牙的区别；乳牙的形态与应用。
3. 了解：乳、恒牙髓腔解剖特点及临床意义。

口腔修复体的制作工艺技术与牙体解剖形态密切相关，因此对于口腔医学技术专业的学生而言，掌握好本章的内容非常关键，能为后续专业课的学习奠定坚实的基础。本章主要介绍了恒牙的外形与应用，牙冠形态的生理意义，乳牙的外形与应用，牙髓腔解剖概述及应用等。

第一节　恒牙的外形与应用

恒牙是人类的第二副牙，共 28～32 颗。左、右同名牙形态相同，分别按一定的顺序排列在中线两侧上、下颌骨的牙槽窝内。因牙的形态和功能不同，依次分为：切牙组、尖牙组、前磨牙组、磨牙组四大类 16 种。

一、切牙组

切牙位于口腔前部，在中线两侧，呈弧形排列，形态相似。

（一）上颌中切牙

上颌中切牙（maxillary central incisor）为切牙组中体积最大者，位于中线两侧，左右中切牙的近中面彼此相对。

1. 牙冠

（1）唇面：似梯形，较平坦，切颈径大于近远中径，近中切角近似直角，远中切角圆钝，这是判断左右牙位的重要依据之一。牙冠从切缘方向向牙颈方向逐渐内收，近中缘和切缘较长而直，远中缘较短而略突，颈缘呈弧形。切 1/3 处平坦，可见两条纵行发育沟，颈 1/3 处略凸形成唇面的外形高点。该牙初萌时可见 3 个切缘结节，其中中央结节最高，随着功能性磨耗而逐渐变成平直（图2-1）。

　　牙冠唇面形态常可分为卵圆形、尖圆形、方圆形三种，其中卵圆形为牙冠唇面颈部和切端均较窄，约占72%；尖圆形为牙冠唇面颈部显著缩小，约占26%；方圆形为牙冠唇面颈部宽度略窄于切端，约占2%。牙冠唇面形态常与人的面型相协调（图2-2）。

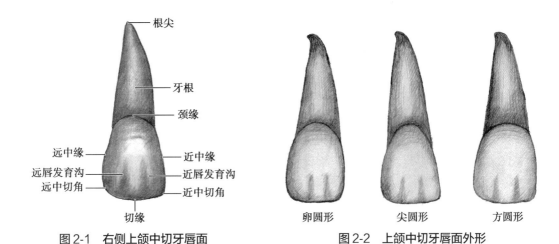

图2-1　右侧上颌中切牙唇面　　　　　图2-2　上颌中切牙唇面外形

　　（2）舌面：舌面形态似唇面但略小。中央凹陷形成舌窝，四周为突起的嵴。近中边缘嵴长而窄，远中边缘嵴短而宽，且近中边缘嵴锐利，远中边缘嵴圆钝，舌隆突大且显著，为舌面的外形高点（图2-3）。

　　（3）邻面：似三角形，顶为切端，底为颈缘，呈V字形，形成颈曲线，近中面大而平坦，远中面小而圆突。近中颈曲度大于远中颈曲度。近中面接触区位于切1/3靠近切角处，远中面接触区位于切1/3距切角稍远处，近中接触区比远中接触区更偏向唇侧（图2-4，图2-5）。

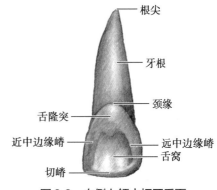

图2-3　右侧上颌中切牙舌面

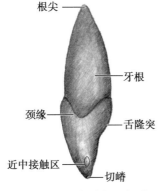

图2-4　右侧上颌中切牙近中面

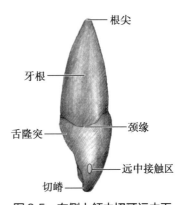

图2-5　右侧上颌中切牙远中面

（4）切端：唇侧近中轴面角（唇面与近中面所成的角）锐利，远中轴面角（唇面与远中面所成的角）圆钝。唇侧较平，形成切缘，舌侧圆突形成切嵴。邻面观，牙冠较直，切端位于牙体长轴之唇侧（图2-6）。

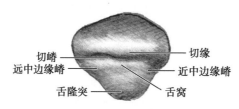

图2-6 右侧上颌中切牙切端

2. 牙根 为粗壮较直的单根，唇侧宽于舌侧，牙根颈部横断面为圆三角形，向根尖方向逐渐缩小。根尖略偏向远中及唇侧。在牙根的近远中面各有一条凹陷，与舌隆突两侧相衔接。根长大于或等于冠长，亦有短于冠长者。

（二）上颌侧切牙

上颌侧切牙（maxillary lateral incisor）位于上颌中切牙的远中，形态与上颌中切牙基本相似，但体积稍小，形态窄长。舌窝深而窄，呈V字形是其典型特点（图2-7）。上颌侧切牙的形态变异较多，常见为锥形牙或先天缺失。

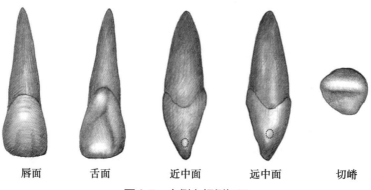

图2-7 右侧上颌侧切牙

1. 牙冠
（1）唇面：外形与上颌中切牙相似，整体小于中切牙。近中缘稍长，近中切角似锐角，远中缘稍短与切缘弧形相连，远中切角呈圆弧形，故切缘明显斜向远中。牙颈部近远中径显著狭窄，牙颈线凸向根方。

（2）舌面：似三角形，边缘嵴较上颌中切牙明显，近中边缘嵴呈直线型，远中边缘嵴呈曲线形。舌窝深而窄，呈V字形。舌隆突显著为其外形高点。

（3）邻面：似三角形，牙冠与牙根移行过渡自然。近中面较宽且平直，远中面较小且圆突，近中颈曲度比远中颈曲度大。近、远中接触区均在切1/3，近中面接触区更近切端。

（4）切端：切缘自近中至远中向舌侧倾斜度较上颌中切牙大，故切端观远中切角比近中切角更靠近舌侧。临面观，切端亦位于牙体长轴之唇侧。

2. 牙根 单根，较上颌中切牙细而长，根长大于冠长，根颈1/3处横断面呈卵圆形。根尖多偏向远中并略偏唇侧。

（三）下颌中切牙

下颌中切牙（mandibular central incisor）为全口恒牙中体积最小的牙，形态较为对称，牙冠宽度约为上中切牙的2/3，位于下颌中线两侧（图2-8）。

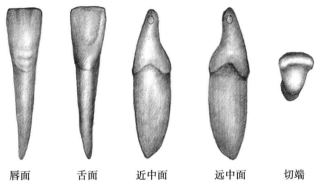

| 唇面 | 舌面 | 近中面 | 远中面 | 切端 |

图2-8 右侧下颌中切牙

1. 牙冠

（1）唇面：外形为光滑平坦的梯形，切颈径明显大于近远中径，近中缘与远中缘对称，近中切角与远中切角约相等，离体后难以区分左右。切缘较直，沟、嵴不明显。牙颈线凸向根方。

（2）舌面：与唇面的形态大体相同，舌窝较浅，切嵴和近、远中边缘嵴不显著。舌隆突较小。牙颈线凸向根方。

（3）邻面：外形似三角形，唇侧缘从接触区向切缘大体呈直线形。近、远中面的大小与形态相近，牙颈线凸向牙冠方向，近中颈曲度比远中颈曲度大。近、远中面的接触区均在切1/3靠近切角，近中面接触区更靠近切端。

（4）切端：切嵴平直。从临面观，切端较薄，位于牙体长轴上或稍偏舌侧。

2. 牙根 窄而扁的单根，较直，唇侧宽于舌侧。近、远中根面可见纵行狭长凹陷，远中根面上的凹陷比近中根面的略深，可作为鉴别左右的参考，根尖略偏远中。根中1/3横切面呈葫芦形。

（四）下颌侧切牙

下颌侧切牙（mandibular lateral incisor）与下颌中切牙相似，但体积稍大（图2-9）。

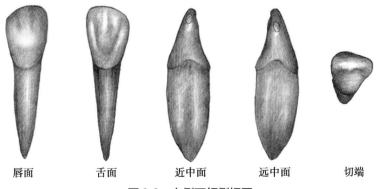

| 唇面 | 舌面 | 近中面 | 远中面 | 切端 |

图2-9 右侧下颌侧切牙

1. 牙冠

（1）唇面：似梯形，近中切角为锐角，远中切角较圆钝，借以区分左右。近中缘较长而直，远中缘较短而突。唇面沟、嵴不明显，整体突起，特别在近中部分较显著，牙颈线凸向根方。

（2）舌面：与下颌中切牙相似，但舌窝稍浅，舌隆突较圆突且略偏远中，牙颈线凸向根方。

（3）邻面：似三角形，近中面较宽且平直，远中面较小而圆突，牙颈线凸向牙冠侧，且近中颈曲度大于远中。近中面接触区在切 1/3 近切角处，远中面接触区在切 1/3 距切角稍远处。

（4）切端：切缘略向远中倾斜，远中切角比近中更偏舌侧。邻面观，切端亦位于牙体长轴上或稍偏舌侧。

2. 牙根 单根、扁圆形，较下颌中切牙根稍长，近、远中根面凹陷更明显，根颈 1/3 处横切面呈扁圆形，根尖略偏远中。

（五）切牙组的异同点与应用

1. 共同特点

（1）牙冠由唇面、舌面、近中面、远中面 4 个轴面和 1 个切端组成。

（2）牙冠唇、舌面呈梯形，在唇面切 1/3 处有两条发育沟（其中上颌切牙的较深，下颌切牙的较浅），介于 3 个生长叶之间，颈 1/3 处有唇颈嵴。舌面中央有深浅不一的舌窝，颈 1/3 处突出为舌隆突。

（3）牙冠邻面呈三角形，牙颈厚，至切缘渐变薄，接触区均位于近切角处。

（4）切牙（尤其是下颌切牙）在初萌时，切缘上均可见 3 个切缘结节，随着磨耗而呈平面状。

（5）牙根均为单根，较直，根尖段略偏远中。

2. 上颌切牙与下颌切牙的区别（表 2-1）

表 2-1 上颌切牙与下颌切牙的区别

	牙冠体积	唇面发育沟	舌面边缘嵴	舌窝	切端与牙长轴	牙根
上颌切牙	大	明显	明显	较宽、深	偏唇侧	粗壮
下颌切牙	小	不明显	不明显	较窄、浅	略偏舌侧	扁、细长

3. 切牙的应用 切牙位于牙弓前部，尤其上颌切牙易受到意外创伤而松动、折裂、脱落，缺损后影响美观、言语发音及功能发挥，患者需要及时修复和治疗。

（1）上颌中切牙牙冠外形常与面型或牙列形态相一致，修复时应注意人工牙形态、色泽的调配，使其协调。

（2）在全口义齿前牙排列中，人工牙的排列要与牙槽突弧度一致；上下前牙间要排成浅覆盖，浅覆𬌗；保持唇部丰满。

二、尖牙组

尖牙位于侧切牙远中，上、下、左、右共 4 颗，包括上颌尖牙及下颌尖牙。因切端有一明显而突出的牙尖，故名尖牙。其唇面唇轴嵴较突出，牙根粗壮，对支撑双侧口角起着重要作用。

（一）上颌尖牙

上颌尖牙（maxillary canine）体积宽大，牙冠唇舌径略大于近远中径，颈 1/3 近颈部最厚，是全口牙中牙体和牙根最长的牙。

1. 牙冠

（1）唇面：似圆五边形，牙冠长度大于牙冠宽度，牙尖偏向近中。五条边分别为颈缘、近中缘、近中斜缘、远中斜缘和远中缘。颈缘呈弧形，近中缘较长而直，略有凹陷，远中缘稍短而突凹陷较明显，近中斜缘短，远中斜缘长。其中近中斜缘与近中缘相连形成近中切角；远中斜缘与远中缘相连形成远中切角。尖牙初萌时，近、远中斜缘在牙尖顶处相交成的角约为 90°。唇面明显突出，唇轴嵴凸显，该嵴将唇面分为较小而圆凸的近中唇斜面和较大而平坦的远中唇斜面。两斜面上分别有一条纵行发育沟介于 3 个生长叶之间。唇面外形高点在中 1/3 与颈 1/3 交界处的唇轴嵴上，略偏向近中（图 2-10）。

（2）舌面：外形与唇面相似、稍小，近中边缘嵴较远中边缘嵴长而直。近中牙尖嵴短，远中牙尖嵴长，舌隆突显著，略偏远中，边缘嵴与舌隆突衔接处有斜切迹。由牙尖伸向舌隆突有舌轴嵴，其将舌窝分成较小的近中窝和较大的远中窝，舌侧牙颈线较平（图 2-11）。

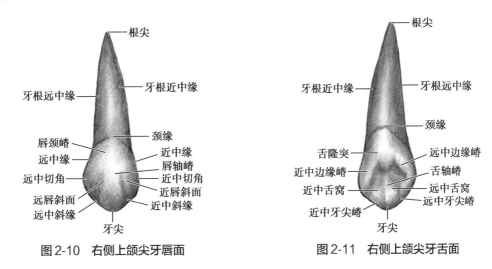

图 2-10 右侧上颌尖牙唇面　　　图 2-11 右侧上颌尖牙舌面

（3）邻面：似三角形，较中切牙短而突出，远中面比近中面更为突出且短小，近中颈曲度比远中颈曲度大。近中面接触区靠近近中切角，远中面接触区距远中切角稍远，且偏向舌侧（图 2-12、图 2-13）。

（4）切端（牙尖顶端）：切端上为一锥体状突出的牙尖，牙尖顶略偏近中。由 4 条嵴和 4 个斜面组成。4 条嵴即由唇轴嵴、舌轴嵴、近中牙尖嵴与远中牙尖嵴汇合于牙尖顶。4 个斜面即由近中唇斜面、远中唇斜面、近中舌斜面与远中舌斜面组成。唇侧近中轴面角较锐，远中轴面角较钝，远中唇斜面明显大于近中唇斜面，远中牙尖嵴长于近中牙尖嵴且向舌侧偏斜。邻面观，牙尖顶偏向牙体长轴之唇侧，是辨认上、下颌尖牙的标志之一（图 2-14）。

2. 牙根　粗壮的单根，是全口牙中最长者，平均根长 14～17mm，最长者可达 23～27mm。一般根长明显大于冠长，最长者约为冠长的 2 倍。牙根唇舌径大于近远中径，近、远中根面有浅的纵行凹陷，近中面的中央部有向根尖方向的嵴隆起。根颈 1/3 处横剖面为卵圆三角形，根尖段偏向远中。

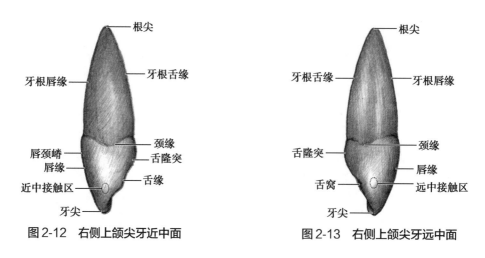

图2-12 右侧上颌尖牙近中面　　　　图2-13 右侧上颌尖牙远中面

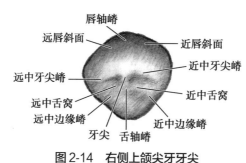

图2-14 右侧上颌尖牙牙尖

（二）下颌尖牙

下颌尖牙（mandibular canine）与上颌尖牙形态相似，较上颌尖牙窄而薄，牙体显得细长，发育不如上颌尖牙显著（图2-15）。

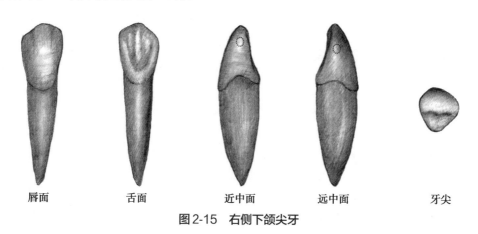

唇面　　　　舌面　　　　近中面　　　　远中面　　　　牙尖

图2-15 右侧下颌尖牙

1. 牙冠

（1）唇面：似狭长五边形，牙冠细长，切颈径明显大于近远中径。近中缘较长而平直，冠根相连约成直线，约与牙体长轴平行，远中缘较近中缘短且圆突，近中斜缘短，远中斜缘长，两者长度之比约为1:2，牙尖明显偏向近中，两斜缘相交角度大于90°，故牙尖较钝。唇轴嵴、唇颈嵴及发育沟不如上颌尖牙明显，牙颈线凸向根方。外形高点位于唇颈嵴处。

（2）舌面：明显小于唇面，稍凹。舌窝浅，舌轴嵴不如上颌尖牙明显，舌轴嵴分舌窝为近中舌窝和远中舌窝，均为狭长而圆的三角形，外形高点在舌隆突处。偶见远中副嵴（约占50%），牙颈线凸向根方。

（3）邻面：似三角形，唇舌径小于上颌尖牙。近中面较平坦，在牙颈部有浅的凹陷，远中面较小且圆凸。近中颈曲度比远中颈曲度大，牙尖顶在牙体长轴上。远中面接触区比近中面接触区离牙尖更远，且偏向舌侧。

（4）切端（牙尖顶端）：牙尖顶明显偏向近中，不如上颌尖牙显突。唇侧近中轴面角锐利，远中轴面角圆钝，近中缘与远中缘的长度差小于上颌尖牙，远中轴面角比近中更靠近舌侧，远中牙尖嵴向舌侧方向倾斜比上颌尖牙更显著。邻面观，牙尖顶位于牙体长轴上或稍偏舌侧。

2. 牙根 单根，扁圆而细长，近、远中根面上有较浅的纵行凹陷。近中根面与牙冠近中面几乎在同一平面上，根颈 1/3 处横切面为扁圆形，根尖段偏远中。

（三）尖牙组的异同点与应用

1. 共同特点

（1）牙冠由唇面、舌面、近中面、远中面 4 个轴面和 1 个牙尖组成。

（2）唇、舌面似圆五边形，唇轴嵴将唇面分成两个斜面，舌轴嵴将舌面分成两个舌面窝。

（3）邻面呈楔形，较厚，唇颈嵴和舌隆突显著。

（4）牙尖均偏近中。

（5）牙根粗壮单根，根尖段偏远中。

2. 上颌尖牙与下颌尖牙的区别（表 2-2）

表 2-2　上颌尖牙与下颌尖牙的区别

	牙冠体积	唇面唇轴嵴与发育沟	舌面舌轴嵴与舌隆突	舌窝	牙尖顶与牙长轴	牙根
上颌尖牙	短、宽	明显	明显	较深	偏唇侧	粗壮，长
下颌尖牙	窄、长	不明显	不明显	较浅	在牙长轴上或略偏舌侧	较细而长

3. 尖牙的应用

（1）尖牙的牙根粗壮而长，在牙槽骨内的稳定性好，能承受较大𬌗力，通常为口内存留时间最长久的牙，在修复相关牙缺失时，多选作基牙。

（2）尖牙位于口角处，牙冠较直，且唇颈嵴、唇轴嵴突出，牙根粗壮，故对支撑口角维持面部的丰满度有重要作用。在修复治疗时注意恢复各轴面的凸度。

（3）全口义齿排牙时，上颌尖牙唇面的近中轴面角与𬌗堤前牙区的弧度一致，唇面的远中轴面角与𬌗堤后牙区弧度相延续；牙体长轴近远中向倾斜度介于上颌中切牙和侧切牙之间。

（李宛馨）

三、前磨牙组

前磨牙（premolar, bicuspid）位于尖牙的远中，上、下、左、右共 8 颗，包括上颌第一、第二前磨牙和下颌第一、第二前磨牙。过去被称为"双尖牙",由于下颌第二前磨牙有三尖型者,故该名称不准确。

(一)上颌第一前磨牙

上颌第一前磨牙(maxillary first premolar)为前磨牙组中体积最大者,是恒牙中唯一颊尖略偏向远中的牙,且有沟越过近中边缘嵴到达近中面,止于殆 1/3 处,称为近中沟,是上颌第一前磨牙特有的解剖标志。

1. 牙冠

(1)颊面:似五边形,与尖牙唇面相似,但牙冠较短小。颊尖高大、尖锐,颊尖顶略偏向远中,故近中斜缘长于远中斜缘,即近中牙尖嵴长于远中牙尖嵴;近中缘近颈部稍凹,远中缘稍突;颊轴嵴与牙体长轴约平行;近、远中颊斜面上各有一条发育沟,且较明显。外形高点位于颈 1/3 的颊颈嵴处(图 2-16)。

(2)舌面:似卵圆形,小于颊面,光滑圆突;舌尖短小、圆钝,舌尖顶偏近中;外形高点位于中 1/3 处(图 2-17)。

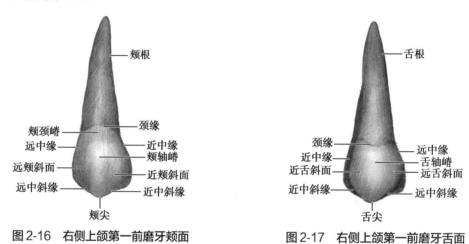

图 2-16 右侧上颌第一前磨牙颊面   图 2-17 右侧上颌第一前磨牙舌面

(3)邻面:似四边形,颈部较宽,颊尖长而锐、舌尖短而钝。近中面近颈部明显凹陷,有近中沟;近中面较远中面小而圆凸。近、远中接触区均位于殆 1/3 偏颊侧。近、远中面颈曲度较小,轻微凸向殆方(图 2-18,图 2-19)。

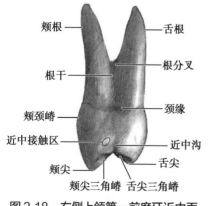

图 2-18 右侧上颌第一前磨牙近中面

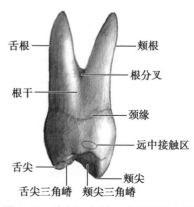

图 2-19 右侧上颌第一前磨牙远中面

（4）粭面：粭缘轮廓呈六边形，颊舌径大于近远中径，近颊粭点角和远颊粭点角明显。整个粭面由颊粭边缘嵴（颊尖的近、远中牙尖嵴）、舌粭边缘嵴（舌尖的近、远中牙尖嵴）和近远中边缘嵴围成，其中颊缘宽于舌缘，远中边缘嵴长于近中边缘嵴。有颊、舌两尖，中间凹陷为中央窝（图 2-20）。

1）颊尖：颊尖稍偏远中，高大而锐利；颊尖三角嵴从牙尖顶到中央窝的走行方向偏向远中，三角嵴由近、远中两个斜面组成，斜面上有浅的副沟，形态、走行不固定，其可增加粭面的粗糙度，提高咀嚼效率。

2）舌尖：舌尖偏近中，短小而圆钝，舌尖三角嵴由牙尖顶稍向远中、颊侧至粭面中央。

3）窝、沟和点隙：发育沟呈 U 形或 H 形，中央窝底部有近远中向的中央沟，中央沟稍偏向舌侧，其两端形成的点隙为近、远中点隙。由近中点隙发出的近中沟越过近中边缘嵴至近中邻面；由远中点隙发出的远中沟止于远中边缘嵴。

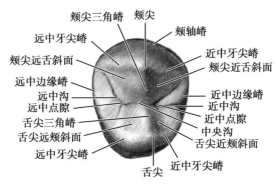

图 2-20 右侧上颌第一前磨牙粭面

2. 牙根 为扁根，颊舌径大于近远中径，多数在根中或根尖 1/3 处分为颊舌双根，颊根稍长于舌根，根的远中凹陷较深。单根者根的近中凹陷较长。根尖偏向远中。

（二）上颌第二前磨牙

上颌第二前磨牙（maxillary second premolar）与上颌第一前磨牙形态相似，但轮廓不太突，体积较小，牙尖较圆钝（图 2-21）。

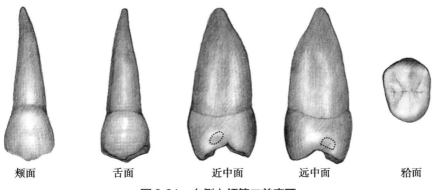

| 颊面 | 舌面 | 近中面 | 远中面 | 粭面 |

图 2-21 右侧上颌第二前磨牙

1. 牙冠

（1）颊面：牙颈略宽；颊尖圆钝且略偏近中，近中斜缘短于远中斜缘；颊轴嵴圆钝；发育沟不明显；外形高点位于颈 1/3 的颊颈嵴处。

（2）舌面：与颊面大小相似或略小；舌尖偏近中；外形高点位于中 1/3 处。

（3）邻面：似四边形，颊、舌尖大小相近；近中面无近中沟，少有近中颈部凹陷。近、远中接触区均在近𬌗缘偏颊侧。

（4）𬌗面：呈卵圆六边形，颊舌径大于近远中径；近颊𬌗点角和远颊𬌗点角较圆钝；四条边缘嵴可见颊缘近似等于舌缘，近中边缘嵴近似等于远中边缘嵴；颊、舌尖圆钝，均偏向近中，且大小、高度相似。中央窝浅，发育沟不清晰，中央沟短，近、远中点隙距离较近。

2. 牙根 多为扁形单根；根尖段钝而弯，偏向远中。

（三）下颌第一前磨牙

下颌第一前磨牙（mandibular first premolar）是前磨牙中体积最小，颊舌尖高度差别最大，且唯一具有横嵴的牙（图 2-22）。

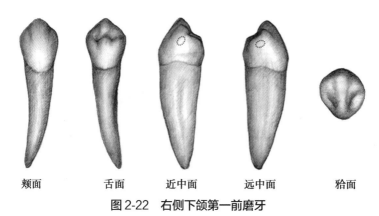

| 颊面 | 舌面 | 近中面 | 远中面 | 𬌗面 |

图 2-22 右侧下颌第一前磨牙

1. 牙冠

（1）颊面：似五边形，与下颌尖牙唇面相似；颊尖高大、尖锐，牙尖顶略偏向近中；近中缘平直，远中缘圆凸；颊轴嵴与牙体长轴约平行；近、远中颊斜面上均有不明显的发育沟；颊颈嵴明显。外形高点位于颈 1/3 的颊颈嵴处。

（2）舌面：与邻面的界线不明显，约为颊面大小的 1/2；舌尖明显低于颊尖，偏向近中；外形高点在舌面中 1/3 处。

（3）邻面：近似四边形，邻面观牙冠明显向舌侧倾斜，牙冠的颊侧缘从颈 1/3 处开始明显向舌侧倾斜，颊尖顶位于牙体长轴上。近中面较宽且平直，远中面较小且圆凸。近、远中接触区均在近𬌗缘偏颊侧。

（4）𬌗面：似卵圆形，颊缘明显宽于舌缘。颊尖长而大，舌尖短而小，二尖均偏向近中。颊尖三角嵴与舌尖三角嵴相连横过𬌗面形成横嵴（图 2-23），是其重要的解剖特征。𬌗面被横嵴分为两部分，较大的长圆形远中窝和较小的三角形近中窝。近远中点隙之间的中央沟被横嵴分成近中沟和远中沟，其中近中沟跨过边缘嵴到达舌面形成近中舌沟。

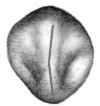

图 2-23 横嵴

2. 牙根　扁而细长的单根,颊侧宽于舌侧;近中面的根尖段常有分叉痕迹,根尖略偏向远中。

（四）下颌第二前磨牙

下颌第二前磨牙(mandibular second premolar)较下颌第一前磨牙体积大,且形态差异较大。一般有两种类型:三尖型(2 个舌尖,较常见)和双尖型(只有 1 个舌尖,较少见)。三尖型的下颌第二前磨牙外形方圆,牙冠的厚度、宽度和高度相近,颊舌面大小约相等(图 2-24)。

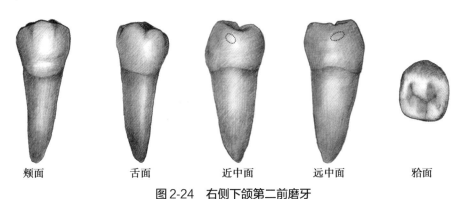

| 颊面 | 舌面 | 近中面 | 远中面 | 𬌗面 |

图 2-24　右侧下颌第二前磨牙

1. 牙冠

(1)颊面:似五边形,颈部较下颌第一前磨牙稍宽,颊轴嵴圆凸,两条纵行的发育沟不明显。颊尖圆钝,略偏近中。外形高点位于颈 1/3 的颊颈嵴处。

(2)舌面:若有 2 个舌尖,则舌面宽于颊面,两舌尖之间有舌面沟通过,越过𬌗缘至舌面𬌗 1/3 处,且近中舌尖大于远中舌尖;若仅有 1 个舌尖,则舌尖稍小于颊尖,舌尖顶略偏向近中。外形高点位于中 1/3 处。

(3)邻面:似四边形,邻面观牙冠略向舌侧倾斜,但不如下颌第一前磨牙明显。近、远中接触区均位于近𬌗缘偏颊侧。

(4)𬌗面

1)双尖型:𬌗面呈椭圆形,颊舌面各有一个牙尖,均偏向近中;发育沟多为 H 形或 U 形。

2)三尖型:𬌗面呈方圆形,有 1 个颊尖和 2 个舌尖,牙尖由大到小依次为颊尖、近中舌尖、远中舌尖;发育沟多为 Y 形(图 2-25)。

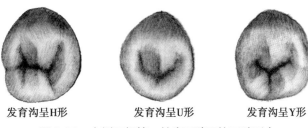

| 发育沟呈H形 | 发育沟呈U形 | 发育沟呈Y形 |

图 2-25　右侧下颌第二前磨牙𬌗面的三种形态

2. 牙根　呈扁圆形单根,近中根面无分叉痕迹,根尖偏远中。

（五）前磨牙组异同点与应用

1. 前磨牙组异同点

（1）上颌第一、第二前磨牙的外形比较（表2-3）

表2-3　上颌第一、第二前磨牙的外形比较

	上颌第一前磨牙	上颌第二前磨牙
牙冠	前磨牙组中体积最大,轮廓显著	体积较小而圆凸,轮廓不明显
颊面	颈部较宽 发育沟和颊轴嵴均明显 颊尖较锐,偏向远中	颈部较窄 发育沟和颊轴嵴均不明显 颊尖较圆钝,偏向近中
舌面	舌面明显小于颊面,呈卵圆形	与颊面大小相似或略小
邻面	颈部较宽,颊尖长锐、舌尖短钝 近中面颈部有明显凹陷,有近中沟	颈部较窄,颊、舌尖差异不大 近中面颈部少有凹陷,无近中沟
𬌗面	轮廓呈六边形,各𬌗点角明显 颊缘宽于舌缘,远中边缘嵴长于近中边缘嵴 颊舌尖大小、高低相差较明显,颊尖偏远中 中央窝较深,中央沟较长	轮廓不显著,各𬌗点角较圆钝 颊缘近似等于舌缘,远中边缘嵴近似等于近中边缘嵴 牙尖较圆钝,颊舌尖的高度、大小相近,均偏近中 中央窝较浅,中央沟短
牙根	多为颊舌双根,颊根稍长	扁形单根

（2）下颌第一、第二前磨牙的外形比较（表2-4）

表2-4　下颌第一、第二前磨牙的外形比较

	下颌第一前磨牙	下颌第二前磨牙
牙冠	前磨牙组中体积最小,轮廓显著	体积较大,形态差异较大,有两尖型和三尖型
颊面	颈部较窄;颊轴嵴和发育沟较明显,颊尖较锐,颊颈嵴明显	颈部较宽;颊轴嵴圆凸,发育沟不明显;颊尖圆钝
舌面	约为颊面的1/2,与邻面界线不明显	2个舌尖者,舌面宽于颊面,有舌沟 仅1个舌尖者,舌尖略小于颊尖
邻面	牙冠明显舌倾,颊尖顶位于牙体长轴上	牙冠略向舌侧倾斜
𬌗面	轮廓似卵圆形,颊缘明显宽于舌缘,颊尖明显大于舌尖,可见横嵴及近中舌沟	双尖型:呈椭圆形,发育沟为 H 形或 U 形; 三尖型:呈方圆形,发育沟为 Y 形
牙根	扁而细长的单根,近中根面常有分叉痕迹	扁圆形单根,近中根面无分叉痕迹

（3）前磨牙的共同特点:①前磨牙由颊面、舌面、近中面和远中面4个轴面及1个𬌗面组成;②牙冠颊面似尖牙唇面,但略小,颊轴嵴较明显,外形高点在颊颈嵴处;③舌面似颊面,光滑圆突,舌轴嵴不明显,外形高点在舌面中 1/3 处;④邻面似四边形,接触区靠近𬌗缘偏颊侧;⑤𬌗面形态结构复杂,由三角嵴、牙尖嵴、边缘嵴、窝、沟、点隙等组成,有 2～3 个牙尖,颊尖高而尖锐,舌尖低而圆钝;⑥牙根若是单根,为扁根。

2. 前磨牙的应用　前磨牙是尖牙与磨牙之间过渡性的牙,故其既可以像尖牙一样穿透撕裂食物,又可以像磨牙一样研磨捣碎食物。

（1）前磨牙𬌗面的窝、沟、点隙及邻面是龋病的好发部位,修复时应恢复其正常的解剖形态,并注意邻面接触区的位置,以免食物嵌塞。

（2）上颌第二前磨牙常可作为修复缺失第一磨牙的基牙。

（3）上颌前磨牙与上颌窦邻近,在行种植体修复时,需注意此解剖关系。

（4）前磨牙𬌗面中央窝有时可见一小牙尖,称为中央尖或畸形中央尖（图 2-26）,常见于下颌第二前磨牙。畸形中央尖内常会有牙髓组织,一旦折断,易发生牙髓病,在行根管治疗后,常需进行冠修复。另外,在进行模型修整时,需注意该特殊结构。

（5）前磨牙是正畸减数矫治中最常拔除的牙位,尤其是第一前磨牙。

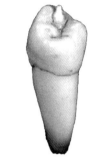

图 2-26　畸形中央尖

四、磨牙组

磨牙（molar）位于前磨牙的远中,上、下、左、右共 12 颗,包括上颌第一、第二、第三磨牙和下颌第一、第二、第三磨牙。磨牙是发挥咀嚼功能的主要牙,其形态结构多而复杂,包括尖、窝、沟、嵴等。

（一）上颌第一磨牙

上颌第一磨牙（maxillary first molar）约在六岁时萌出,故称为"六龄齿",是上颌磨牙中体积最大者。

1. 牙冠

（1）颊面:似梯形,近远中径大于𬌗颈径,近中缘长而直,远中缘短而圆突,𬌗缘长于颈缘。𬌗缘呈宽大的 W 形,由近、远中颊尖的近、远中斜缘构成,且由近中至远中向舌侧倾斜。近中颊尖略宽于远中颊尖,两尖之间有颊沟通过,约与颊轴嵴平行,止于颊面中 1/3,末端形成点隙。近中颊轴嵴较远中颊轴嵴明显。牙颈线大致水平,在根分叉部向根尖稍凸起。外形高点在颈 1/3 的颊颈嵴处（图 2-27）。

（2）舌面:与颊面相似,大小相近或稍小,近、远中舌尖的近、远中斜缘构成𬌗缘。近中舌尖明显大于远中舌尖,约占整个舌面的 2/3;两舌尖之间有远中舌沟通过,从𬌗面越过舌𬌗边缘嵴止于舌面中 1/3,末端无点隙。外形高点位于舌面中 1/3 处。舌侧牙颈线较平。近中舌尖的舌侧有第五牙尖,其于 1842 年首次由维也纳牙科医生 Carabelli 发现,又称卡氏尖。第五尖较小,牙尖顶既无功能也无髓角,故称其为卡氏结节更恰当（图 2-28）。

（3）邻面:似四边形,颊舌径大于𬌗龈径,颊缘较直,舌缘圆凸,颊侧外形高点位于颈1/3,其中 1/3 与近𬌗缘处弧度均较小;舌侧外形高点位于中 1/3,整个舌面弧度明显,舌尖偏向牙体中心,使𬌗力能更好地沿着牙体长轴方向传递,利于保护牙体及牙周组织。颊舌尖顶的距离明显小于牙冠的颊舌径,约为牙冠颊舌径的 1/2～2/3。颊尖高锐,舌尖低平。近中颊尖高于近中舌尖;远中颊尖高于远中舌尖。近中面宽而平坦,远中面稍小而圆凸。牙颈线较平。近中接触区位于𬌗 1/3 与颊 1/3、中 1/3 的交界处;远中接触区位于𬌗 1/3 与中 1/3、舌 1/3 的交界处（图 2-29,图 2-30）。

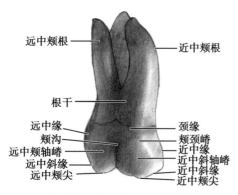

图2-27 右侧上颌第一磨牙颊面

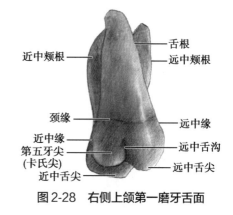

图2-28 右侧上颌第一磨牙舌面

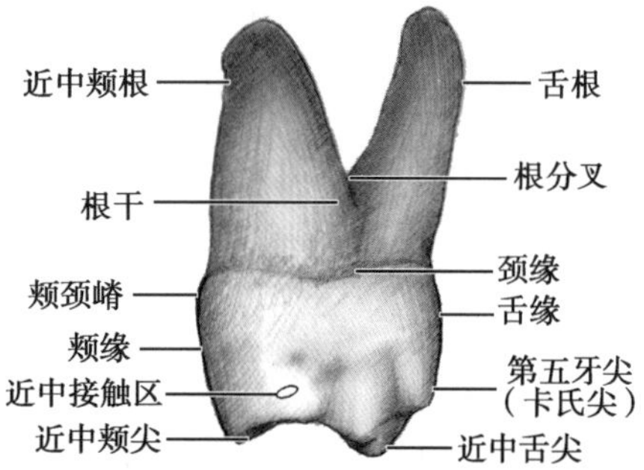

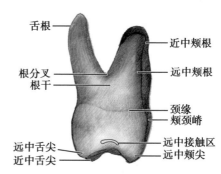

图2-29 右侧上颌第一磨牙近中面

图2-30 右侧上颌第一磨牙远中面

（4）𬌗面：呈斜方形，近颊线角和远舌线角为锐角，远颊线角和近舌线角为钝角。𬌗面由四个牙尖构成，从大到小依次为：近中舌尖、近中颊尖、远中颊尖、远中舌尖。整个𬌗面由颊𬌗边缘嵴（颊尖的近、远中牙尖嵴）、舌𬌗边缘嵴（舌尖的近、远中牙尖嵴）和近远中边缘嵴围成。近中边缘嵴短而直，远中边缘嵴稍长。舌侧比颊侧略宽（图2-31）。

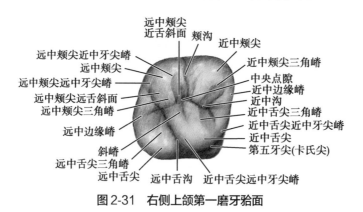

图2-31 右侧上颌第一磨牙𬌗面

1）颊尖：颊尖较锐，为非功能尖，即引导尖。近中颊尖三角嵴由牙尖顶伸向远中、舌侧，直至中央窝。远中颊尖三角嵴由牙尖顶伸向舌侧，略偏近中，与近中舌尖三角嵴主嵴斜行相连形成斜嵴（图2-32），是上颌第一磨牙的解剖特征，斜嵴的近远中形态不同，近中斜面斜度较小，远中斜面斜度较大。

2）舌尖：舌尖较圆钝，为功能尖，即支持尖。近中舌尖是上颌第一磨牙的主要功能尖，也是四个牙尖中最大的。近中舌尖三角嵴的主嵴由牙尖顶斜向远中颊侧至𬌗面中央，与远中颊尖三角嵴相连，形成斜嵴；副嵴由牙尖顶伸向𬌗面中央，较低平，与下颌第一磨牙远中的三角嵴相对应。主副嵴之间有一条浅的副沟，其从中央窝伸向近中舌尖顶，止于远中牙尖嵴处。远中舌尖是最小的牙尖，三角嵴从牙尖顶伸向远中窝。

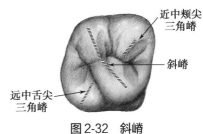

近中颊尖
三角嵴

斜嵴

远中舌尖
三角嵴

图 2-32　斜嵴

3）窝、沟和点隙：𬌗面中部凹陷成窝，由斜嵴将𬌗面窝分为近中窝和远中窝。近中窝较大，约占𬌗面的 2/3，又称中央窝，窝内有中央点隙；远中窝较小，约占𬌗面的 1/3，窝内有远中点隙。

𬌗面有 3 条发育沟：颊沟、近中沟和远中舌沟。颊沟由中央点隙发出，向颊侧走行，在两颊尖之间越过颊𬌗边缘嵴至颊面。近中沟由中央点隙伸向近中，止于近中边缘嵴内。远中舌沟一端止于远中边缘嵴内，另一端经两舌尖之间跨过舌𬌗边缘嵴至舌面中部。

2. 牙根　由 3 个根组成，分别是近中颊根、远中颊根和舌根（腭根）。根干较长，近中面根分叉处的起点比远中面高，且更偏向舌侧。近中颊根和远中颊根相距较近，均为扁形，颊舌径大于近远中径，颊面宽于舌面，根尖均偏向远中。近中颊根颊舌径较远中颊根大，略呈环抱状。邻面观，颊根和舌根相距较远，但根尖略内聚。舌根扁而宽，较粗壮，近远中径宽，颊舌径窄，为 3 个根中最大者。

（二）上颌第二磨牙

上颌第二磨牙（maxillary second molar）与上颌第一磨牙形态相似，体积稍小（图 2-33）。

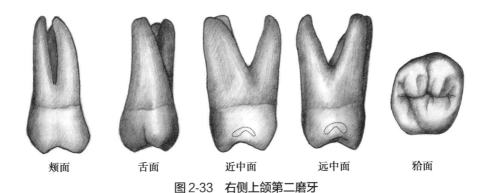

颊面　　　　舌面　　　　近中面　　　　远中面　　　　𬌗面

图 2-33　右侧上颌第二磨牙

1. 牙冠

（1）颊面：似梯形。近中缘平直，远中缘圆凸。颊面从近中到远中比上颌第一磨牙更向舌侧倾斜，颊沟偏远中，远中颊尖明显缩小。近中颊轴嵴较远中颊轴嵴突出。牙颈线较平直，牙颈部缩窄不如上颌第一磨牙明显。外形高点位于颈 1/3 的颊颈嵴处。

（2）舌面：舌面窄于颊面，近远中舌尖高度差异大，近中舌尖明显大于远中舌尖，舌沟明显偏远中，短且浅。极少有第五尖。牙颈线较平直。外形高点位于中 1/3 处。

（3）邻面：颊尖与舌尖的差别较大，颊舌牙尖顶相距较近。近中面较宽且平直，远中面较小且圆凸,近中边缘嵴高于远中边缘嵴。牙颈线凸向冠方,近中颈曲度比远中颈曲度大。近远中面的接触区与上颌第一磨牙相似,但近中面接触区比远中面的更近𬌗缘。

(4)𬌗面:呈不等边三角形(三尖型)或斜方形(四尖型)。与上颌第一磨牙相比,沟、窝、嵴不明显。近颊轴角锐利,远颊轴角圆钝。𬌗面斜方形更明显,远中颊尖向舌侧的倾斜度大于上颌第一磨牙。斜嵴不明显,有远中沟横过,远中舌沟不明显。

上颌第二磨牙三尖型,与上颌第一磨牙差异较大,近中舌尖特大,远中舌尖显著缩小或消失,舌面明显小于颊面,若只有1个舌尖存在时,其位于舌面中部,正对颊沟。

2. 牙根　与上颌第一磨牙相似,分为3个根,近、远中颊根分叉度较小,且向远中偏斜。颊根和舌根(腭根)分叉度也较小。有时偶见近中颊根和舌根融合为一较大而平直的根,或两颊根融合为1个根。

(三)上颌第三磨牙

上颌第三磨牙(maxillary third molar)形态、大小、位置变异及先天性缺失者多见。上颌第三磨牙标准形态与上颌第二磨牙相似(四尖型),但牙冠较小,根较短,各轴面中1/3较圆凸,𬌗面斜方形不够明显。上颌第三磨牙𬌗面变异较多,常见变异型有三尖型,即远中舌尖很小或缺如,𬌗面呈圆三角形,副沟多。或出现双尖型、多尖型者,有多个牙尖者界限不清(图2-34)。牙根的大小、长短、数目、弯曲度及形态变异均很大。牙根多合并成1个锥形根,也可为多根。

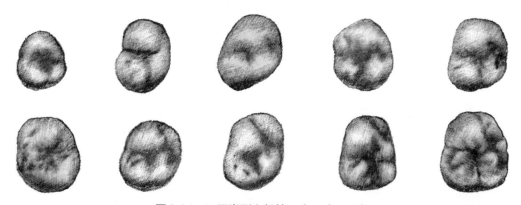

图2-34　不同类型上颌第三磨牙𬌗面形态

(四)下颌第一磨牙

下颌第一磨牙(mandibular first molar)是恒牙中最早萌出的牙,约在6岁时萌出,亦称为六龄牙,为下颌磨牙中体积最大者。

1. 牙冠

(1)颊面:似梯形,近远中径大于𬌗颈径,𬌗缘呈宽大的M形,且长于颈缘,牙颈部的近远中径显著变窄。𬌗缘可见近中颊尖、远中颊尖和部分远中尖,从近中颊尖到远中尖,牙尖宽度、高度依次减小。近中颊尖与远中颊尖之间有颊沟通过,从𬌗面越过颊𬌗边缘嵴至颊面中部,止于颊面中1/3,末端有点隙。颊沟与近、远中颊轴嵴平行,远中尖的颊轴嵴不明显。远中颊尖与远中尖之间有远颊沟通过,末端无点隙。近中缘较平直,远中缘较圆突。颊颈嵴与颈缘平行,在近根分叉部向根尖稍凸起。外形高点位于颈1/3处(图2-35)。

（2）舌面：似梯形，稍小于颊面。殆缘可见近中舌尖和远中舌尖，近中舌尖略大于远中舌尖，2个舌尖之间有舌沟通过，从殆面越过舌牙边缘嵴至舌面中部，末端无点隙。舌轴嵴不明显。舌侧牙颈线较平。外形高点位于舌面中1/3处（图2-36）。

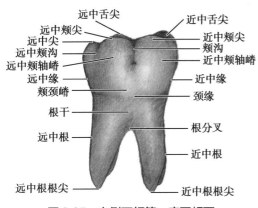

图2-35　右侧下颌第一磨牙颊面

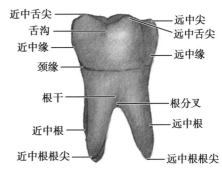

图2-36　右侧下颌第一磨牙舌面

（3）邻面：似四边形，牙冠向舌侧倾斜，颊尖较舌尖低，且明显向舌侧倾斜。近、远中殆缘均呈M形。近中面稍大于远中面，近中边缘嵴高，远中边缘嵴低，近中颈曲度比远中颈曲度大。近颊殆点角和近舌殆点角较锐。远中面可见部分远中尖。近、远中面接触区均靠近殆1/3偏颊侧，近中面接触区较远中面的更近殆缘（图2-37，图2-38）。

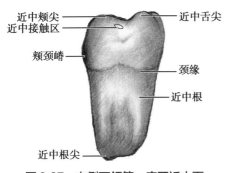

图2-37　右侧下颌第一磨牙近中面

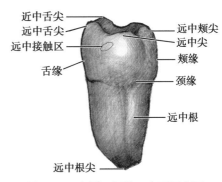

图2-38　右侧下颌第一磨牙远中面

（4）殆面：呈圆长方形，近远中径大于颊舌径，近中边缘嵴长于远中边缘嵴。颊面远中部分明显向舌侧倾斜。殆面的四周由四条边缘嵴围成，颊殆边缘嵴长于舌殆边缘嵴，近中边缘嵴较长直，远中边缘嵴短突。殆面由五个大小不等的牙尖组成，由大到小依次为：近中舌尖、远中舌尖、近中颊尖、远中颊尖、远中尖（图2-39）。

1）颊尖：颊尖较短而圆钝，为功能尖，即支持尖。近中颊尖三角嵴由牙尖顶伸向舌侧，至近中沟，与近中舌尖相对。远中颊尖三角嵴最长，由牙尖顶伸向中央窝，末端形成结节，与对颌牙接触。

2）舌尖：舌尖尖锐，为非功能尖，即引导尖。近中舌尖三角嵴由牙尖顶伸向远中、颊侧至中央窝，于近中央窝处隆起形成结节，与对颌牙接触。远中舌尖三角嵴由牙尖顶伸向近中、颊侧至中央窝，同样于近中央窝处隆起形成结节，与对颌牙接触。

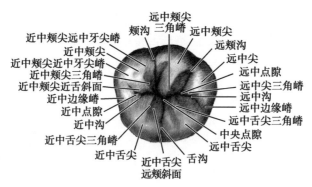

图 2-39 右侧下颌第一磨牙𬌗面

3）远中尖：最小，位于颊面与远中面交界处。三角嵴最短，由牙尖顶伸向近中、舌侧至远中窝。

4）窝、沟和点隙：𬌗面有 2 个窝，中央窝位于近中颊、舌尖的远中与远中边缘嵴内侧，窝内有中央点隙，上颌第一磨牙近中舌尖咬合于此处。近中颊尖、近中舌尖和近中边缘嵴之间较小的三角形窝为近中窝，窝内有近中点隙。

𬌗面有 5 条发育沟，分别是颊沟、远颊沟、舌沟、近中沟和远中沟。颊沟自中央点隙发出，向颊侧，经近、远中颊尖之间至颊面，末端形成点隙。舌沟自中央点隙经近、远中舌尖之间至舌面。近中沟自中央点隙伸向近中，止于近中边缘嵴内。远中沟由中央点隙伸向远中，止于远中边缘嵴内。远颊沟从远中沟发出，自远中颊尖与远中尖之间向远颊方向至颊面。

2. 牙根　一般为 2 个根，扁而厚，根干短，分叉大，近中根呈环抱状且较远中根稍长，两侧根面有较深的纵行凹陷。远中根中 1/3 以上斜向远中，但根尖 1/3 偏向近中，有时远中根可再分为颊、舌两根，约占 20%，其中远中舌根细小而弯曲，变异很大。

（五）下颌第二磨牙

下颌第二磨牙（mandibular second molar）与下颌第一磨牙形态相似（图 2-40）。

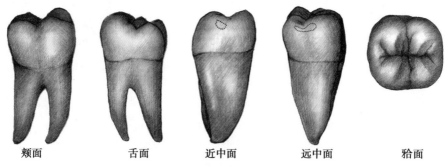

颊面　　　　舌面　　　　近中面　　　　远中面　　　　𬌗面

图 2-40 右侧下颌第二磨牙

1. 牙冠

（1）颊面：似方形或梯形，近颊轴面角锐利，远颊轴面角圆钝。近中缘平直，远中缘圆凸。颊轴嵴显著，近中颊尖高于远中颊尖，颊面沟浅而短。牙颈线较平直。外形高点位于颈 1/3 处。

（2）舌面：与颊侧相似，与邻面的界线不明显，牙颈线较平直。近中舌尖高于远中舌尖。

外形高点位于中 1/3 处。

（3）邻面：似四边形，𬌗缘呈 M 形略有凹陷。舌尖高、颊尖低，差距小于下颌第一磨牙。近中面较宽且平直，远中面较小且圆突，近中边缘嵴高于远中边缘嵴。牙颈线凸向冠方，近中颈曲度比远中颈曲度大。近、远中面接触区均靠近𬌗 1/3 偏颊侧，近中面接触区较远中面的更近𬌗缘。

（4）𬌗面：呈方圆形，共有 4 个牙尖，颊舌侧各 2 个牙尖。沟多呈十字形走行，分为近中沟、远中沟、颊沟和舌沟。颊沟比舌沟显著。远中窝比近中窝偏向舌侧，位置较低且深。近中缘较直，远中缘圆凸。近中边缘嵴宽大，远中边缘嵴稍窄。远颊轴面角比近颊轴面角更偏向舌侧。

下颌第二磨牙亦有五尖型者，与下颌第一磨牙相似但稍小。

2. 牙根　双根，扁圆而厚，近中根与远中根分叉度小，根尖偏向远中。有时两根可融合成一锥形根，亦有两根在颊侧部分融合，而舌侧仍分叉者即所谓的"马蹄根"或"C 形根"（图 2-41）。极少数可分成近颊根和近舌根，形成 3 个根。

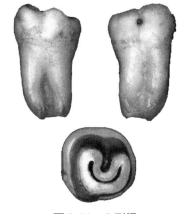

图 2-41　C 形根

（六）下颌第三磨牙

下颌第三磨牙（mandibular third molar）的形态、大小和位置均可发生变异，以阻生最常见。有的牙冠较大，𬌗面有 5 个牙尖，类似下颌第一磨牙；有的牙冠较小，𬌗面有 4 个牙尖，类似下颌第二磨牙。牙冠各轴面的中 1/3 处最凸，各面较光滑，𬌗面向牙长轴聚合缩小，整个牙冠似球形或圆三角形，𬌗面形态常变异，牙尖、发育沟、嵴与窝等不清晰，副沟多（图 2-42）。牙根数目、大小、形状亦多变异不定，常融合成一锥形，也有分叉成多根者。

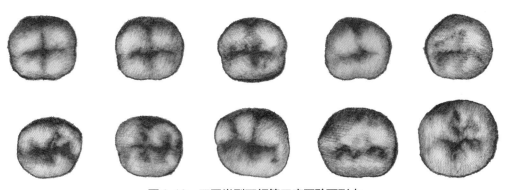

图 2-42　不同类型下颌第三磨牙𬌗面形态

（七）磨牙组异同点与应用

1. 磨牙类异同点

（1）上颌第一、第二、第三磨牙的外形比较（表 2-5）。

（2）下颌第一、第二、第三磨牙的外形比较（表 2-6）。

（3）上颌磨牙与下颌磨牙的区别（表 2-7）

表 2-5 上颌第一、第二、第三磨牙的外形比较

上颌第一磨牙		上颌第二磨牙	上颌第三磨牙
牙冠	体积最大	体积较小	体积最小
颊面	最宽 由近中至远中向舌侧倾斜；近远中颊尖近似等大；颈部缩窄较明显	较宽 由近中至远中明显向舌侧倾斜；远中颊尖较近中颊尖小；颈部缩窄不明显	较窄 更加向舌侧倾斜；远中颊尖更小；颈部缩窄不明显；外形高点在中 1/3
舌面	远中舌尖发育良好；可能有第五牙尖	远中舌尖更小；极少有第五牙尖	远中舌尖很小或缺如；无第五牙尖
邻面	颊舌尖聚合度较小	颊尖与舌尖的差别较大，颊舌尖聚合度较大	变异较大；中 1/3 较圆凸
𬌗面	斜方形；斜嵴明显	斜方形更明显；斜嵴不明显，有远中沟横过	圆三角形等变异大；副沟多，常无斜嵴
牙根	三根分叉度较大	三根分叉度较小	三根常融合

表 2-6 下颌第一、第二、第三磨牙的外形比较

下颌第一磨牙		下颌第二磨牙	下颌第三磨牙
牙冠	体积最大	体积较小，以四尖型为主	体积最小
颊面	最宽 有近远中颊沟 近远中颊尖及部分远中尖	较宽 有颊沟 近远中颊尖，无远中尖	较窄 有颊沟；近远中颊尖；外形高点在中 1/3
舌面	近、远中舌尖近似等大	近中舌尖稍大于远中舌尖	近中舌尖稍大
邻面	远中面有部分远中牙尖 舌尖高、颊尖低，差距较大	远中面无远中尖；舌尖高、颊尖低，差距较小	变异较大； 中 1/3 较圆凸
𬌗面	圆长方形，有 5 个牙尖，5 条发育沟，呈"大"字形	方圆形，有 4 个牙尖，4 条发育沟，呈"+"形	变异大，副沟多；尖、嵴、窝沟不清晰
牙根	双根分叉度较大	双根分叉度较小	根常融合或多根

表 2-7 上、下颌磨牙的区别

	上颌磨牙	下颌磨牙
牙冠	𬌗面呈斜方形； 颊舌径稍大于近远中径； 邻面观牙冠较直； 颊面稍平、舌面圆凸； 颊尖锐、舌尖钝	𬌗面呈圆长方形； 近远中径大于颊舌径； 邻面观牙冠偏向舌侧； 颊面稍突、舌面较平； 舌尖锐、颊尖钝
牙根	三根，颊舌向分根	双根，近远中向分根
功能尖（支持尖）	舌尖	颊尖

（4）磨牙的共同特点：①磨牙萌出不替代任何乳牙；②磨牙牙冠体积大，包括 4 个轴面及 1 个𬌗面；③牙冠颊面呈梯形，𬌗缘宽于颈缘，外形高点在颊颈嵴处；④舌面似颊面，但稍小而圆突，外形高点在舌面中 1/3 处；⑤邻面似四边形，近、远中面接触区均靠近𬌗缘；⑥𬌗

面复杂,牙尖多,一般有 4～5 个,类似多刃的磨具,窝、沟、点隙多,一般有 3～5 条发育沟;⑦牙根多,一般为 2～3 个,根分叉大,根尖所占的支持面积大于𬌗面的功能面,可发挥较大𬌗力,有利于牙的稳固。

2. 磨牙的应用　磨牙的功能为磨细食物,是发挥咀嚼功能的主要牙;磨牙对建立正常咬合起关键作用,能维持牙尖交错位的稳定,保持垂直距离。

(1) 第一恒磨牙与第二乳磨牙的牙体形态相似,应注意鉴别。

(2) 第一磨牙点隙裂沟多而复杂,易发生龋病,尤其是下颌第一磨牙,常因龋病长期未治疗而缺失者,需尽早进行修复。

(3) 第三磨牙萌出晚或只部分萌出,形态位置变化大,易发生智齿冠周炎。

(4) 上颌磨牙牙根邻近上颌窦,下颌磨牙牙根邻近下颌管,在进行种植修复时应注意此解剖关系。

(5) 上颌第二磨牙相对的颊黏膜有腮腺导管的开口;上颌第三磨牙可作为寻找腭大孔的标志。

附:中国人恒牙牙体测量统计资料(表 2-8)

表 2-8　中国人恒牙牙体测量统计表(平均数,单位: mm)

	全长	冠长	根长	冠宽	颈宽	冠厚	颈厚
上颌牙							
中切牙	22.8	11.5	11.3	8.6	6.3	7.1	6.2
侧切牙	21.5	10.1	11.5	7.0	5.0	6.4	5.9
尖牙	25.2	11.0	14.2	7.9	5.7	8.2	7.7
第一前磨牙	20.5	8.5	12.1	7.2	4.9	9.5	8.4
第二前磨牙	20.5	7.8	12.7	6.7	4.6	9.3	8.3
第一磨牙	19.7	7.3	12.4	10.1	7.6	11.3	10.5
第二磨牙	19.3	7.4	11.9	9.6	7.6	11.4	10.7
第三磨牙	17.9	7.3	10.6	9.1	7.3	11.2	10.3
下颌牙							
中切牙	19.9	9.0	10.7	5.4	3.6	5.7	5.3
侧切牙	21.0	9.5	11.5	6.1	4.0	6.2	5.9
尖牙	24.6	11.1	13.5	7.0	5.4	7.9	7.5
第一前磨牙	20.9	8.7	12.3	7.1	4.9	7.9	6.9
第二前磨牙	20.5	7.9	12.6	7.1	4.9	8.3	7.0
第一磨牙	20.5	7.6	12.9	11.2	8.9	10.5	8.6
第二磨牙	19.1	7.6	12.3	10.7	8.5	10.4	8.7
第三磨牙	18.0	7.1	12.9	11.1	9.2	10.4	8.9

(引自原第四军医大学王惠芸资料)

注:1. 全长　牙切缘或牙尖顶至根尖的垂直距离。

　　2. 冠长　牙切缘或牙尖顶至颈缘顶点间的垂直距离。

　　3. 根长　颈缘顶点至根尖末端的垂直距离。

　　4. 冠宽　牙冠近中面与远中面最突出点间的水平距离。

　　5. 颈宽　牙颈缘近中面与远中面最突出点两者间的水平距离。

　　6. 冠厚　牙冠唇(颊)面与舌面两者最突出点间的水平距离。

　　7. 颈厚　牙颈唇(颊)面与舌面颈缘顶两者间的水平距离。

五、牙冠形态的生理意义

牙的形态与功能关系密切,形态决定功能,功能影响形态。将从以下几个方面简单介绍牙冠形态的生理意义。

(一)切端及殆面形态的生理意义

1. 前牙切端的功能是切割和撕裂食物,上前牙舌面还可引导下颌做前伸运动。后牙殆面是咀嚼食物的主要部位,后牙殆面的边缘嵴将食物局限在殆面窝内,咀嚼时上、下颌牙尖、窝相对,沟、嵴相合,起到杵臼的作用,以捣碎磨细食物;殆面上的颊沟、舌沟是磨细后食物的主要排溢通道;上颌磨牙的斜嵴有利于引导下颌做侧方运动。所以切端及殆面形态的生理意义是行使咀嚼功能和引导下颌运动。

2. 牙萌出的早期,尖、窝、沟、嵴是由具有一定曲度的曲线或曲面构成。在咬合时,上下牙间形成点、线接触。儿童殆力较小,点、线接触时单位面积产生的咀嚼力大,利于其咀嚼食物。同时,亦有利于牙的移动,在牙尖及斜面的相互引导作用下,能将牙调整至相适应的位置以建立稳定咬合。

3. 随着咀嚼运动及恒牙的持续萌出,殆面及切端均会发生功能性磨耗,使早期的点、线接触变为面接触,从而有利于增加咀嚼接触面积,提高咀嚼效率,同时也有利于维持上、下颌咬合关系的稳定。

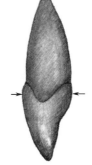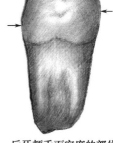

前牙唇舌面突度的部位　　后牙颊舌面突度的部位

图2-43　唇(颊)、舌面的凸度位置

(二)轴面凸度的生理意义

1. 唇(颊)、舌面的凸度

(1)位置:正常前牙唇面及舌面的凸度均在牙冠颈 1/3 处,后牙颊面的凸度亦在颈 1/3 处,而舌面的凸度则在牙冠中 1/3 处(图2-43)。

(2)生理意义:咀嚼时从颊、舌沟等处排溢的食物顺着牙冠的正常凸度滑至口腔,对牙龈可起到生理性按摩作用,能促进血液循环,有利于牙龈的健康;同时正常的凸度对牙颈部具有自洁作用,可以防止牙龈炎和龋病的发生;牙冠颈 1/3 的凸度,尚可扩展龈缘使其保持一定的张力。若牙冠凸度过小,甚至无凸度,牙龈会受到排溢食物的直接撞击而受伤,可引起创伤性牙龈萎缩。若牙冠凸度过大,牙龈会失去食物的生理性按摩作用,可产生失用性萎缩。在修复牙冠外形时要特别注意恢复其自然凸度(图2-44)。

2. 邻面的凸度

(1)位置:正常前牙接触区位于近切缘部位,接触区的切颈径大于唇舌径;后牙接触区位于近殆缘处,近中面比远中面更紧靠殆缘,接触区的颊舌径大于殆颈径。前磨牙及第一

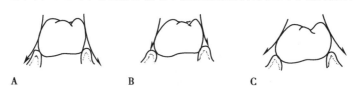

A　　　　　　　　B　　　　　　　　C

图2-44　牙冠唇(颊)舌面的凸度

A. 凸度正常　B. 凸度过小　C. 凸度过大

磨牙近中接触区，多在𬌗 1/3 偏颊侧；第一磨牙远中
与第二、第三磨牙的邻面接触区多在中 1/3 偏𬌗缘
（图 2-45）。

（2）生理意义：正常的邻面凸度可形成良好的
邻面接触区，一方面能防止食物嵌塞，防止牙龈乳
头受压萎缩；另一方面则保证邻牙能够互相支持、
互相依靠，便于分散𬌗力，有利于牙的稳固。因此
在修复牙冠时，要特别注意恢复接触区的正常位置
和良好的接触关系。

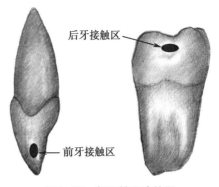

图 2-45　邻面的凸度位置

（三）楔状隙

邻面接触区四周有向外展开的呈 V 字
形的空隙，称为楔状隙（图 2-46）或外展隙
（embrasures），与邻面凸度有关。楔状隙是
食物排溢的通道，可减轻牙周组织负担。在
接触区唇侧或颊侧者，称为唇楔状隙或颊楔
状隙；在接触区舌侧者称为舌楔状隙；在接
触区切方或𬌗方者称为切或𬌗楔状隙；在接
触区龈方者称为龈楔状隙，又称邻间隙（图
2-47）。一般舌楔状隙大于颊楔状隙，而上颌

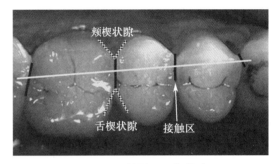

图 2-46　接触区和楔状隙

第一磨牙颊楔状隙大于舌楔状隙，下颌切牙唇、舌楔状隙相接近。邻间隙被牙龈乳头充填，
可保护牙槽骨和邻面，防止食物残渣存留。在咀嚼食物过程中，部分食物通过楔状隙排溢
至口腔中，可避免食物滞留在𬌗面或牙间；食物通过楔状隙时，可摩擦牙面，保持牙面清洁，
防止龋病和牙龈炎的发生；当咬合时，因对颌牙的牙尖位于楔状隙内，使上、下颌牙产生良
好的锁结作用，起到稳定牙弓及𬌗关系的作用。

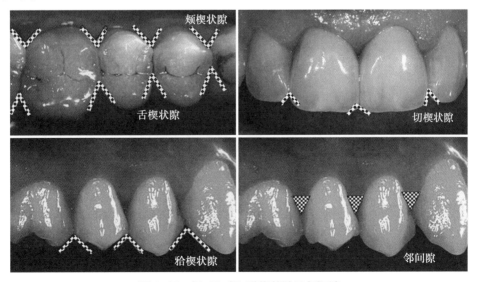

图 2-47　颊、舌、切、𬌗楔状隙及邻间隙

（马晓丽）

第二节 乳牙的外形与应用

乳牙是人类第一副牙,共20颗,左右成对位于中线两侧。依次分为:乳切牙、乳尖牙、乳磨牙三组10种。与恒牙相比没有前磨牙,各组乳牙均被恒牙所替换。

乳牙除了下颌第一乳磨牙形态比较特殊外,其他乳牙形态与相应的恒牙相似,尤其在儿童6~7岁至12~13岁这一段替牙骀时期,往往易混淆,应正确无误地将乳牙和恒牙区别开。

乳牙和恒牙的主要区别点为:①乳牙体积较小,其中乳磨牙的牙体依次递增,即第二乳磨牙大于第一乳磨牙;而恒牙牙体较大,其磨牙的牙体却依次递减,即第一磨牙最大,第二磨牙次之,第三磨牙最小;②乳牙呈乳白色,牙冠表面牙釉质层较薄,硬度低;恒牙则略呈淡黄色,牙釉质层较厚,硬度高;③乳牙牙颈明显缩窄,冠根分界明显,尤其乳前牙呈典型的宽冠窄根特征。恒牙牙颈略为狭窄,冠根分界不太明显(图2-48);④乳牙的唇颈嵴、颊颈嵴明显突起,且近中侧最突。恒牙则略突起(图2-49);⑤乳磨牙骀面较缩窄,骀方聚合度大,呈不规则四边形或近三角形,骀面尖、窝、沟、嵴不明显。恒磨牙骀面较宽阔,呈方形或长方形;⑥由于乳牙下方有恒牙牙胚,乳前牙根尖段略向唇侧弯曲。乳磨牙根干较短,但根分叉度显著增大(图2-50)。

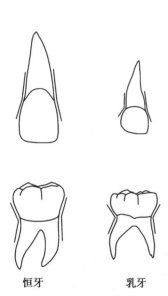

恒牙　　　乳牙

图2-48 乳牙与恒牙冠根分界比较

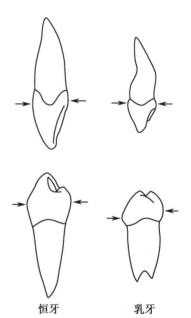

恒牙　　　乳牙

图2-49 乳牙与恒牙唇(颊)颈嵴、舌隆突的比较

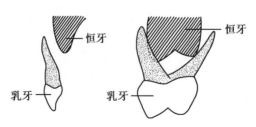

图2-50 乳牙与恒牙的位置关系

一、乳切牙组

乳切牙（deciduous incisor）位于中线两侧，上、下、左、右共 8 颗，包括上颌乳中切牙、上颌乳侧切牙、下颌乳中切牙、下颌乳侧切牙。解剖形态与恒切牙相似，但体积较小，牙冠短而宽呈铲形。

（一）上颌乳中切牙

上颌乳中切牙（maxillary deciduous central incisor）外形与上颌恒中切牙相似，但体积较小（图 2-51）。

1. 牙冠

（1）唇面：光滑，略似梯形，近中缘与切端平直，远中缘及颈缘较突，近远中径大于切颈径，牙冠短宽。近中切角似直角，远中切角圆钝，唇颈嵴明显突起。

（2）舌面：与唇面大小约相等，近、远中边缘嵴较突，舌隆突显突，舌窝明显。

（3）邻面：呈三角形，因唇颈嵴和舌隆突明显突出，因此，牙冠颈部很厚，冠根分明。

2. 牙根　为宽而扁的单根，唇面较舌面宽，根长约为冠长的 2 倍。根尖 1/3 偏唇侧，并略偏远中。宽冠宽根为该牙的重要解剖特征。

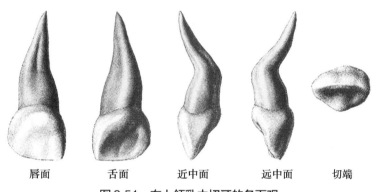

| 唇面 | 舌面 | 近中面 | 远中面 | 切端 |

图 2-51　右上颌乳中切牙的各面观

（二）上颌乳侧切牙

上颌乳侧切牙（maxillary deciduous lateral incisor）与上颌恒侧切牙形态相似，具有下列特点（图 2-52）：

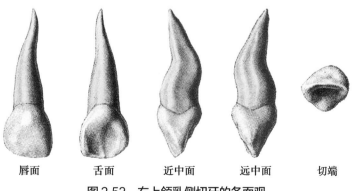

| 唇面 | 舌面 | 近中面 | 远中面 | 切端 |

图 2-52　右上颌乳侧切牙的各面观

1. 牙冠 较上颌乳中切牙体积小,牙冠短窄。唇面微突,近远中径小于切颈径,近中切角圆钝,远中切角似圆弧形。唇颈嵴、舌隆突较上颌乳中切牙小,舌面窝较浅。

2. 牙根 为较窄而略厚的单根,根尖偏唇侧,并略偏远中。

(三)下颌乳中切牙

下颌乳中切牙(mandibular deciduous central incisor)与下颌恒中切牙牙冠外形相似,但长度稍大于宽度,不如下颌恒中切牙窄长(图2-53)。

1. 牙冠

(1)唇面:光滑,近、远中缘对称,近中与远中切角较锐亦对称,切缘较直,唇颈嵴较突。

(2)舌面:边缘嵴窄而凸,但舌隆突小而凸,舌窝明显。

(3)邻面:呈三角形,切端较薄,位于牙体长轴上。

2. 牙根 较细长的单根,根长约为冠长的2倍。牙根较直,根尖偏唇侧。

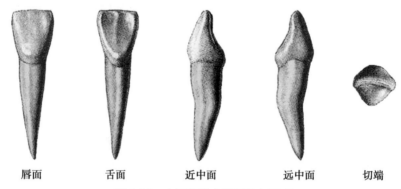

| 唇面 | 舌面 | 近中面 | 远中面 | 切端 |

图2-53 右下颌乳中切牙的各面观

(四)下颌乳侧切牙

下颌乳侧切牙(mandibular deciduous lateral incisor)与下颌恒侧切牙相似,但不如下颌恒侧切牙窄长(图2-54)。

1. 牙冠 较下颌乳中切牙体积大,唇面略凸,近中缘长直,远中缘短凸,近中切角较锐,远中切角圆钝。切嵴自近中向远中舌侧斜行。舌面的近、远中边缘嵴及舌隆突明显,舌窝较深。

2. 牙根 单根,较下颌乳中切牙牙根稍长,牙根自唇面向舌侧缩窄。根尖偏唇侧,且略偏远中。

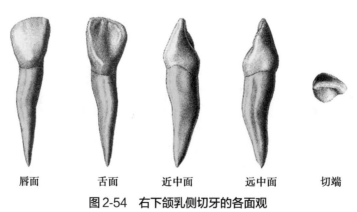

| 唇面 | 舌面 | 近中面 | 远中面 | 切端 |

图2-54 右下颌乳侧切牙的各面观

二、乳尖牙组

乳尖牙（deciduous canine）位于乳侧切牙远中，上、下、左、右共4颗，包括上颌乳尖牙、下颌乳尖牙。外形与恒尖牙相似，但体积较小，唇颈嵴与舌隆凸也较为突出。

（一）上颌乳尖牙

上颌乳尖牙（maxillary deciduous canine）外形与上颌恒尖牙相似，但体积明显缩小（图2-55）。

1. 牙冠

（1）唇面：牙尖长而尖锐，约占牙冠全长的1/2，近中斜缘长，远中斜缘短，牙尖明显偏远中（与恒尖牙区别的主要标志）。唇轴嵴明显，近中斜面略大，远中斜面较小。唇颈嵴显凸，根颈部显著缩窄。

（2）舌面：近、远中边缘嵴显凸，舌轴嵴明显将舌窝分成近、远中舌窝，近中舌窝大于远中舌窝。

（3）邻面：呈三角形，近中面小于远中面。牙颈较厚，根颈部缩窄，牙尖顶位于牙长轴的唇侧。

2. 牙根　单根，较直而细长，约为冠长的两倍，根尖偏唇侧并向远中弯曲。

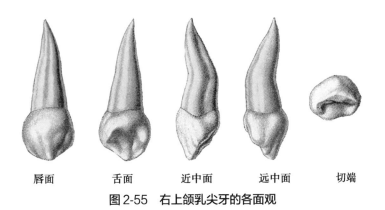

唇面　　　舌面　　　近中面　　　远中面　　　切端

图2-55　右上颌乳尖牙的各面观

（二）下颌乳尖牙

下颌乳尖牙（mandibular deciduous canine）外形与下颌恒尖牙相似，但体积较小（图2-56）。

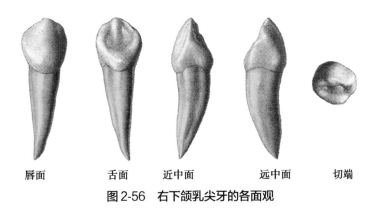

唇面　　　舌面　　　近中面　　　远中面　　　切端

图2-56　右下颌乳尖牙的各面观

1. 牙冠

（1）唇面：外形与上颌乳尖牙相似，但牙冠较短而窄，远中斜缘长于近中斜缘，牙尖偏近中。唇轴嵴与牙体长轴接近平行，其他解剖标志不如上颌乳尖牙明显。

（2）舌面：舌轴嵴、舌隆凸均不如上颌乳尖牙明显。舌面窝浅平。

（3）邻面：近似等边三角形，牙尖顶位于牙体长轴的舌侧。根颈部明显缩窄。

2. 牙根　单根，较细而短，根尖略偏向唇侧，弯向远中。

三、乳磨牙组

乳磨牙（deciduous molar）位于乳尖牙远中，上、下、左、右共 8 颗，包括上颌第一乳磨牙、上颌第二乳磨牙、下颌第一乳磨牙、下颌第二乳磨牙。

乳磨牙的共同特点为：牙冠近远中径大于颊舌径和𬌗颈径，颊颈嵴的近中侧突出，𬌗缘明显缩窄，牙根分叉度大，很少有再次分根的变异现象。

（一）上颌第一乳磨牙（maxillary first deciduous molar）

牙冠似前磨牙，但牙冠较短，唇颈嵴突出，牙根为 3 个根（图 2-57）。

1. 牙冠

（1）颊面：似梯形，近远中径大于𬌗颈径，近中缘长直，远中缘短突。𬌗缘有微突的颊尖，略偏近中。牙颈部明显缩窄，颊颈嵴很突，近中部分尤为突出。

（2）舌面：较颊面短而窄，舌尖突而圆钝。

（3）邻面：似四边形，𬌗 1/3 明显缩窄，颊侧颈 1/3 明显突出，冠根分界明显，颊尖略大于舌尖，近中面大于远中面。

（4）𬌗面：似上颌前磨牙，颊缘宽，舌缘圆突而窄，颊、舌尖三角嵴及沟均不如上颌前磨牙清晰，𬌗面上有中央窝与近中窝。

2. 牙根　似上颌恒磨牙，细长，3 个根，根干短，根分叉接近牙冠颈部，分叉度大，远颊根较近颊根短。

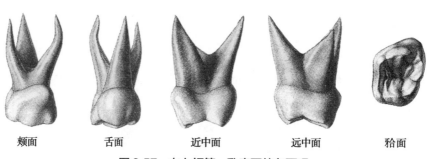

| 颊面 | 舌面 | 近中面 | 远中面 | 𬌗面 |

图 2-57　右上颌第一乳磨牙的各面观

（二）上颌第二乳磨牙

上颌第二乳磨牙（maxillary second deciduous molar）与上颌第一恒磨牙的形态相似，两者位置又相邻，很容易混淆，但上颌第二乳磨牙体积较小，𬌗缘缩窄（图 2-58）。

1. 牙冠

（1）颊面：呈梯形，其𬌗 1/3 与中 1/3 交界处最宽，逐渐向颈部缩小，近远中缘对称圆突。

近中颊尖大于远中颊尖,两颊尖之间有颊沟,颊轴嵴短且不明显。颊颈嵴显突,根颈部冠根分明。

(2)舌面:小于颊面,近中舌尖大于远中舌尖,有时可见第五牙尖,有舌沟分布,较长,无点隙。

(3)邻面:近似长方形,近中面大于远中面,颊缘和舌缘的颈1/3处圆突且最宽,向𬌗缘缩窄,根颈部显著缩窄。近远中面接触区均位于靠近𬌗缘中1/3处。

(4)𬌗面:近似菱形,其四周边缘嵴均向𬌗面中心内聚,其他解剖结构特点与上颌第一恒磨牙相似,但不明显,副沟较多。

2. 牙根 3个根,细长,根干短,根分叉度比上颌第一恒磨牙大。

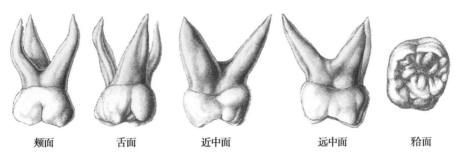

| 颊面 | 舌面 | 近中面 | 远中面 | 𬌗面 |

图2-58 右侧上颌第二乳磨牙的各面观

(三)下颌第一乳磨牙

下颌第一乳磨牙(mandibular first deciduous molar)是唯一一颗形态不同于任何恒牙的乳牙(图2-59)。

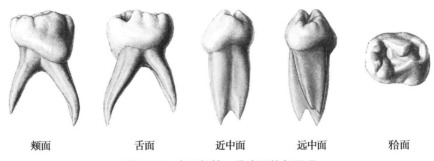

| 颊面 | 舌面 | 近中面 | 远中面 | 𬌗面 |

图2-59 右下颌第一乳磨牙的各面观

1. 牙冠

(1)颊面:为长四边形,近中缘长而直,远中缘短而突,近中颊尖大于远中颊尖(约占颊面的2/3),两颊尖间有一颊沟,末端无点隙,近中颊颈嵴突出为特有标志,外形高点位于颈1/3处,颈缘由远中向近中根方斜行。

(2)舌面:似颊面,较光滑,近中舌尖明显大于远中舌尖,近远中缘相似,有一舌沟分界。颈缘较平直,外形高点位于中1/3处。

(3)邻面:颊尖、舌尖相距很近,近中面近似一个以颈缘为底的三角形,颊缘颈嵴明显突出,远中面较近中面小,两邻面的接触区均位于𬌗1/3的中部。

（4）𬌗面：呈不规则的四边形或三角形，颊、舌缘等长，近中缘特短。近中颊、舌尖大于远中颊、舌尖，颊、舌尖相距较近，两三角嵴相连，将𬌗面分成较小的近中窝与较大的远中窝。但沟、窝、三角嵴、点隙等不如恒牙明显。

2. 牙根　双根，分近中及远中二根，根干较短，根分叉度大。

（四）下颌第二乳磨牙

下颌第二乳磨牙（mandibular second deciduous molar）似下颌第一恒磨牙，但体积小，其解剖特点如下（图2-60）：

1. 牙冠

（1）颊面：似梯形，𬌗 1/3 处最宽，牙颈部显著缩窄，近、远中缘等长，圆凸，𬌗缘处可见 3 个等大的颊尖，有两条颊沟分隔，点隙少见。颊颈嵴明显突出，与牙颈线相一致。

（2）舌面：小于颊面，近、远中舌尖约等大，舌尖高耸、尖锐，有舌沟分开。

（3）邻面：近似四边形，颊缘明显向舌侧倾斜，近远中面的接触区均位于靠近𬌗缘稍下方。

（4）𬌗面：为不规则的四边形，有 5 个牙尖，𬌗面三角嵴、窝、发育沟不如恒牙明显，但副沟较多。

2. 牙根　双根，扁平较长，根分叉度较大，冠根比例近 1∶2。

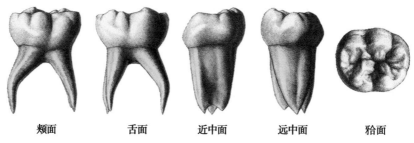

| 颊面 | 舌面 | 近中面 | 远中面 | 𬌗面 |

图2-60　右下颌第二乳磨牙的各面观

（五）第二乳磨牙和第一恒磨牙的区别

1. 第二乳磨牙的牙冠较小，色乳白。

2. 第二乳磨牙的牙冠颈部明显缩小，颈嵴较突，牙冠由颈部向𬌗方缩小，故其近颈部大而𬌗面小。

3. 下颌第二乳磨牙的近中颊尖、远中颊尖及远中尖的大小约相等，而下颌第一磨牙此三尖中，近中颊尖＞远中颊尖＞远中尖。

4. 上颌第二乳磨牙为三根，下颌者为双根，但根干短，根分叉度大。

根据上述特点，结合患者年龄、咬合关系和磨耗程度等，即可与第一恒磨牙区别。

四、乳牙的应用

1. 乳牙在口腔内存留的时间，短者 5 年，长者 10 年左右。这一阶段正是儿童全身及颌面部发育的重要阶段，乳牙的健康情况直接影响咀嚼功能的发挥，从而影响儿童的生长发育，尤其是颌面部的骨骼和咀嚼肌的发育。因此，早期应注意口腔预防保健，及时治疗龋病，不要轻易拔除乳牙。

2．乳牙位置正常，可引导恒牙正常萌出。若乳牙滞留，则恒牙将错位萌出；乳牙早失，其前后邻牙移位，使缺隙变小，待相应恒牙萌出时没有足够的位置，同样会造成错位萌出。

3．完整的乳牙列，能发挥良好的咀嚼功能。咀嚼力通过牙根传导到颌骨，促进颌骨的生长发育，如果乳牙早失，缺乏这种咀嚼功能的刺激，将使颌骨发育不足，成为牙颌畸形的病因之一。

4．乳前牙牙根舌侧有恒牙胚，乳磨牙的根分叉内有恒前磨牙牙胚，治疗乳牙时，应注意避免伤及恒牙牙胚。

附：中国人乳牙牙体测量统计资料（表2-9）

表2-9 乳牙牙体测量统计表（平均数，单位：mm）

	全长	冠长	根长	冠宽	颈宽	冠厚	颈厚
上颌牙							
乳中切牙	16.9	6.8	10.0	7.3	5.4	5.4	4.4
乳侧切牙	16.5	6.6	9.8	6.0	4.2	5.6	4.9
乳尖牙	18.4	7.0	11.4	7.3	5.5	6.2	5.1
第一乳磨牙	14.2	6.4	7.7	7.4	5.9	9.2	7.8
第二乳磨牙	16.1	6.9	9.3	9.4	6.6	10.1	8.7
下颌牙							
乳中切牙	16.3	6.5	9.8	4.8	3.3	4.4	3.8
乳侧切牙	16.1	6.5	9.6	5.3	3.6	4.9	4.2
乳尖牙	18.0	7.4	10.7	6.1	4.5	5.8	4.7
第一乳磨牙	15.7	7.1	8.5	8.4	7.0	7.7	5.8
第二乳磨牙	16.6	6.9	9.4	10.5	8.0	9.3	7.6

（引自原第四军医大学王惠芸资料）

（李　佳）

第三节　牙髓腔解剖概述及应用

一、牙髓腔各部分名称

牙髓腔简称髓腔（pulp cavity），位于牙体中部，周围除根尖孔外其余均被坚硬的牙本质包被，髓腔内充满牙髓。髓腔的形态与牙体外形基本相似，但体积显著缩小（图2-61）。

（一）髓室

髓室（pulp chamber）为髓腔位于牙冠及根颈的部分，形状与牙冠外形相似，较宽大，前牙髓室与位于牙根部分的窄小髓腔无明显界限；后牙髓室呈立方体，分顶、底及四壁。

1．髓室顶（roof of pulp chamber）与髓室底（floor of pulp chamber）　髓室朝向牙冠𬌗面或切端的髓壁称髓室顶，朝

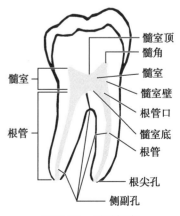

图2-61　髓腔标志

向牙根的髓壁称髓室底,两者之间的距离称为髓室高度。

2. 髓室壁(wall of pulp chamber) 髓室朝向牙冠轴面的 4 个牙本质壁,分别称为近中髓壁、远中髓壁、唇(颊)侧髓壁和舌侧髓壁。

3. 髓角(pulp horn) 髓室向牙尖方向突起呈角状部分。其形状、位置与牙尖高度、年龄等因素有关。

4. 根管口(root canal orifice) 为髓室与根管交界的部分,由髓室观察呈漏斗状。

(二)根管系统

根管系统(root canal system)是髓腔除髓室以外的管状部分,可表现为根管、管间吻合、根管侧支、根尖分歧、根尖分叉及副根管等,其中髓室和根管是每个牙的恒定组成,其余各部分变化较大,有多种存在可能。

1. 根管(root canal) 是位于牙根内的大部分髓腔。任何一个牙根内都有根管,但根管的形状和数目常与牙根的形状和数目不一致。通常较圆的牙根内多有 1 个与其外形相似的根管,但 1 个较扁的牙根内,则可能有 1~2 个或 1、2 个根管的混合形式,偶见 3 个根管(图 2-62~图 2-65)。根管与牙周组织相通的孔称为根尖孔。

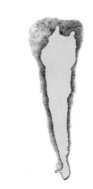

图 2-62　根管类型(单管型)

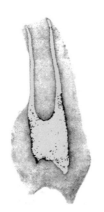

图 2-63　根管类型(双管型)

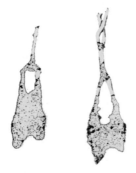

图 2-64　根管类型(单双管型)

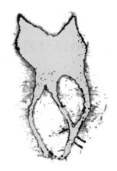

图 2-65　根管类型(三管型)

2. 管间吻合 又称管间侧支或管间交通支,为发自相邻根管间的交通支,常为 1~2 支。多见于双根管型(图 2-66)。

3. 根管侧支　为发自根管的细小分支，常与根管呈接近垂直角度，贯穿牙本质和牙骨质，通向牙周膜，其开口称为侧孔（图2-67）。

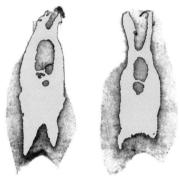

图2-66　管间吻合

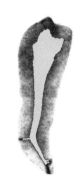

图2-67　根管侧支

4. 根尖分歧与根尖分叉　为根管在根尖分出的细小分支，其通向牙周膜的孔均称为侧孔（图2-68）。

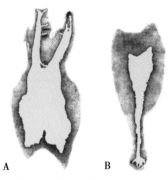

图2-68　根尖分歧和根尖分叉

A. 根分歧　B. 根分叉

5. 副根管　为发自髓室底至根分叉的通道，多见于磨牙。副根管通向牙周膜的孔称为副孔，与侧孔合称侧副孔。

二、恒牙髓腔形态

（一）切牙组髓腔形态

1. 上颌中切牙　髓腔较大，形态与牙的外形相似，髓角可伸向切端，尤其是有切缘结节时。髓室与根管间无明显界限，根管较粗，通常为单根管。根尖孔多位于根尖顶（图2-69）。

2. 上颌侧切牙　髓腔外形与上颌中切牙相似，但较窄小，通常为单根管，偶有 2 个根管。由于此牙外形变异常较明显，故髓腔形态也可有相应的变异（图2-70）。

3. 下颌中切牙　髓腔形态与该牙外形相似，但牙髓腔体积最小，唇舌径大于近远中径，根管多为窄而扁的单管，约有 4% 分为唇舌两管，多于根尖部合二为一（图2-71）。

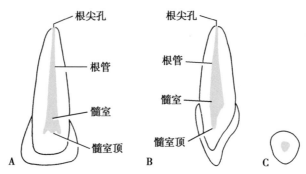

图 2-69 上颌中切牙髓腔形态

A. 近远中剖面观 B. 唇舌剖面观 C. 牙颈部横剖面观

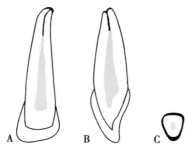

图 2-70 上颌侧切牙髓腔形态

A. 近远中剖面观 B. 唇舌剖面观 C. 牙颈部横剖面观

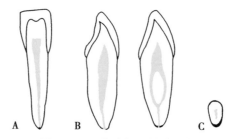

图 2-71 下颌中切牙髓腔形态

A. 近远中剖面观 B. 唇舌剖面观 C. 牙颈部横剖面观

4. 下颌侧切牙 与下颌中切牙相似,但稍宽大,多为单根管,有 2 个根管者约占 10%（图 2-72）。

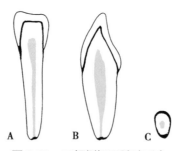

图 2-72 下颌侧切牙髓腔形态

A. 近远中剖面观 B. 唇舌剖面观 C. 牙颈部横剖面观

（二）尖牙组髓腔形态

1. **上颌尖牙** 髓室呈纺锤形，颈缘处最宽，髓室与根管无明显的界限，并向根部和切端向缩小变细。通常为单根管，且在全口恒牙中最长，根尖孔较大（图2-73）。

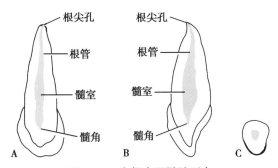

图2-73 上颌尖牙髓腔形态

A. 近远中剖面观 B. 唇舌剖面观 C. 牙颈部横剖面观

2. **下颌尖牙** 与上颌尖牙相似，髓室与根管都较上尖牙窄，髓角较圆。髓室与根管亦无明显的界限，多为单根管，2个根管者约为4%（图2-74）。

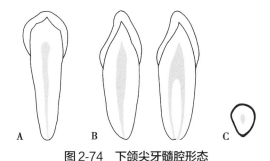

图2-74 下颌尖牙髓腔形态

A. 近远中剖面观 B. 唇舌剖面观 C. 牙颈部横剖面观

（三）前磨牙组髓腔形态

1. **上颌第一前磨牙** 髓室的形态与牙冠外形相似，呈立方形。髓室的颊舌径大于近远中径，分别有颊、舌髓角凸向𬌗方，髓室顶中部向根方凸入髓腔、最凸处约与颈缘平齐。根管多为双管型和单双管型，单管型较少，偶有三管型（图2-75）。

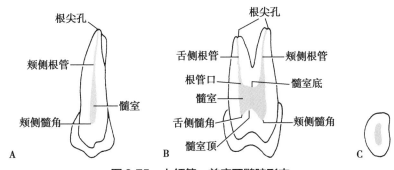

图2-75 上颌第一前磨牙髓腔形态

A. 近远中剖面观 B. 唇舌剖面观 C. 牙颈部横剖面观

2. 上颌第二前磨牙 与上颌第一前磨牙的髓腔形态相似，但体积较小，髓腔近远中径较窄，颊舌径较大，颊、舌髓角均较低，位于牙冠的颈 1/3 处。根管的类型主要为单管型和单双管型，少数双管型（图 2-76）。

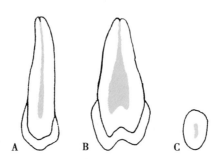

图 2-76 上颌第二前磨牙髓腔形态
A. 近远中剖面观 B. 唇舌剖面观 C. 牙颈部横剖面观

3. 下颌第一前磨牙 颊侧髓角特别高而尖，靠近牙体长轴，而舌侧髓角短而圆，常不明显。根管的颊舌径大于近远中径，多在根尖 1/3 才开始缩小成管，少数在根中部分为颊舌两管，最后在根尖孔处又汇合成单根管（图 2-77）。

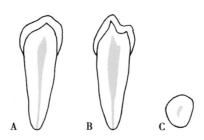

图 2-77 下颌第一前磨牙髓腔形态
A. 近远中剖面观 B. 唇舌剖面观 C. 牙颈部横剖面观

4. 下颌第二前磨牙 髓腔形态与下颌第一前磨牙相似，但颊、舌侧两髓角明显，三尖型者有 3 个髓角。多为单根管（图 2-78）。

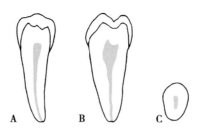

图 2-78 下颌第二前磨牙髓腔形态
A. 近远中剖面观 B. 唇舌剖面观 C. 牙颈部横剖面观

（四）磨牙组髓腔形态

1. 上颌第一磨牙 髓室较大呈似矮长方体形，根管多而细，并可略有弯曲。一般有 4 个髓角，髓室和根管界线清楚，髓室底可见 3～4 个根管口与相应根管相通（图 2-79）。

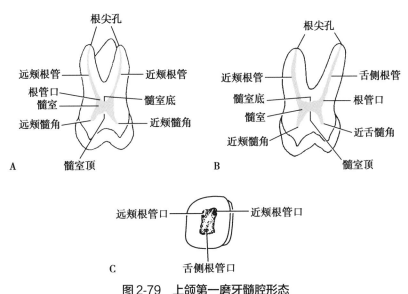

图 2-79 上颌第一磨牙髓腔形态

A. 近远中剖面观 B. 唇舌剖面观 C. 牙颈部横剖面观

2. 上颌第二磨牙 牙冠外形与上颌第一磨牙相近，其髓腔形态也与其相似，但较小，约有 30% 的近中颊根为双管型或单双管混合型，远颊根和舌根多为单根管（图 2-80）。

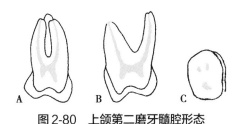

图 2-80 上颌第二磨牙髓腔形态

A. 近远中剖面观 B. 唇舌剖面观 C. 牙颈部横剖面观

3. 下颌第一磨牙 髓室较大呈立方体，根管亦多而复杂，大多有 4～5 个髓角，髓室与根管界限明显，髓室底可见 2～4 个根管口与相应的根管相通（图 2-81）。

4. 下颌第二磨牙 髓室外形依牙冠外形而定，分为四尖型和五尖型，故可分别有 4 个或 5 个髓角。髓室及根管特点与下颌第一磨牙类似，但略小，约有 64% 的近中根管为双管型或单双管型，而远中根则为 18%，约有 10% 者下颌第二磨牙近远中根在颊侧融合，根管横断面呈"C"型，又称为 C 型根管（图 2-82）。

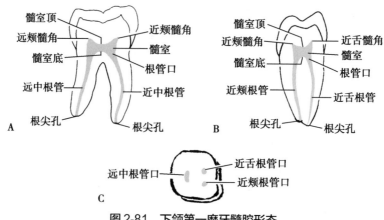

图2-81 下颌第一磨牙髓腔形态
A.近远中剖面观 B.唇舌剖面观 C.牙颈部横剖面观

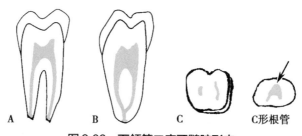

图2-82 下颌第二磨牙髓腔形态
A.近远中剖面观 B.唇舌剖面观 C.牙颈部横剖面观

三、乳牙髓腔形态

(一)乳前牙的髓腔的形态

乳前牙髓室与牙冠外形一致,多为单根管,偶见下颌乳前牙分成唇舌向2个根管。除上颌乳中切牙根管的根尖部弯向唇侧外,其他特点与恒前牙髓腔形态相似。

(二)乳磨牙髓腔形态

乳磨牙一般髓室较大,近中髓角较高,位于乳磨牙殆1/3处。上颌乳磨牙髓室颊舌径大于近远中径,下颌乳磨牙则相反。上、下颌乳磨牙一般均有3个根管:即上颌为颊侧近远中各1个、舌侧1个,舌侧根管较粗大;下颌近中2个,远中1个,远中根管较粗大。有时下颌第二乳磨牙有4个根管,即近远中各有2个根管。由于乳磨牙牙根分叉大而略弯,所以根管也有相应的分叉及弯曲。

四、髓腔的临床应用

(一)恒牙的髓腔应用

髓腔的形态是临床进行牙体、牙髓、牙周及口腔修复疾病等治疗的重要依据,同时也是口腔技师在桩核冠修复体制作的重要依据。因此,掌握髓腔、根管形态、根管数目有利于修复体制作过程中的医技沟通,同时可提高修复体的准确性和密合度,因此髓腔及根管的解剖形态在修复体制作过程中有重要的应用意义。

（二）乳牙的髓腔应用

乳牙髓腔的髓室大、髓壁薄、髓角高，发生龋病后容易引发牙髓疾病导致牙冠缺损或乳牙早失，对于牙冠大面积缺损且距离恒牙萌出时间较久者可做金属冠修复，而乳牙早失者相应恒牙萌出前需要导萌式间隙保持器预留萌出空间。

（韩　梅）

思考题

1. 简述上颌中切牙的牙体形态。
2. 简述上颌尖牙的牙体形态。
3. 简述上颌第一前磨牙的牙体形态。
4. 简述上颌第一磨牙的牙体形态。
5. 简述下颌第一磨牙的牙体形态。
6. 简述切牙、尖牙的共同特点及应用。
7. 简述前磨牙的共同特点及应用。
8. 简述磨牙的共同特点及应用。
9. 试述牙冠形态的生理意义。
10. 简述乳恒牙牙体形态的区别及乳恒牙牙体髓腔解剖的应用。
11. 简述磨牙组髓腔形态的特点。

第三章　牙列与咬合

学习目标

1. 掌握：牙列的分类与𬌗面形态特点，牙正常排列时的倾斜规律，牙尖交错𬌗的定义及特点；三种基本颌位的概念及特征；𬌗架的基本结构。

2. 熟悉：面部标志与面部协调关系，𬌗面的接触特征在义齿修复工艺中的应用；前伸𬌗与侧方𬌗定义。

牙列是位于上颌骨或下颌骨上的牙的集合，咬合则是上、下牙列的接触状态，牙尖交错是最重要的咬合关系。描述牙列形态特点的主要指标有：牙长轴倾斜度、纵曲线、横曲线。描述牙尖交错形态特点的主要指标有：一牙对二牙关系、尖牙关系、第一磨牙关系、覆𬌗与覆盖、支持尖与引导尖、止接触等。与牙列、咬合形态关系密切的解剖学指征还包括面部参考点、鼻翼耳屏线、眶耳平面以及 Balkwill 角、Bonwill 三角、Monson 球面等。与形态表现正常的咬合关系相对应的异常咬合统称错𬌗，安格（Angle）分类是影响最广的错𬌗分类方法。上、下牙弓按照一定的对应关系咬合在一起，𬌗面各凸凹结构嵌合接触，在接触-分开-再接触-再分开的反复咬合运动过程中，嚼碎和磨细食物。许多情况下牙的排列特征以及上、下颌牙的咬合对应关系影响着咀嚼功能。颌位指下颌相对于上颌或颅骨的位置关系。可重复的或稳定性较好与临床关系密切的基本颌位有牙尖交错位、后退接触位和下颌姿势位，以及与咬合接触关系密切的前伸颌位和侧方颌位。本章重点介绍与咀嚼功能活动密切相关的牙列、咬合的形态学特点。

第一节　牙　　列

生长在牙槽骨内的天然牙，不能单独行使功能，其牙冠按照一定的顺序、方向和位置彼此邻接，排列成弓形，形成牙列（dentition）或称牙弓（dental arch）。上颌称上牙列，下颌称下牙列。牙作为咀嚼系统中的组成部分，发挥着重要的作用。食物进入口腔后，经前牙的切咬后由舌、颊、唇运送至后牙，反复捣碎和磨细，直至形成食团吞咽入胃，这一过程会重复多次，直到咀嚼运动结束。

天然牙在牙弓内的排列方向主要受到萌出过程中唇、颊、舌肌的肌张力平衡的影响。牙列内天然牙稳定的邻接关系使相邻牙相互支持,有利于功能运动过程中咀嚼力量的分散,从而保证牙及牙周支持组织的受力健康。上下牙列间理想的接触关系使天然牙承受的咀嚼力大小和方向合乎生理需求,且便于功能运动的平滑协调进行,从而保证运动过程中咀嚼系统各部分的健康。

一、牙列分类

(一)按照构成牙的类别分类

人的生长过程中,先后萌出乳牙、恒牙两副牙列。因此,按照构成牙的类别分类,牙列可以分为恒牙列、乳牙列和混合牙列。

1. 恒牙列 全部由恒牙组成的牙列。完整的上、下颌牙列各含 16 颗牙。因为人类的进化,第三磨牙可能缺如或者萌出障碍,因此,单牙列 14~16 颗牙均属正常(图 3-1)。

2. 乳牙列 全部由乳牙组成的牙列。完整的上、下颌牙列各含 10 颗牙。乳牙列较恒牙列短小,其牙列宽度与长度的比例大于恒牙列,形态更近似于半圆形(图 3-2)。

3. 混合牙列 由若干乳牙和若干恒牙组成,在不同发育阶段牙数略有差异(图 3-3)。

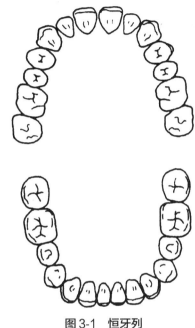

图 3-1 恒牙列

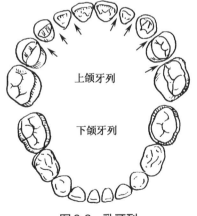

图 3-2 乳牙列

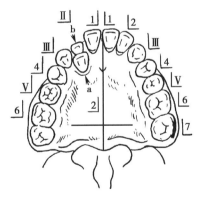

图 3-3 混合牙列

(二)按照牙列形态特征分类

从殆面对牙列的形态进行观察分析,可见牙列的形态尽管有其一定的规律,但个体之间并不完全相同。根据六个前牙的排列情况,可概括为三种基本类型:方圆型、尖圆型、椭圆型(图 3-4)。但通常多为此三种基本类型的混合型。

1. 方圆型 上、下牙列中四个切牙的切缘连线略直,弓形牙列从尖牙的远中才开始弯曲向后。

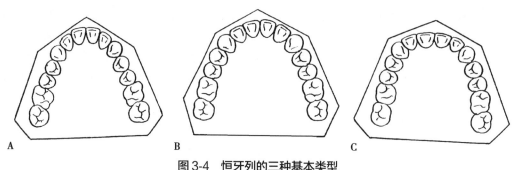

图3-4　恒牙列的三种基本类型

A. 尖圆型　B. 椭圆型　C. 方圆型

2. 尖圆型　自上颌侧切牙即明显弯曲向后,弓形牙列的前牙段向前突出非常明显。

3. 椭圆型　介于方圆型与尖圆型之间,弓形牙列自上颌侧切牙的远中开始,向后逐渐弯曲,使得前牙段较圆凸。

(三)按照牙列中牙的排列情况分类

1. 正常牙列　牙数正常,牙列整齐无间隙。

2. 异常牙列　包括牙数异常及牙排列异常。牙数异常如牙数过多(额外牙)或过少;牙排列异常如牙列拥挤、牙列稀疏、弓外牙、高位牙、低位牙、易位牙、转位牙等。

二、牙正常排列时的倾斜规律

正常情况下,天然牙以一定的倾斜方向排列在牙槽骨中,倾斜方向与咀嚼运动所产生的力的方向相适应,从而使咀嚼力得以沿着牙体长轴的方向传导(图3-5),有利于在发挥咀嚼食物能力的同时,保护和维持牙和牙周组织的健康;牙的倾斜还使牙列间牙的接触广泛而紧密,增大直接发挥咀嚼食物作用的上下牙的接触面积,避免咬伤唇、颊、舌,便于舌的运动;同时,还有利于衬托唇、颊,对保持面下 1/3 的形态起着重要作用。

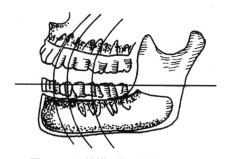

图3-5　牙的排列与咬合力的传导

注:上下牙的牙体长轴为弧形,咬合时各牙所受的力接近轴向

(一)近远中向倾斜(图3-6)

从牙弓的唇侧或颊侧方向观察,前后牙具有不同的倾斜表现,这种倾斜称为近远中倾斜。一般以牙冠的倾斜方向来表示牙体长轴近远中倾斜情况,以牙体长轴与中线的交角,表示牙近远中倾斜程度的大小。正常情况下,上颌中切牙较正或稍向近中倾斜,上颌尖牙

略向近中倾斜,上颌侧切牙是上前牙中向近中的倾斜程度最大者;下颌切牙和尖牙的近远中倾斜程度均比较小。上、下颌前磨牙及第一磨牙在近远中方向上的倾斜度相对较小,牙体长轴几乎与中线平行,上、下颌第二、第三磨牙向近中倾斜的程度依次增大。

临床上,当上下前牙的牙量和骨量之间存在轻度不协调时,可在正畸或修复治疗过程中,调整牙体长轴倾斜度来适当调整前段牙弓长度,以获得邻牙之间的紧密接触和正常的前牙咬合关系。

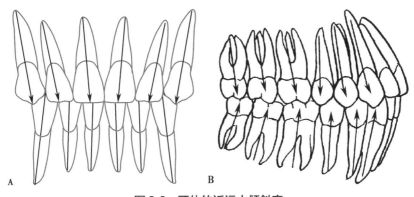

图 3-6　牙体的近远中倾斜度
A. 冠状面观察　B. 矢状面观察

(二) 唇(颊)舌向倾斜(图 3-7)

从牙弓(断面)的近中和远中方向观察,前后牙亦有不同的倾斜情况,这种倾斜称为唇(颊)舌向倾斜。唇(颊)舌向倾斜是指以牙冠方向表示的牙体长轴相对于水平面的倾斜角度。一般来说,上、下颌切牙均向唇侧倾斜,与颌骨前端牙槽突的倾斜方向一致,下颌切牙的倾斜度较上颌切牙小。上、下颌的尖牙、上颌前磨牙以及上、下颌的第一磨牙相对较正,下颌前磨牙略向舌侧倾斜。上颌第二、第三磨牙向颊侧倾斜,下颌第二、第三磨牙向舌侧倾斜。

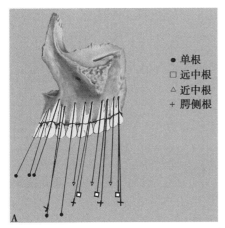
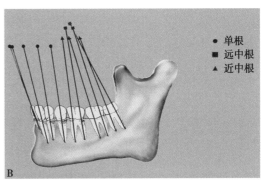

图 3-7　上下牙唇(颊)舌向倾斜
A. 上颌牙向唇、颊侧倾斜　B. 下颌后牙向舌侧倾斜

三、牙列的𬌗面形态特征

由于牙排列有一定的倾斜度，向近远中向、唇（颊）舌向倾斜，因此，观察每颗牙的切嵴、牙尖并不在同一个平面上。牙列的形态也具有一定的曲度，𬌗曲线就是用以描述这一牙列𬌗面形态特征的重要概念。矢状方向的𬌗曲线称为纵𬌗曲线，冠状方向的𬌗曲线称为横𬌗曲线。

（一）纵𬌗曲线

1. 下颌牙列的纵𬌗曲线（sagittal curve of occlusion）（图 3-8）　为连接下颌切牙的切缘、尖牙的牙尖，前磨牙的颊尖以及磨牙的近、远中颊尖的连线。该连线从前向后是一条凹向上的曲线，又称 Spee 曲线（Spee curve）。该曲线的切牙段较平直，从尖牙向后经前磨牙至第一磨牙的远颊尖逐渐降低，然后第二、第三磨牙的颊尖又逐渐升高。

2. 上颌牙列的纵𬌗曲线（图 3-9）　为连接上颌切牙的切缘、尖牙的牙尖、前磨牙的颊尖以及磨牙的近远中颊尖的连线。该连线从前向后是一条凸向下的曲线。由切牙至第一磨牙近颊尖段较平直，从第一磨牙的近颊尖至最后磨牙的远颊尖段则逐渐向上弯曲，此段曲线亦称为补偿曲线（compensating curve），形态与下颌牙列的 Spee 曲线相吻合。

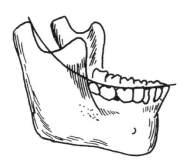

图 3-8　下颌纵𬌗曲线（Spee 曲线）

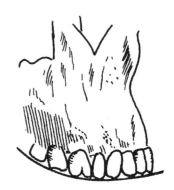

图 3-9　上颌纵𬌗曲线（补偿曲线）

（二）横𬌗曲线（图 3-10）

横𬌗曲线（transverse curve of occlusion）又称 Wilson 曲线（curve of Wilson）。在上颌，由于其磨牙向颊侧倾斜，使舌尖的位置低于颊尖。因此连接双侧同名磨牙颊、舌尖，形成一条凸向下的曲线，即为上颌的横𬌗曲线。同样，连接下颌双侧同名牙颊、舌尖所形成的曲线，称下颌的横𬌗曲线。由于下颌磨牙向舌侧倾斜，因此颊尖比舌尖略高，下颌的横𬌗曲线凹向上，与上颌的横𬌗曲线相吻合。但下颌磨牙的颊尖为功能尖，随年龄增长，当下颌磨牙颊尖被磨耗后，舌尖变得高而陡，下颌的横𬌗曲线常常不再表现为凹向上，而呈凸向上的曲线，称为反横𬌗曲线。

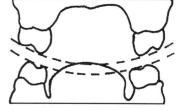

图 3-10　横𬌗曲线

四、补偿曲线在义齿修复工艺中的应用

补偿曲线这一名词源于丹麦牙科医生卡尔•克里斯坦森。他在取前伸𬌗关系记录时，发

现下颌做前伸运动时，殆堤的后牙区会产生很大间隙，而在切牙区保持咬合接触，这种现象被称为克里斯坦森现象（图3-11）。当使殆堤呈曲线形态，也就是和纵殆曲线的形态相似时，则可以消除殆堤处的"间隙"。曲线形的殆堤可以消除磨牙区殆堤处的间隙，因此它被称为"补偿曲线"。补偿曲线可以用来指导全口义齿排牙，其曲率会随着前伸髁道斜度的变化而变化，当前伸髁道斜度增大时，上、下颌后牙之间的间隙也会随之增大，为缩小间隙，需要增加补偿曲线曲率，因此，前伸髁道斜度越大，补偿曲线的曲率就越大。

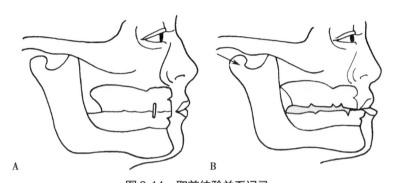

图3-11 取前伸殆关系记录
A.上下殆托在正中殆关系 B.前伸殆关系记录时呈现克里斯坦森现象

天然牙列中也存在克里斯坦森现象。在下颌做前伸运动时，切牙起到主要的导向作用，下颌切牙沿上颌前牙舌面滑行，滑行过程中，只有前牙接触，上、下颌后牙逐渐脱离咬合接触，出现逐渐变大的间隙。同样，下颌做侧方运动时，尖牙起到主要的导向作用，滑行过程中，只有工作侧上下尖牙接触，其余牙逐渐脱离咬合接触。这种在功能运动时，牙列中仅部分牙有接触的现象被称为选择性咬合接触，也称交替性接触。选择性的咬合接触可以减少下颌运行过程中的阻碍，提高咀嚼效率。

克里斯坦森现象是由于牙的导向功能形成的，临床上可以根据此现象，用颌位记录材料记录前伸运动和侧方运动过程中髁突的终点位，然后在殆架上准确设置某些具体的参数，以精确模拟患者个性化的下颌运动。

第二节 殆

殆（occlusion），也称咬合，是指上、下牙列间的接触关系，包括静态殆和动态殆。其中上、下颌牙牙尖交错达到最广泛、最紧密接触时的咬合关系为牙尖交错殆，此时，下颌相对于上颌的位置最稳定，因此又称为静态殆。与静态殆相对应的是动态殆，是指下颌在各种功能运动中上下牙之间的接触关系，例如前伸、后退及侧方运动时的咬合接触关系。由于功能运动中上下牙的接触部位在不断变化，故称为动态殆。

一、牙尖交错殆的定义

牙尖交错殆（intercuspal occlusion，ICO）是指上、下颌牙牙尖交错，达到最广泛、最紧密接触时的一种咬合关系。因此，在牙列完整情况下，此种殆接触是最稳定的，也具有最大的咀嚼功能。

二、牙尖交错𬌗的特征

（一）近远中向关系

牙尖交错𬌗时，上下牙列的中线相一致，并与面部的中线、上唇唇系带一致。除了下颌中切牙及上颌第三磨牙外，每个牙均与对颌的两个牙形成尖窝相对的咬合关系。上下牙的这种对位关系的意义在于：可使𬌗面广泛地接触而有利于咀嚼功能；又因为是一牙对二牙的牙尖交错咬合接触，可以分散𬌗力，又可以避免个别牙负担过重；不会因为个别牙的缺失，而导致无对颌牙咬合接触的现象发生，并在短时间内不至于发生牙移位现象。

1. 上下尖牙的对位关系　由于上、下颌牙成一牙对二牙的对应关系，下颌牙较上颌牙略偏近中，因此上颌尖牙除与下颌尖牙接触外，还与下颌第一前磨牙接触，下颌尖牙则除与上颌尖牙接触外，还与上颌侧切牙接触。

2. 上、下颌第一磨牙的对位关系　第一磨牙是恒牙中最大、最壮、最早萌出的牙，其𬌗面尖窝较多，其自身萌出达到稳定的咬合接触，易于整个咬合关系的稳定；其牙根多、根壮、长而大，上颌第一磨牙位于骨质致密的上颌骨颧弓根处颧牙槽嵴内，使得其萌出后位置比较恒定；第一磨牙位置靠近咀嚼肌在颌骨上的附着部位，各肌合力作用点与该牙接近，在咀嚼过程中能承受较大咬合力。因此，第一磨牙的𬌗关系被称为𬌗关键（occlusal key）。一般有三种关系：一是上颌第一磨牙的近中颊尖对着下颌第一磨牙的颊沟，称为中性𬌗，为理想的磨牙关系；二是上颌第一磨牙的近中颊尖对着下颌第一磨牙颊沟的近中，称为远中𬌗；三是上颌第一磨牙的近中颊尖对着下颌第一磨牙颊沟的远中，称为近中𬌗。

（二）垂直及唇（颊）舌向关系

1. 覆𬌗（over bite）　正常情况下，上牙列略大于下牙列，上牙列盖在下牙列唇（颊）侧。覆𬌗是指牙尖交错𬌗时，上颌牙盖过下颌牙唇（颊）面的垂直距离。对于前牙，它是指上切牙切缘与下切牙切缘之间的垂直距离，正常时上切牙盖在下切牙的切 1/3 之内。对于后牙，它是指上后牙颊尖顶与下后牙颊尖顶之间的垂直距离（图 3-12）。

临床上常根据下切牙被上切牙盖住的程度，将覆𬌗分为三种类型：上切牙盖在下切牙的切 1/3 之内，为浅覆𬌗，浅覆𬌗为正常覆𬌗。切 1/3 与中 1/3 之间为中（度）覆𬌗。切 2/3 以

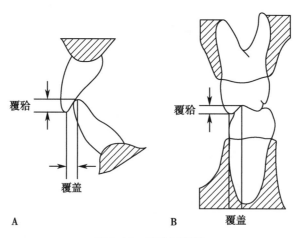

图 3-12　覆𬌗与覆盖

A. 前牙的覆𬌗与覆盖　B. 后牙的覆𬌗与覆盖

上的为深覆𬌗，有人习惯于将咬至下颌切牙唇侧牙龈的深覆𬌗，称为重度深覆𬌗。

2. 覆盖（over jet） 是指牙尖交错𬌗时，上颌牙盖过下颌牙的水平距离。对于前牙，它是指上切牙切缘与下切牙切缘之间前后向的水平距离；对于后牙，它是指上后牙颊尖盖至下后牙颊尖的颊侧，两颊尖顶之间的水平距离。正常覆盖为下切牙咬在上切牙切 1/3 之内，1/3～2/3 为中度覆盖，2/3 以上为深覆盖（图 3-12）。

正常的覆𬌗、覆盖，可以密切上下牙的接触关系，从而提高咀嚼食物的效能。上牙列的切缘与颊尖覆盖着下牙列的切缘与颊尖，使唇颊软组织受到保护而不致咬伤；同样在牙列的舌侧，下后牙的舌尖覆盖着上后牙的舌尖，对舌缘起着重要的保护作用，使之在咀嚼食物时不会被咬伤。

3. 前牙覆𬌗、覆盖关系分类 根据前牙的覆𬌗覆盖关系，可以将牙尖交错𬌗分为以下几种类型（图 3-13）。

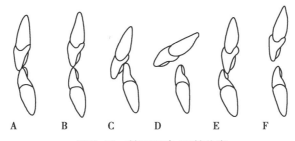

图 3-13 前牙覆𬌗、覆盖分类
A. 正常𬌗 B. 对刃𬌗 C. 深覆𬌗 D. 深覆盖 E. 反𬌗 F. 开𬌗

（1）正常覆𬌗、覆盖。

（2）对刃𬌗（edge to edge bite）：指牙尖交错𬌗时，上下牙切缘接触，覆𬌗、覆盖均为零的前牙咬合关系。

（3）深覆𬌗（deep over bite）：该𬌗型，尤其是严重深覆𬌗者，下颌前伸运动受限制，容易导致咬合障碍及颞下颌关节功能障碍。

（4）深覆盖（deep over jet）：该𬌗型患者上前牙向唇侧倾斜程度较大，常伴有上颌前突的面型，对美观有一定的影响。重度深覆盖，下切牙咬在上切牙腭侧黏膜上，造成局部组织损伤；患者常伴有口呼吸，影响咽腔健康；另外，深覆盖对唇齿音的发音也常有明显的影响。深覆盖可以伴有、也可以不伴有深覆𬌗，例如，当上切牙唇倾度较大时，其覆𬌗也可以很浅。

（5）反𬌗（cross bite）：牙尖交错𬌗时，下前牙咬在上前牙之前，覆盖为负值。

（6）开𬌗（open bite）：牙尖交错𬌗时，上下牙列部分前牙甚至前磨牙均不接触，上下牙切缘之间在垂直方向有空隙。开𬌗常因上颌牙槽骨发育不足所致，这种𬌗型使切割功能完全丧失，对发音和面型的影响也较大。

4. 后牙覆𬌗、覆盖关系分类（图 3-14）

（1）正常覆𬌗、覆盖：如前所述，后牙覆𬌗覆盖关系正常时，上牙列包盖在下牙列颊侧，同时下牙列包盖在上牙列舌侧，上、下颌牙尖交错嵌合，密切接触。

（2）后牙反𬌗：表现为下后牙的颊尖咬在上后牙颊尖的颊侧。

（3）锁𬌗：表现为上后牙的舌尖咬在下后牙颊尖的颊侧，也称为正锁𬌗。

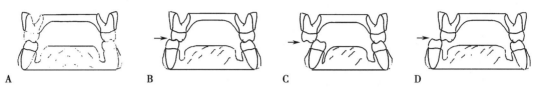

图 3-14 后牙覆𬌗覆盖分类

A. 正常 B. 反𬌗（箭头所示） C. 锁𬌗（箭头所示） D. 反锁𬌗（箭头所示）

（4）反锁𬌗：表现为下后牙的舌尖咬在上后牙颊尖的颊侧。

（三）上、下颌牙的𬌗面关系

牙尖交错𬌗时，下颌前牙切端的唇侧与上颌前牙舌面接触，上颌前磨牙的舌尖与下颌同名前磨牙的远中窝区域接触，下颌前磨牙的颊尖与上颌前磨牙边缘嵴区域接触，上颌磨牙的舌尖与下颌磨牙的窝或边缘嵴区域相接触，下颌磨牙的颊尖与上颌磨牙的窝或边缘嵴区域相接触。特别需要指出的是，后牙的颊、舌尖功能有所不同。上颌后牙舌尖和下颌后牙颊尖对于咬合高度具有决定意义，通常称为支持尖或功能尖；而上颌后牙颊尖和下颌后牙舌尖主要承担引导下颌运动的功能，称为引导尖或者非功能尖。正常情况下，上颌磨牙的近中舌尖与下颌同名磨牙的中央窝相接触，下颌磨牙的远中颊尖与上颌同名磨牙的中央窝相接触，从而保证行使最大的咀嚼功能（图 3-15）。

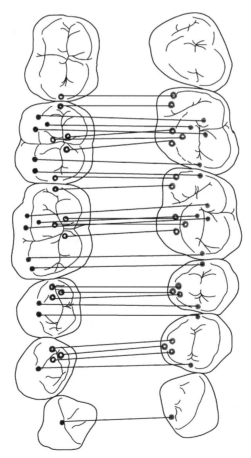

图 3-15 牙尖交错𬌗接触特征

上颌后牙舌尖、下颌后牙颊尖的连线分别构成一条平滑的曲线,分别与对颌的中央窝连线相吻合(图3-16)。这种吻合是保证咀嚼运动顺畅协调的关键之一,同时也能保证咀嚼效率最大化和维护口腔组织长期健康。

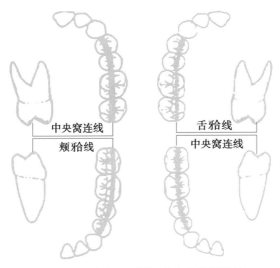

中央窝连线
颊𬌗线
舌𬌗线
中央窝连线

图3-16 颊𬌗线、舌𬌗线、中央窝连线的关系

(四)牙尖交错𬌗的正常标志

理想的牙尖交错𬌗在人群中非常少见,根据以上牙尖交错𬌗基本形态特征的描述,需要达到以下标准:

1. 上下牙列中线对齐。

2. 一牙对二牙 除上颌最后一个磨牙及下颌中切牙外,每颗牙都与对颌的两牙相对应接触。

3. 尖牙关系正常 即上颌尖牙的牙尖顶对应着下颌尖牙的远唇斜面及唇侧远中缘,下颌尖牙的牙尖顶,对应着上颌尖牙的近舌斜面及舌侧近中缘。

4. 第一磨牙关系为中性关系 即上颌第一磨牙的近中颊尖正对着下颌第一磨牙的颊沟,下颌第一磨牙的近中颊尖对着上颌第一磨牙与第二前磨牙之间的𬌗(侧)楔状隙。

5. 前、后牙的覆𬌗覆盖关系正常。

(五)异常牙尖交错𬌗

从形态学角度来讲,牙尖交错𬌗异常统称为错𬌗。错𬌗的分类有许多,最简单、常用,且临床上影响较为持久而广泛的是1899年安格(Angle)提出的错𬌗分类。其以上、下颌第一磨牙的咬合关系为基础,分为三类(图3-17):

1. 安氏Ⅰ类错𬌗 上、下颌第一磨牙为中性关系,而其余牙的𬌗关系有异常表现。它与正常𬌗不同之处在于,正常𬌗者,上下第一磨牙为中性关系,同时其他牙的咬合关系也正常。该类错𬌗一般不导致面型异常。

2. 安氏Ⅱ类错𬌗 上下第一磨牙为远中𬌗关系,即上颌第一磨牙的近颊尖对应着下颌第一磨牙颊面沟的近中,下牙列相对于上牙列偏向远中。可伴有不同程度的其他咬合异常表现。该类错𬌗常伴有下颌后缩面型。

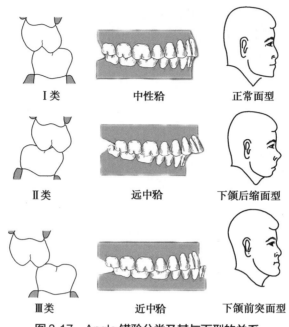

I类　　　　　　　中性殆　　　　　　正常面型

II类　　　　　　　远中殆　　　　　下颌后缩面型

III类　　　　　　　近中殆　　　　　下颌前突面型

图3-17　Angle错殆分类及其与面型的关系

3. 安氏Ⅲ类错殆　上下第一磨牙为近中殆关系，即上颌第一磨牙的近颊尖位于下颌第一磨牙颊面沟的远中，下牙列相对于上牙列偏向近中。可伴有不同程度的其他咬合异常表现。该类错殆常伴有下颌前凸面型。

三、面部标志与面部协调关系

（一）面部参照点、参照线和参照面

在口腔临床和义齿制作工作中，定位殆平面与颅骨、颌骨之间的空间位置关系，保证美学及功能效果，都需要用到一些参照点、线与面。

1. 参照点

（1）眉间点：额的下部，鼻根上方，两眉之间的隆起部在正中矢状面上向前最突出的点。眉间点是测量头围的起点（图3-18）。

（2）鼻根点：鼻根的中点，常作为面弓前部的支撑点（图3-18）。

（3）耳屏中点：外耳道前方结节状突起的中点（图3-18）。

（4）眶下点：眼眶下缘的最低点（图3-18）。

（5）鼻翼点：鼻翼的中心（图3-18）。

（6）鼻小柱：两侧鼻前孔之间的隆嵴（图3-18）。

（7）鼻下点：为鼻小柱与上唇连接点（图3-18）。

（8）口角点：上下唇交汇处（图3-18）。

（9）颏下点：为颏部最低点，常用以作为测量面部距离的标志（图3-18）。

2. 参照线

（1）鼻翼耳屏线：指从一侧鼻翼中点到同侧耳屏中点的假想连线（图3-19）。由两侧鼻翼耳屏线构成的假想平面称为Comper平面（坎贝尔平面），该平面与眶耳平面的交角约为

15°，与殆平面几乎平行。牙列缺失后，常参考此线来确定殆平面，以恢复牙列及咬合关系。

（2）瞳孔连线：即连接两瞳孔中心的连线。

（3）闭唇线：两侧口角的连线，此线在大多数情况下平行于瞳孔连线。

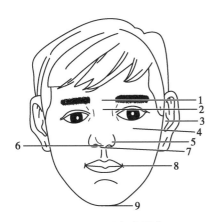

图 3-18 面部参照点

1.眉间点 2.鼻根点 3.耳屏中点
4.眶下点 5.鼻翼点 6.鼻小柱
7.鼻下点 8.口角点 9.颏下点

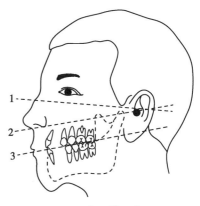

图 3-19 参照线和参照面

1.眶耳平面 2.鼻翼耳屏线
3.殆平面

3．参照面

（1）水平面：与地面平行，将头部水平分为上、下两部分的断面（图3-20）。

（2）矢状面：按前后方向将头部纵行分为左、右两部分的断面，其中将头部分为左、右对等两部分的为正中矢状面（图3-20）。

（3）冠状面：按左右方向将头部纵行分为前、后两部分的断面（图3-20）。

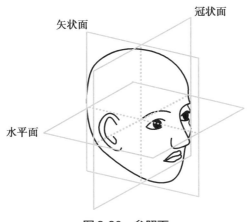

图 3-20 参照面

（4）眶耳平面：双侧眶下点和双侧外耳道上缘连线所得的假想平面，也可称为法兰克福平面（Frankfort horizontal plane），简称 FH 平面（图3-19）。此平面常被作为描述上下牙列、下颌骨以及咬合关系相对于上颌乃至颅面部其他结构的位置情况和运动关系的基本参考平面，是临床常用的参考平面之一。

（5）𬌗平面：为方便描述上颌牙、下颌牙在垂直方向上的排列情况，将从上颌中切牙的近中切角到双侧第一磨牙的近中颊尖所构成的假想平面定义为𬌗平面（occlusal plane）。该平面与鼻翼耳屏线平行，基本上平分颌间距离，并与上唇缘有一定的位置关系，因此在口腔修复临床中，常以此平面作为制作全口义齿蜡𬌗堤和排列人工牙的依据。

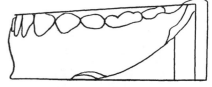

图 3-21　解剖学𬌗平面

在解剖学研究中，为了准确记录与上颌牙、下颌牙咬合有关的下颌运动以及下颌骨或下牙列相对于上颌骨或上牙列的位置关系，常以下颌牙列为基准定义𬌗平面，称其为解剖学𬌗平面（图 3-21），其定义是从下颌中切牙的近中邻接点到双侧最后一个磨牙远中颊尖顶所构成的假想平面。

（二）面部协调的关系

1. 面部等分关系　面部，又称颜面部，是指上起发际，下达下颌骨下缘，两侧至下颌支后缘之间的部位。以经过眉间点及鼻下点的两水平线为界，将颜面部分为上 1/3、中 1/3 和下 1/3 三等分（图 3-22）。而颌面部是由面部的中 1/3 和下 1/3 两部组成。

2. 唇齿关系　牙与口唇的相互协调对于发音、美观、进食以及情感的表达有着很大作用。从解剖学角度观察，牙及牙弓可衬托唇颊，可以使面下 1/3 丰满，显得充满青春活力，而当牙部分或全部缺失后，唇颊塌陷，面容就会显得衰老。

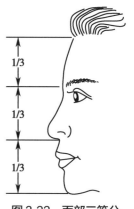

图 3-22　面部三等分

研究认为，唇与齿的最佳和谐状态应该是，当下颌位于姿势位时，上颌切牙切缘在上唇下缘下约 1mm，下颌前牙与下唇上缘平齐。唇部丰满适度，唇能自然闭合，口角对着上颌尖牙的远中部分或第一前磨牙的近中部分。

3. 牙型、牙弓型与面型的关系　牙弓型分为尖圆型、椭圆型和方圆型，牙型和面型也大致分为这三种类型。牙型、牙弓型与面型三者的相关关系，通常是相互协调的，人体美学家认为，它们之间的协调能够产生一种视觉愉悦感。一般来说，面部发育较宽（如方圆型）者，其颌骨多较宽，牙弓也多较宽；面部发育较窄（如尖圆型）者，其颌骨多较窄，牙弓也多较窄。在临床工作中进行牙体修复、义齿排列及正畸治疗等应充分考虑三者之间的协调关系。

不过，也有专家学者指出牙型、牙弓型与面型并不一定统一，实际上这三者协调一致者，在人群中所占比例很低。生物世界是复杂多样的，并不是一个简单的规律就可以囊括。但是就个体而言，如果缺失了中切牙，在牙体修复及选择义齿时，除考虑局部空间等要素外，参考面型来确定缺牙的外形，也是义齿加工中常用的一种方法。

4. Balkwill 角　从髁突中心至下颌中切牙近中邻接点连线，与𬌗平面所构成的交角，称为 Balkwill 角（图 3-23），正常平均约为 26°。

5. Bonwill 三角　Bonwill 1887 年研究发现，下颌骨双侧髁突中心与下颌中切牙近中切角接触点相连，恰构成一个边长为 10.16cm 的等边三角形，称之为 Bonwill 三角（图 3-24）。后有研究证实，这一三角形很少是等边形的，而等腰形者较多，等腰表明面部两侧对称。

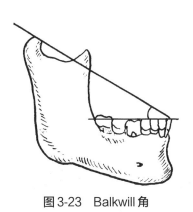

图 3-23 Balkwill 角

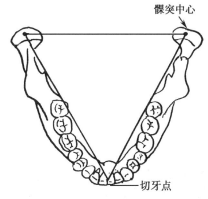

图 3-24 Bonwill 三角

6. Monson 球面　在 Bonwill 三角学说的基础之上，Monson 于 1932 年又提出，如以眉间点为中心，以 10.16cm 为半径作一球面，称为 Monson 球面（图 3-25）。下颌牙列的𬌗面与此球面相吻合，而且上颌牙列的补偿曲线也是这球面上的一部分。

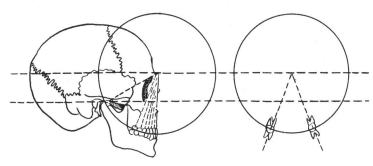

图 3-25 Monson 球面

上述现象与数据说明，牙列与上、下颌骨之间有着一定的结构比例关系，在一定程度上可解释牙列、咬合与颞下颌关节以及下颌运动的关系。但是，对其客观性，尤其是对中国人是否完全符合，还需要做进一步的调查研究。

四、𬌗面的接触特征在义齿修复工艺中的应用

（一）咬合接触类型

天然牙列中，牙尖交错𬌗的咬合接触类型主要有两种：点式接触与面式接触。

1. 点式接触　牙刚萌出时，其表面均为曲面，因此，上、下颌牙之间的接触都是点式接触。根据接触部位的不同，点式接触又分为两种类型：尖 - 窝接触与尖 - 边缘嵴接触。

（1）尖 - 窝接触：牙尖咬于对颌磨牙的中央窝或下颌前磨牙的远中窝，也可称为凸对凹关系。

1）三点式接触：常见于未磨耗的天然牙列中，其特点是牙尖未能抵达窝底，而是与对颌牙窝底周围的三角嵴形成三点式接触（图 3-26）。这种咬合接触方式相比面式接触而言，接触面积较小，同样咀嚼压力下所获得的捣碎效果更好，且𬌗力方向与牙体长轴方向一致，稳定性好。

2）一点式接触：尖 - 窝一点式接触在天然牙列中很少出现，多出现在义齿制作中，其特点是牙尖顶直达窝底，形成尖对窝的一点式接触（图 3-27）。这种接触方式的优点是容易制作；缺点是咬合部位的磨损较快，对咬合的稳定性也有一定的影响。当后牙区存在长正中的情况时，建议采用尖 - 窝一点式接触的修复方案。

（2）尖 - 边缘嵴接触：天然牙中由于在牙尖交错𬌗时一牙对二牙的关系，往往同时存在尖 - 窝接触、尖 - 边缘嵴接触两种咬合类型。其特点是牙尖咬于对颌牙的近远中边缘嵴，发生两点式接触（图 3-28）。这种接触方式也可称凸对凸关系。

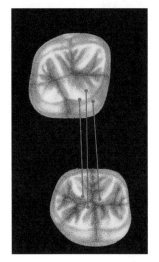 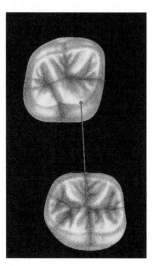 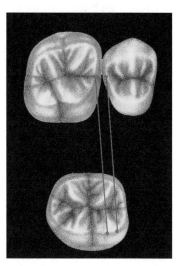

图 3-26　尖 - 窝三点式接触　　　图 3-27　尖 - 窝一点式接触　　　图 3-28　尖 - 边缘嵴两点式接触

2. 面式接触　牙从萌出到建立咬合的过程中，上、下颌牙之间的尖 - 窝接触或尖 - 边缘嵴接触由最初的点式接触逐渐变为小面式接触。而且，随着行使功能时间的不断增加，牙的咬合面逐渐发生磨耗，慢慢转变为上下牙牙尖斜面的接触，所以中老年人群多为面式接触。面式接触中发生的牙体组织的损耗可能是由咀嚼食物时发生的自然磨耗，也可能是由精神紧张等因素而产生的病理性磨损（如夜磨牙）。

在建𬌗过程中，每颗牙为适应对颌牙而在不断调整其生理位置，最终达到牙、牙周、颌骨、颞下颌关节和神经咀嚼肌整体的和谐。这种情况为自然发生，牙的磨耗面是逐渐相互适应而产生的，因此，口腔的咀嚼效率并不会降低。但面式接触也有缺点，一方面在咀嚼食物时，加重了咀嚼肌的负荷，降低了咀嚼效率；另一方面，上、下颌牙不能依靠尖窝凸对凹关系维持稳定的咬合，因此，稳定性较差。而点式𬌗接触容易形成符合生理要求的咬合关系，避免下颌在运动时产生𬌗干扰。也就是说，点式接触是最佳的咬合接触形式，义齿修复时，应尽可能恢复成点式接触。不过，在天然牙列中，点式接触和面式接触也可能同时存在。

在义齿修复中经常会出现"𬌗问题"，主要是因为口腔技师很难制作出如天然牙一样高精度的咬合面，技师应能读懂磨耗面，因为天然牙所形成的磨耗面不仅可以反映牙尖交错𬌗的特征，而且还能反映下颌功能运动的方向和范围。学会利用磨耗面来分析患者的下颌运动的特点，并以此来判断医生提供的牙尖交错𬌗记录、前伸𬌗及侧方𬌗记录是否准确，可对义齿𬌗面的制作以及调𬌗给予正确的指导。

（二）咬合接触的分布及应用

牙尖交错𬌗时，上、下颌牙的𬌗面接触关系，可以有尖与窝之间、尖与沟之间、尖与外展隙之间以及牙尖斜面等突面结构之间的多种并存的咬合接触形式。正常人平均咬合接触点约为 138 个，多数位于牙尖斜面和三角嵴，少数位于窝底以及边缘嵴区域。无论在支持尖还是在引导尖，那些对于咬合高度有决定意义的接触被称为正中止接触（centric stops），稳定的正中止接触为三点接触（tripod）（图 3-29B）。从颊舌向观察，𬌗触点呈 A、B、C 三点分布，通过分析发现为了达到稳定的咬合或者说轴向受力，B 点接触至关重要（图 3-29A）。如A-B-C、A-B、B-C 接触均可获得颊舌向稳定。没有 B 点的接触，就可能引起移位，造成牙周组织的损伤。

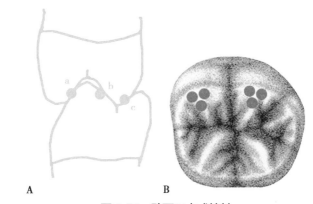

A
B

图 3-29　𬌗面三点式接触

A. 颊舌向 a、b、c 三点接触　B. 牙尖斜面和牙窝的三点接触示意图

从矢状面观察，将上颌后牙牙尖远中斜面与下颌后牙牙尖近中斜面的接触，称为前止接触（图 3-30）。将上颌后牙牙尖近中斜面与下颌后牙牙尖远中斜面的接触，称为后止接触（图 3-31）。前止接触起限制前伸咬合运动的作用，后止接触起限制后退咬合运动的作用。从冠状面观察，将位于上颌后牙颊、舌尖的舌斜面和下颌后牙颊、舌尖的颊斜面的接触，称为颊止接触（图 3-32）。将位于上颌后牙舌尖的颊斜面和下颌后牙颊尖的舌斜面的接触，称为舌止接触（图 3-33）。颊止接触起限制下颌向颊侧运动的作用，舌止接触起限制下颌向舌侧运动的作用。

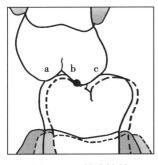

图 3-30　前止接触

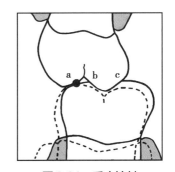

图 3-31　后止接触

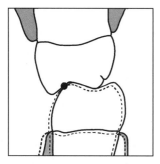

图 3-32　颊止接触

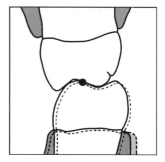

图 3-33　舌止接触

咬合时，只有上下牙达到轴向受力，咬合才会稳定，这就要求在咬合过程中𬌗面上呈相反方向的触点应同时接触。例如在咬合过程中，如果后止接触先于前止接触发生，则下颌会向前伸方向滑行，直到出现前止接触时，滑行才会停止。反之亦然。如果义齿制作时没有前止接触或后止接触，或者因调𬌗不准确，失去了前止接触或后止接触，那么在闭口运动时，就会出现下颌牙向近远中滑动的现象，导致义齿不稳定，而且会降低咬合高度，增加咀嚼肌负荷，降低咀嚼效率。由此可见，缺乏稳定的咬合是导致口颌系统功能紊乱的重要原因，因此，无论制作固定义齿还是活动义齿，必须要保证前止接触和后止接触同时接触。

总之，𬌗面上有多个且分布广泛而均匀的咬合接触，不仅有利于升颌肌的生理收缩活动，还有利于下颌骨相对于颅底位置关系的稳定，而且还能使双侧颞下颌关节受力均衡、运动流畅无障碍。而分布不广泛、不均匀、过于集中在某一区域或者明显不对称的咬合接触，则有可能导致咀嚼肌收缩不协调以及关节受力不均衡进而出现形态不对称等异常。

（王　辉）

第三节　颌　　位

颌位是指下颌骨对上颌骨乃至整个颅部的位置关系。上颌骨和颅骨是相对固定的，而下颌骨通过肌、韧带和其他软组织悬吊在上颌骨及颅骨上，是相对活动的，因此，下颌位置的维持受颞下颌关节、咬合接触、颌骨肌以及中枢神经系统等因素的调节与制约。基本的、可以重复的、对于临床治疗及口腔修复工艺学有重要参考意义且相对稳定的下颌位置只有三个，即牙尖交错位、后退接触位和下颌姿势位。

一、牙尖交错位

（一）牙尖交错位的定义

牙尖交错位（intercuspal position，ICP）是牙尖交错𬌗时下颌骨相对于上颌骨或颅骨的位置。ICP 是以牙尖交错𬌗为前提，并随牙尖交错𬌗的变化而变化的下颌位置，故又称牙位（tooth position）或最大牙尖交错位（maximal intercuspal position，MIP）。过去曾被称为正中𬌗位（centric occlusion position，COP），但并非所有的个体在牙尖交错位时下颌的位置都处于"正中"，例如，单侧后牙正锁𬌗者，下颌在最广泛、最紧密接触时的咬合状态下，其下颌在牙尖交错位时可能偏向对侧并不处于"正中"，因此牙尖交错位比正中𬌗位更能反映该颌位的特征。

（二）牙尖交错位的特点

1. 上、下颌牙处于牙尖交错，且最广泛、最紧密的接触关系。

2. 大多数人的髁突基本处于颞下颌关节窝的中央位置，此时髁突前斜面、关节盘中间带、关节结节后斜面三者之间保持密切接触。

3. 双侧口颌肌群收缩对称、有力，运动协调。

4. 牙尖交错位由上、下颌牙的𬌗面尖窝解剖关系所决定，是重复性佳的下颌位置。

5. 牙尖交错位在人的一生中相对稳定，但也是逐渐变化的。乳牙萌出前没有牙尖交错位，乳牙初萌直至乳牙建𬌗完成时才形成比较稳定的牙尖交错位。替牙𬌗期牙列的特征又会发生改变，恒牙𬌗期经过生理性磨耗，牙尖交错位逐渐形成。之后随着增龄增长、牙病发生、牙磨耗、牙缺失、牙科治疗等咬合因素的改变，都可对牙尖交错位产生影响。总之，牙尖交错位随着牙尖交错𬌗的变化而变化，随着其消失而消失。

6. 下颌在双侧升颌肌作用下，自然闭合到上、下颌牙接触时，下颌牙沿着上颌牙牙尖斜面的引导自然、稳定地进入牙尖交错位，该位置是咀嚼肌肌力闭合道的终点。

（三）牙尖交错位的影响因素

1. 牙尖交错𬌗异常如多数牙缺失、𬌗面重度磨耗、牙周病致牙错位等，均可能使牙尖交错位发生改变。

2. 肌功能异常如一侧咬肌痉挛，可使下颌在牙尖交错位时出现偏斜，上下牙列不能达到最广泛、最紧密的接触。

3. 颞下颌关节异常如髁突发育异常、重度骨质吸收、下颌骨骨折移位等，都会造成咬合接触的改变，上下牙列不能达到最广泛、最紧密的接触。

（四）牙尖交错位的应用

牙尖交错位是下颌的主要功能位，咀嚼、言语、吞咽等功能活动时，均与牙尖交错位的关系密切。咬合的解剖嵌合关系决定着牙尖交错位是最具重复的下颌位置，临床上可将其作为许多检查、诊断和治疗的基准位。在最合适的髁突位置，咀嚼肌群处于最佳工作状态下，行使最大的咀嚼功能时才有利于整个咀嚼系统的健康。当缺失牙数目较少或对垂直距离起支撑作用的后牙未缺失时，修复治疗的颌位仍以原有的牙尖交错位为准。当大部分后牙缺失后，原来由上、下颌尖窝关系所限制的牙尖交错位也随之改变或丧失，在修复治疗时，需重新建立颌位关系，此时往往是在后退接触位建𬌗。

二、后退接触位

（一）后退接触位的定义

从牙尖交错位开始，下颌还可再向后下移动少许（约 1mm 左右），后牙牙尖斜面保持部分接触而前牙不接触，同时髁突也受颞下颌韧带水平纤维的限制，不能再向后退，此时，下颌可以做单纯的铰链开口运动，具有可重复性。下颌的这个位置称为后退接触位（retruded contact position, RCP），是下颌的生理性最后位。

（二）后退接触位的特点

1. 双侧部分后牙牙尖保持接触而前牙不接触。

2. 双侧髁突前斜面、关节盘中间带、关节结节后斜面保持紧密接触。

3. 下颌从牙尖交错位直向后下移动约 1mm 可达此位。从后退接触位到牙尖交错位的移动范围内,双侧后牙均匀对称接触,无偏斜或偏斜小于 0.5mm,称为长正中(long centric)。在正常人群中牙尖交错位和后退接触位为同一个位置的个体约占 10%,此现象称为一位。而将具有牙尖交错位和后退接触位两个颌位的现象称为二位。

4. 后退下颌的肌收缩是获得该颌位的重要条件,但后退的幅度主要由颞下颌韧带的深层水平纤维的限制能力决定,故又称韧带位。与牙尖交错位依赖于牙尖交错𬌗存在不同,无论牙存在与否,个体的后退接触位恒存在。但当颞下颌韧带的深层水平纤维发生病理性改变时,后退接触位也会变得不稳定。

(三)后退接触位的应用

1. 大多数成年人存在牙尖交错位和后退接触位两个位置,后退接触位可为下颌在牙尖交错位时承受的咬合力提供缓冲余地。

2. 当全口牙或半口牙缺失时,牙尖交错位也丧失,但此时后退接触位仍存在,可利用后退接触位记录加适当的垂直距离作为取得牙尖交错位的参考位,并进行建𬌗或者在其前方直向前 1mm 重建牙尖交错𬌗(即利用长正中建𬌗)。所以后退接触位是全口义齿修复治疗时,寻找颌位关系的参考位或作为建𬌗的重要依据。

3. 当后退接触位是吞咽位时,被认为有益于咬合的健康和稳定。但是如果从后退接触位到牙尖交错位的运动过程中存在不对称的滑动运动,或者下颌位于后退接触位时仅单侧后牙接触,则被认为是一种咬合干扰。曾有学者指出牙尖交错位 - 后退接触位咬合干扰对于颞下颌关节紊乱病和磨牙症具有重要的病因学意义,因此在咀嚼系统功能检查时,后退接触位及其咬合接触特征是一项不容忽视的检查内容。

三、下颌姿势位

(一)下颌姿势位的定义

当人直立或端坐,两眼平视前方,不咀嚼、不吞咽、不说话,下颌处于休息状态,上下牙不接触时,下颌所处的位置称为下颌姿势位(mandibular postural position,MPP)。此时上、下颌之间有一前大后小的楔形间隙,大约 2～4mm,称为息止𬌗间隙(freeway space,FS)。

(二)下颌姿势位的特点

1. 在牙尖交错位下后方约 2～4mm 处,无咬合接触。

2. 头位的改变,下颌骨重量的改变(如缺牙、牙磨损、戴义齿等),口颌肌的功能状态,精神心理因素调节下神经系统活动的变化等,均可对下颌姿势位产生影响。

3. 在人的一生中可随着咬合等因素的变化而发生相应变化,但在一段时间内,该颌位相对稳定,且具有一定的可重复性。

(三)垂直距离与息止𬌗间隙

垂直距离(vertical dimension,VD)通常是指下颌在下颌姿势位时面下 1/3 的高度,临床上以鼻底到颏下点的距离来表示(图 3-34)。

确定正常的垂直距离,对于正确恢复咬合关系非常重要。例如常用牙尖交错位时面下 1/3 的高度进行有关分析,此参数也常被称为咬合时的垂直距离(vertical dimension of occlusion,VDO)。姿势位时的垂直距离与牙尖交错位时的垂直距离之差即为息止𬌗间隙值。借此确定全口缺牙患者的垂直位置关系。

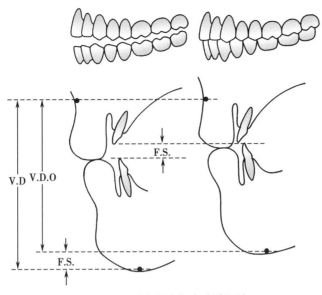

图 3-34　垂直距离与息止𬌗间隙

V.D 为息止颌位垂直距离　V.D.O 为咬合时的垂直距离　F.S 为息止𬌗间隙

（四）下颌姿势位的应用

1. 一般来说，在正常的垂直距离情况下，颌面部肌的张力适度，表情自然，能发挥最大的咀嚼功能。

2. 垂直距离在口腔修复、正畸以及正颌外科等口腔临床医疗工作中非常重要，因为它不仅关系到面容、发音、咀嚼等功能的恢复情况，而且如果在进行治疗时没有正确确定垂直距离，还可造成牙的支持组织的损伤，出现疼痛、局部骨质吸收以及颞下颌关节紊乱病等疾病。因此确定正常的垂直距离，在恢复咬合的治疗中非常重要。临床上常以面中 1/3 的距离作对比参考；也常见以眼外眦到口角的距离作为参考者（图 3-35）。

3. 在下颌姿势位时上、下牙不接触，从而避免了非咀嚼性磨损，牙周及颞下颌关节组织基本不承受负荷，口颌肌比较放松，这是维持咀嚼系统健康所必需的。实际上正常人在 24 小时内，上下牙接触的时间约为 17 分钟。紧咬牙或磨牙症患者，

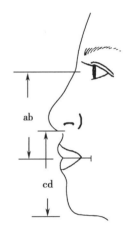

图 3-35　面中 1/3 距离（ab）约等于垂直距离（cd）

在非咀嚼情况下，例如夜间睡眠状态下，也保持上、下牙的密切接触或接触运动，这不仅可造成牙的严重磨损，而且增加了牙周组织、咀嚼肌以及颞下颌关节的负荷，对咀嚼系统相关的组织结构都会造成不同程度的损害。因此，保持下颌姿势位的相对稳定及正常的息止𬌗间隙是十分重要的。

4. 正常条件下，在相当长的一段时间内，下颌姿势位又是相对稳定的，而且下颌姿势位并不以上、下颌牙的咬合为存在条件，因此，在制作总义齿修复确定颌位时，下颌姿势位可以作为恢复牙尖交错位的重要参考颌位。

5. 下颌在升颌肌群的收缩作用下，从姿势位开始闭合，其闭口运动轨迹称为肌力闭合道。该闭合道的终点，即肌收缩引导下颌闭口至咬合刚接触时的颌位，为肌接触位，也简称

为肌位。正常时在端正体位状态下，肌位正好就是牙尖交错位，也就是轻咬和重咬位置一致，这一现象被称为肌位牙位一致，表示牙尖交错位与升颌肌协调。肌位与牙位是否一致是判断牙尖交错位正常与否的重要标志。

四、前伸𬌗与侧方𬌗

（一）前伸𬌗

前伸𬌗是指下颌相对于上颌位于 ICP 前方的下颌位置。其中对临床上有意义、较稳定且可重复的是对刃颌位（切𬌗颌位）和最大前伸颌位。下颌前伸到上、下颌切牙切缘相对时的接触关系称为对刃颌位。它是前牙咬切食物时下颌的一个功能性位置。对于正常情况下，应当前牙接触，后牙不接触或轻接触。若有妨碍前牙咬合的后牙接触则称为前伸𬌗后牙𬌗干扰。义齿修复应建立下颌前伸时的对刃𬌗关系。如果下颌前伸时，前牙开𬌗，患者就会出现切咬食物困难。从对刃颌位下颌保持咬合接触继续前伸，达到最大前伸的位置时，上下牙之间的接触关系称为最大前伸颌位，此时只有后牙接触，前牙不接触。天然牙列的前伸运动主要由切牙引导，下颌切牙的切缘沿着上颌切牙舌面的近远中边缘嵴向前、向下滑行，前牙切缘接触时，后牙全部脱离咬合接触。

（二）侧方𬌗

侧方𬌗是指下颌在保持一侧上、下颌牙接触的同时向该侧移动，运动过程中所有下颌的位置都称为侧𬌗颌位。它是一种不对称性咬合运动。具有重复性的侧𬌗颌位包括同名牙尖相对侧𬌗颌位（即尖对尖位）和最大侧伸位。尖对尖位是后牙发挥咀嚼功能的起始咬合接触位，因此，该位置可作为检查咀嚼功能的基准位之一。

下颌向一侧运动时，通常将下颌移向侧称为工作侧，对侧称为非工作侧。例如下颌向右侧运动时，右侧被称为工作侧，左侧被称为非工作侧。

正常牙列工作侧上、下颌牙接触有两种类型：尖牙保护𬌗和组牙功能𬌗。非工作侧正常时应没有咬合接触，如果出现妨碍工作侧咬合的接触，则称为非工作侧𬌗干扰。

1. 尖牙保护𬌗　下颌进行侧向运动时，工作侧的下颌尖牙远中唇斜面沿着上颌尖牙的近中舌斜面向外、向下滑行，此时其余所有牙全部脱离咬合，称为尖牙保护𬌗（图 3-36）。

2. 组牙功能𬌗　下颌在侧向运动中，工作侧除上下尖牙接触外，还有一对或一对以上的后牙接触，称为组牙功能𬌗（图 3-37）。

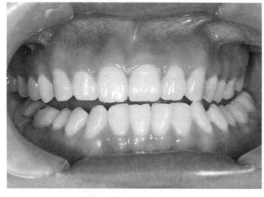

图 3-36　尖牙保护𬌗

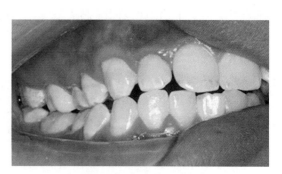

图 3-37　组牙功能𬌗

在总义齿的咬合中，鉴于义齿固位和稳定的需要，应当将咬合关系排列成前伸时前后牙均接触的咬合形态，称为前伸平衡𬌗，还需要把工作侧和非工作侧的咬合都设计成有咬合接触的类型，这种咬合接触关系称为侧向平衡𬌗。

五、𬌗架

𬌗架是模拟咀嚼系统结构和下颌功能运动的一种机械装置，也是口腔修复工艺技术人员日常工作必不可少的工具，还是口腔医师与技师间信息传递的良好载体。口腔医师利用高精度的𬌗架将患者的口颌状况转移至𬌗架上。在对患者做咬合分析时，口腔中很难直接观察到牙的接触情况（尤其是舌侧），但在𬌗架的石膏模型上很容易做到这一点。因此，𬌗架又是做各种咬合分析，正畸、正颌外科治疗时的重要辅助工具，也可应用于科研与教学，可以方便学生理解掌握颞下颌关节的构造和运动轨迹特征。

（一）𬌗架的基本要求

历史上发明的𬌗架数以百计，在不同程度上实现着对下颌运动的模拟，各有优缺点。分析不同𬌗架的作用，归纳为如下基本特点：

1. 能稳定、准确、可靠地重现下颌正中颌位关系。
2. 能转移、重现铰链轴与上颌的位置关系。
3. 能重现下颌对上颌的各种非正中颌位关系。
4. 能模拟患者个体的下颌运动特征。

（二）𬌗架的种类

根据𬌗架对基本要求的满足程度，将其分为简单𬌗架、半可调𬌗架和全可调𬌗架。

1. 简单𬌗架 又称为不可调节𬌗架，只能满足重现正中关系位的要求。

（1）简单𬌗架的结构：简单𬌗架一般由上、下颌体架和一个铰链轴组成（图3-38）。

（2）简单𬌗架的特点：简单𬌗架只能模拟下颌的开闭运动，且铰链轴位置不是由患者转移过来的，因而简单𬌗架的开闭口弧与患者的并非等效。

（3）简单𬌗架的应用：在制作个别牙缺失的冠桥修复体时，只需应用简单𬌗架准确重复正中咬合关系即可。

2. 平均值𬌗架

（1）平均值𬌗架的结构：平均值𬌗架一般由上颌体、带髁球的下颌体、切导针、切导盘、铰链轴、侧柱组成（图3-39）。

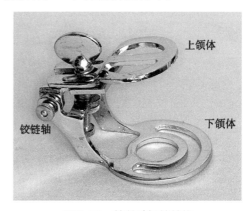

图3-38 简单𬌗架的结构

1）上颌体：相当于人体的上颌骨。后端有穿钉使上颌体与侧柱连在一起，形成铰链轴，上颌体可做开闭运动，类似于人体的开闭口运动。上颌体的前部有上下的穿孔，切导针穿过此孔并借螺钉固定。切导针用来调节上、下颌体间的垂直度，适应不同垂直距离患者模型的安装。切导针中央有一前后方向的孔，有切点指针穿过，将模型安装于𬌗架时，此针的尖端正好指在两颗下颌中切牙近中切角之间，使模型中线与切导针一致，从而与面部中线一致。上颌体的中部有一容纳塑料盘的孔，借销钉使盘与上颌体穿连在一起。目前经过改良的均值𬌗架用螺钉固定带有磁铁的架环代替了塑料盘和销钉，架环上有许多孔可使模型牢固地安装或吸附在𬌗架上。

2）带髁球的下颌体：相当于人体的下颌骨。前端为切导盘，上、下颌体闭合时切导针尖端落入此盘中央。中部有与上颌体对应固定下颌模型的塑料盘或架环，后方借螺钉与侧柱相连。

3）侧柱：连接上、下颌体。

（2）平均值𬌗架的特点：平均值𬌗架按正常人平均值设置固定的髁导和切导，以此导做前伸、侧方运动。此种𬌗架同样未曾转移患者的铰链轴位置，其设定的髁导和切导与患者实际的髁道和切道之间存在差异，使用时应对这些因素予以考虑。也可与配套面弓使用，能将患者的铰链轴位置转移到𬌗架上，使牙列模型在𬌗架上的开闭运动与患者实际的铰链开闭口运动接近一致。

正常人平均值一般定为双侧髁球之间正常值范围为 105mm±5mm；前伸髁导斜度一般为 25°～30°（下颌做前伸运动时，髁突在关节窝内向前下方运动的道路叫前伸髁道，人体上的髁道斜度转移到𬌗架上，叫前伸髁导斜度）；侧方髁导斜度为 15°（下颌做侧方运动时，非工作侧髁突向前内方，与正中矢状面形成的夹角，即侧方髁导斜度将其转移到𬌗架上，则是调节侧柱与正中矢状面的夹角叫侧方髁导斜度）、切导斜度为 10°（切导斜度为𬌗架上切导盘与水平面的交角）。

（3）平均值𬌗架的应用：平均值𬌗架可用于制作各种简单的固定义齿和可摘局部义齿。

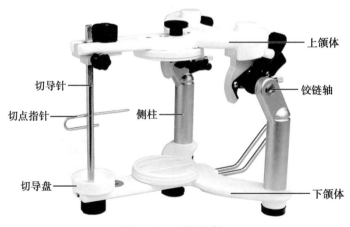

图 3-39　平均值𬌗架

3. 半可调𬌗架

（1）半调𬌗架的结构：半可调𬌗架与平均值𬌗架的结构基本相同，不同的是在侧柱上方髁球处有调节前伸髁导斜度、侧方髁导斜度和 Bennett 角的髁导盘或螺钉（图 3-40）。

（2）半可调𬌗架的特点：①能根据实际测得的患者数据或按经验平均值定位患者的铰链轴位置后，再转移到𬌗架上，从而使牙列模型在𬌗架上的开闭口弧与患者的铰链轴开闭口弧相吻合；②可将患者的前伸髁导斜度转移到𬌗架上，形成与患者个体特征相近的前伸髁导，根据医师给定的数值来调整非工作侧 Bennett 角；③半可调𬌗架能重现个体的正中关系位和铰链轴开闭口，也能近似地模拟个体的其他各种下颌运动特征。

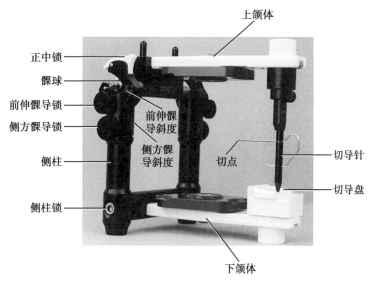

图 3-40　半可调𬌗架

（3）半可调𬌗架的应用：半可调𬌗架可与配套面弓同用，以分析正畸模型的咬合关系、复杂修复体的咬合设计等，并制作固定义齿、可摘局部义齿、全口和半口义齿。

4. 全可调𬌗架　全可调𬌗架具有全面模拟患者各种下颌功能运动的能力。

（1）全可调𬌗架的结构：全可调𬌗架与半可调𬌗架的结构基本相同，但能更优于半可调𬌗架准确地模拟个体的下颌运动特征（图 3-41）。

（2）全可调𬌗架的特点：①用配套的面弓记录患者下颌三维运动的特征并转移到𬌗架上；②𬌗架的髁突间距可调，以模拟个体的颅颌宽度特征；③电子面弓记录的患者个性化的髁道轨迹可以通过 3D 打印技术制作出来，安装于全可调𬌗架上，能更真实的模拟患者的下颌运动；④双侧髁导结构可独立地进行调整，以模拟工作侧髁突 Bennett 运动的特征，并可模拟下颌后退运动；⑤配备了可调节的切导盘；有的全可调𬌗架用可塑性强的自凝树脂填入𬌗架的髁导和切导盒，以运动面弓记录的患者下颌三维运动轨迹引导髁球和切导针做各向运动直到树脂凝固，能获得个性化不规则曲面的髁导和切导；⑥𬌗架后部垂直距离可升高 0～2mm。

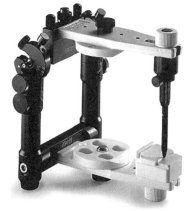

图 3-41　全可调𬌗架

（3）全可调𬌗架的用途：可用于调𬌗前的分析和𬌗重建。用来分析𬌗干扰点的部位，制定调𬌗方案。也可用于制作各种高精度的冠、固定义齿和可摘局部义齿、全口和半口义齿。还可用于制作治疗再定位𬌗垫。

值得一提是，𬌗架只是一种机械性装置，所有结构都由刚性部件构成，而人体的颞下颌关节是由关节窝、髁突、关节盘及周围软组织等构成。因此，再精密的𬌗架也不能完全模拟下颌运动的真实状况。

（余丽霞）

思考题

1. 牙的近远中向排列、唇颊舌向排列以及垂直向排列各有何特点？
2. 何谓纵𬌗曲线与横𬌗曲线？
3. 牙尖交错𬌗是如何定义的，正常的基本形态特征有哪些？
4. 下颌三个基本𬌗位之间的具有什么样的相互关系？
5. 如何在口腔修复工艺临床工作中合理选用𬌗架？

第四章 颌面部骨、关节及肌的结构及应用

学习目标

1. 掌握：上、下颌骨重要解剖标志的位置及临床意义；咀嚼肌的组成及功能。
2. 熟悉：颞下颌关节的组成，表情肌的组成及特点。
3. 了解：颞下颌关节的运动，牙及颌骨的影像特点。

颌面部的骨是颅骨的一部分，构成人体面部轮廓的基础，对面部的感觉器官及消化、呼吸系统的起始部提供保护，此外上、下颌骨的牙槽突也是容纳牙的处所。颞下颌关节作为颅骨唯一的一对滑膜关节，是下颌骨运动的枢纽。颌面部肌主要包括表情肌与咀嚼肌。前者协助完成面部表现喜、怒、哀、乐等表情活动；后者的收缩为下颌骨的运动提供动能，使咀嚼、言语口腔功能得以完成。

第一节 颌面部的骨

颅骨（skull）是人体的头部骨骼，由 23 块扁骨和不规则骨组成（不包含中耳的 3 对听小骨），除下颌骨和舌骨外，其余各骨均借缝、软骨或骨彼此直接连接，起着保护和支持脑、感觉器官以及消化和呼吸系统起始部的作用（图 4-1、图 4-2）。以眶上缘及外耳门下缘连线为分界线，可将颅分为脑颅和面颅两部分。脑颅位于颅的后上部，包括成对的顶骨和颞骨，不成对的额骨、蝶骨、枕骨和筛骨，共同围成颅腔，容纳脑；面颅为颅的前下部分，包含成对的上颌骨、颧骨、鼻骨、泪骨、腭骨及下鼻甲骨，不成对的犁骨、下颌骨、舌骨，构成眶、鼻腔、口腔和面部的骨性支架。

上、下颌骨不但是人体颌面部的重要组成部分，也是构成面部美学结构的基础支架。本节重点叙述容纳牙，并与咀嚼运动密切相关的上、下颌骨。

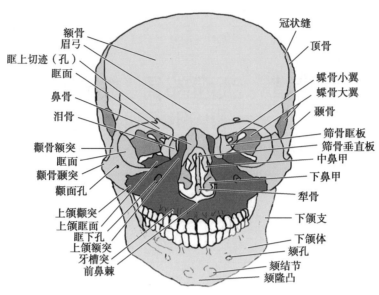

图 4-1　颅面部骨前面观

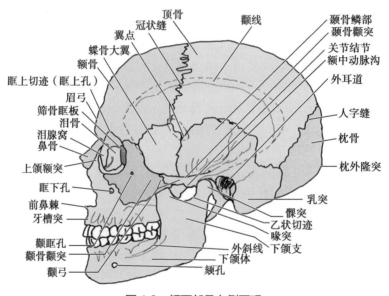

图 4-2　颅面部骨左侧面观

一、上颌骨

上颌骨（maxilla）位于面中部，左右对称。它与颧骨、鼻骨、犁骨、蝶骨、泪骨、额骨和腭骨等连接，分别构成眶底、口腔顶、鼻腔底及部分侧壁，其后部参与构成颞下窝和翼腭窝、翼上颌裂及眶下裂。

（一）外形

上颌骨可分为一体和四突。

1. 上颌体（maxillary body）　分为前、后、上、内四面，中部的骨腔为上颌窦。

（1）前面：又称脸面（图4-3），各界分别为上方眶下缘，下方连于牙槽突，内界为鼻切迹，外界达颧突与颧牙槽嵴。眶下孔位于眶下缘中点下方约 0.5cm 处，呈椭圆形，向后、上、外方通入眶下管，眶下神经血管束由此通过，为临床上行眶下神经阻滞麻醉的进针部位。尖牙窝位于前磨牙根尖上方，为骨面一较深的窝，是提口角肌起始处，此处与上颌窦仅有薄骨板相隔，是上颌窦开窗的常用部位。

（2）上颌体后面：又称颞下面，构成颞下窝及翼腭窝的前壁。重要解剖结构为上牙槽后孔、颧牙槽嵴及上颌结节。上牙槽后孔有多个，位于后面中央，是上牙槽神经血管穿入上颌骨的位置，临床上行上牙槽后神经阻滞麻醉时要将针尖达到此处；颧牙槽嵴是由颧突根部向下至第一磨牙的粗壮骨嵴，在面部或口腔前庭可触及；下部外侧有较粗糙的圆形隆起称为上颌结节，为翼内肌浅头之起始处。在上颌义齿的制作中，上颌结节的解剖结构形态与义齿固位密切相关。

（3）上颌骨上面：又称眶面，是眶下壁的大部分结构。有眶下沟，向前、下、内通眶下管，开口于眶下孔。

（4）上颌骨内面：又称鼻面（图4-4），主要构成鼻腔外侧壁。重要解剖结构上颌窦裂孔，位于鼻面后上方呈三角形，连通上颌窦与鼻腔。上颌窦口开口于中鼻道。上颌窦裂孔后方，骨面浅沟与蝶骨翼突和腭骨垂直部相接，构成翼腭管，向前下方走行，管内有腭降动脉及腭神经通过。

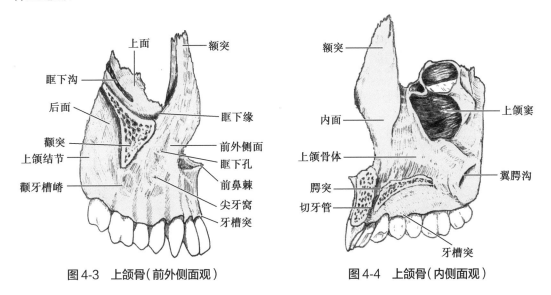

图4-3　上颌骨（前外侧面观）　　　　图4-4　上颌骨（内侧面观）

2. 突起　上颌骨有四个突起分别称为额突、颧突、腭突和牙槽突（图4-3～图4-5）。

（1）额突（frontal process）：位于上颌体的内上方，其上缘连接额骨、前缘连接鼻骨、后缘连接泪骨，其外侧面构成眶内缘及鼻背一部分，内侧面形成鼻腔侧壁上份。

（2）颧突（zygomatic process）：是一锥状突起，由上颌体前、后、上面汇集形成。与颧骨相连。其在全口义齿修复为重要解剖标志。

（3）腭突（palatine process）：为一水平骨板，在中线与对侧上颌骨腭突相连接，形成腭中缝，并参与构成口腔顶的大部及部分鼻腔底。腭突参与构成硬腭的前 3/4，其在前份中部，骨组织成嵴状隆起，又称上颌隆突（torus palatinus）。前部重要解剖结构为切牙孔，内有鼻腭神经血管束通过。腭突后缘连腭骨水平部。因肿瘤或创伤等原因导致的上颌骨缺损，也可用赝复体恢复其基本解剖形态及功能。

（4）牙槽突（alveolar process）：临床常称牙槽骨，为上颌体向下外方呈弧形的突起，容纳牙根，是上颌骨最厚的部分。两侧的牙槽突在中线相连，形成马蹄铁状的牙弓形态。前部因单根牙牙槽突较窄，后部因多根牙牙槽突较宽厚。牙槽骨的内、外骨板为较致密的密质骨，中间包含松质骨。上颌牙槽骨外侧骨板薄而多孔，临床上颌牙拔除术、牙周手术及种植牙手术时可采用局部浸润麻醉。当牙缺失后，牙槽嵴逐渐萎缩，上颌骨外侧骨板较内侧骨板疏松，导致其吸收的方向为向内向上。牙槽骨是改变最为显著的骨质，这与牙的发

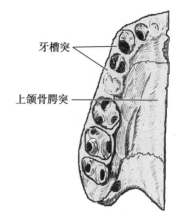

图4-5 上颌骨（下面观）

育、萌出、乳恒牙交替、牙脱落、正畸牙移动以及咀嚼功能等密切相关。了解牙槽骨的骨板厚薄关系，以及上颌骨的增龄性变化与义齿修复密切相关。

（二）结构特点

1. 上颌窦（maxillary sinus） 为上颌体内的锥形空腔，底向内与鼻腔相邻，尖朝向颧突。骨本身作为窦的密质骨骨壁。骨的内面直接被覆上颌窦黏膜，分布到牙及牙周组织的血管、神经，通行于骨内牙槽管之中或黏膜下。

上颌窦腔在一些部位突起称为上颌窦隐窝，以突向牙槽突的最明显，其下壁称上颌窦底，位置低于鼻底。上颌窦底与牙根有密切关系，由前向后盖过上颌第二前磨牙至上颌第三磨牙的根尖，与上述根尖之间隔以或厚或薄的骨质，其至无骨质而仅覆以黏膜（图4-6），其中上颌第一磨牙根尖距上颌窦底最近。

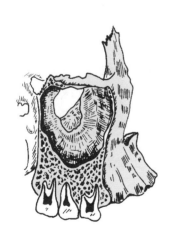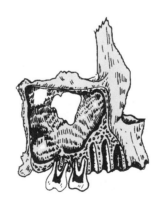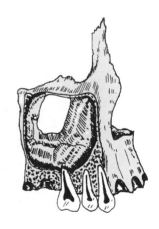

图4-6 上颌窦与牙根的关系

上颌窦左右不对称，上颌窦底是由上颌骨牙槽突及部分上颌骨的腭突形成，在上颌后牙缺失后，作用到上颌骨的咀嚼力减少，上颌窦腔增大，有的上颌窦有两个或多个分隔，故在行上颌后牙区种植手术的时候，常行上颌窦提升术来增大牙槽突高度，以容纳种植体。

2. 牙槽窝（alveoli or tooth sockets） 是牙槽突包容牙根的部分，其形状、数目、大小及

深度与所容纳的牙根一致。尖牙牙槽窝为最深，第一磨牙的牙槽窝最大。牙槽窝的游离缘称牙槽嵴，两个牙根之间的牙槽骨称牙槽间隔，多根牙诸牙根之间的牙槽骨板称牙根间隔。临床上微创拔牙时，常避免损伤以上三结构。牙槽窝周围的骨壁称为固有牙槽骨，包被于牙周膜的外围，因其骨质致密，X 线片上呈现为骨白线影像。

3．支柱　上颌骨与咀嚼功能密切相关，在上颌牙承受咀嚼压力显著部位的牙槽骨与颅底之间形成三对骨质特别增厚的支柱（图 4-7），以利于传导咀嚼压力。三对支柱均下起上颌骨牙槽突，上达脑颅。

（1）尖牙支柱：主要支持尖牙区的咀嚼压力，该支柱起于上颌尖牙区的牙槽突，上行沿眶内缘经额突达额骨；

（2）颧突支柱：主要支持第一磨牙区的咀嚼压力，该支柱起于上颌第一磨牙区的牙槽突，沿颧牙槽嵴上行达颧骨分为两支，一支经眶外缘沿眶外侧缘至额骨，另一支向外后经颧弓达颅底；

（3）翼突支柱：又称翼上颌支柱，主要支持磨牙区的咀嚼压力，该支柱由蝶骨翼突与上颌骨牙槽突的后端相互连接而构成，将咀嚼压力传至颅底。

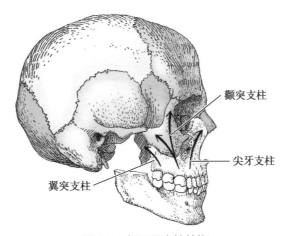

图 4-7　颌面骨支柱结构

（三）血管分布、淋巴回流及神经支配

上颌骨血供主要来自颈外动脉的分支上颌动脉，血液供应丰富，接受骨内上牙槽前、中、后动脉的血液供应以及分布于颊、唇、眶下区和腭侧黏骨膜等软组织动脉的血液供应，骨折愈合较下颌骨快，牙源性骨髓炎也较少见。上颌骨的淋巴回流至咽后、下颌下及颈深诸淋巴结。上颌骨由三叉神经的分支上颌神经支配。

二、下颌骨

下颌骨（mandible）是颌面骨中唯一与其他骨以关节相连、可以运动的骨，是面部下 1/3 的主要骨骼。

（一）外形及结构特点

下颌骨分为下颌体（水平部）和下颌支（垂直部），体与支的交接处称为下颌角（mandibular angle）。

1. 下颌体（mandibular body）　呈弓形，有内、外两面及牙槽突和下颌体下缘。

（1）外面：自中线两侧骨体结构对称，颏正中的纵行隆起为正中联合，其两旁近下颌骨下缘处各有一隆起称为颏结节。在下颌第一、第二前磨牙之间的下方的骨孔称颏孔，孔内有颏神经血管束通过。从颏结节经颏孔之下向后上延伸至下颌支前缘的骨嵴，称外斜线，又称外斜嵴。因牙列缺失颏孔、外斜嵴与牙槽嵴顶的距离变小，位置相对上移（图4-8）。

（2）内面：在正中联合处之下份有上、下两对骨质突起称为颏棘，为颏舌肌和颏舌骨肌附着。颏棘之下中线两侧近下颌体下缘处有一对不明显的卵圆形凹陷称为二腹肌窝，为二腹肌前腹之附着处。自下颏棘斜向上外与外斜线对应的骨嵴，称内斜线又称内斜嵴，为下颌舌骨肌之附着，故又称下颌舌骨肌线。其后端尚附着翼突下颌缝和部分咽上缩肌。下颌体内面由内斜线分为上、下两部分，内斜线上方，颏棘两侧的光滑骨面，称舌下腺窝，容纳舌下腺；内斜线下方为颌下腺窝，容纳颌下腺。在下颌两侧前磨牙根部的舌侧，有向舌侧隆起的骨性突起，称为下颌隆突。该结构个体差异很大，义齿修复时较大的突起要加以缓冲处理（图4-9）。

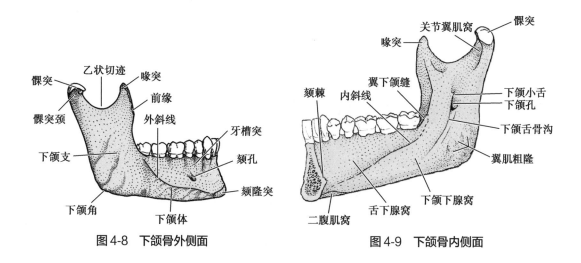

图4-8　下颌骨外侧面　　　　　图4-9　下颌骨内侧面

（3）牙槽突：下颌骨牙槽突与上颌骨牙槽突相似，但牙槽窝均较相应上颌骨牙槽窝小，另外牙槽突内、外骨板均由较厚的骨密质构成，除切牙区外，很少有小孔通向其内的骨松质。下颌切牙区唇侧牙槽突骨板较舌侧为薄，前磨牙区颊舌侧牙槽突骨板厚度相近，下颌磨牙区牙体倾向于牙槽突的舌侧，故其颊侧骨板较厚。由于下颌骨骨质密度的特点，下颌牙槽嵴吸收的方向为向下前和向外，与上颌骨相反。因此，牙列缺失后牙弓整体呈现上牙弓逐渐变小，下牙弓逐渐变大，从而导致上、下颌骨间的位置关系失去协调。

（4）下颌体下缘：又称下颌下缘，外形圆钝，为下颌骨最坚实处。

2. 下颌支（mandibular ramus）　又称下颌升支，分为内、外两面，上端有喙突和髁突。

（1）外面：外面下部有一粗糙骨面，称咬肌粗隆，为咬肌附着处。

（2）内面：中央稍偏后上方处有一椭圆形孔称下颌孔，该孔开口朝向后上，向前下通入下颌管。下颌孔前方有锐薄的小骨片，称下颌小舌，有蝶下颌韧带附着；后上方有下颌神经沟，下牙槽神经血管束经此进入下颌孔。临床行下牙槽神经阻滞麻醉时，针尖应到达下颌孔附近以麻醉该神经；下颌孔后下方有一粗糙骨面，称为翼肌粗隆，有翼内肌附着。下颌角处有茎突下颌韧带附着。

（3）喙突（coracoid process）：又称冠突，呈扁三角形，有颞肌和咬肌附着，故也称肌突。颧骨颧弓骨折时骨折片常压迫喙突，影响下颌开口运动。

（4）髁突（condylar process）：又称关节突，分为头、颈两部分，是组成颞下颌关节的重要结构。上端膨大部呈椭圆形为髁突头，上方有关节面与关节盘相邻。侧面观，关节面上横嵴将其分为前斜面和后斜面。髁突下方缩窄的部分称髁突颈，髁突颈前方有小凹陷称翼肌窝，为有翼外肌下头附着。喙突与髁突之间借"U"字形的下颌切迹分隔，切迹内有咬肌神经血管束通过。双髁突横轴延长线在枕骨大孔前缘相交。髁突是下颌骨的主要生长中心之一，如该处在发育完成前遭受损伤或破坏，将影响下颌骨的生长发育导致牙颌面畸形。

（二）内部结构

下颌管（mandibular canal）是位于下颌骨内。在下颌支内，该管行向前下，在下颌体内则几乎呈水平位，当其经过下颌诸牙槽窝下方时，沿途发出小管至各牙槽窝，内有下牙槽神经、血管分支。下颌管在行至下颌第一磨牙至下颌第二前磨牙下方时，分为两支：一支转向后外，穿过骨松质开口于颏孔，内通颏神经血管束；另一支向前继续前行至颏部，称下颌切牙管，可与对侧下颌管汇合，沿途分支分部至下颌前牙，在种植手术中损伤此处会出现严重的出血及感觉障碍。

（三）薄弱部位

下颌骨是颌面诸骨中体积大面积广位置突出的骨骼，其薄弱部位较易发生骨折。

1. 正中联合　该处位置最为突出是颜面部的下颏部分，也是胚胎发育时两侧下颌突的连接处。

2. 颏孔区　此处有颏孔，又有下颌前磨牙的牙槽窝位于其间，骨量相对较少。

3. 下颌角　位于下颌体与下颌支的转折处骨质薄，常有阻生的下颌第三磨牙的牙槽窝位于其间骨量较少。

4. 髁突颈部　该部较细小，其上下均较粗大，无论直接或间接暴力的打击，均可发生骨折。

（四）血管分布、淋巴回流及神经支配

血液供应来源较上颌骨少，主要来自下牙槽动脉，还有来自骨周围软组织的动脉，血供较上颌骨差，因而骨折的愈合较上颌骨缓慢。同时下颌骨骨密质厚而且致密，周围有致密的肌和筋膜包绕。下颌骨的淋巴回流至下颌下淋巴结和颈外侧深淋巴结。下颌骨由三叉神经的下牙槽神经支配。

三、牙及上、下颌骨的放射影像

口腔颌面部放射影像是对牙及牙周组织病变、颌骨炎症、颌骨囊肿、肿瘤和瘤样病变、外伤、唾液腺疾病、颞下颌关节疾病、系统疾病在口腔 - 颅 - 颌面骨的医学影像学表现以及口腔颌面部介入放射学和口腔种植放射学等方面的内容。临床常用的有牙的根尖片以及锥形束CT（图4-10）。

（一）上、下颌牙根尖片正常影像

1. 牙釉质　X线上影像密度最高，形似帽状覆盖在牙冠部的牙本质表面。

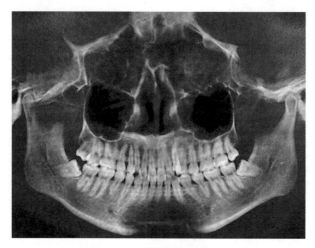

图4-10　颌骨及锥形束CT

2. 牙本质　由于矿物质含量较牙釉质少,围绕牙髓构成牙的主体,X线影像较牙釉质密度低。

3. 牙骨质　覆盖于牙根表面的牙本质上,较薄,在X线片上显示影像与牙本质不易区别。

4. 牙髓腔　在X线片上显示为低密度影像。下颌磨牙的牙髓腔形似H型,上颌磨牙牙髓腔呈圆形或卵圆形。年轻人的牙髓腔较为宽大,由于牙本质的增龄性变化导致老年人牙髓腔较年轻人小,且根管较细。

5. 牙槽骨　在X线片上显示比牙的密度低。骨小梁交织呈网状,上颌牙槽骨呈颗粒状影像,而下颌由于密质骨较厚,骨小梁多呈水平状排列,在根尖处常呈放射状影像。

6. 硬骨板　即固有牙槽骨,为牙槽窝的内壁,围绕牙根,X线片呈现围绕牙根,界于牙根与牙槽骨之间的骨白线。

7. 牙周膜　X线显示为包围牙根的连续低密度线条状影像,其宽度均匀一致。

(二)上、下颌骨放射影像

临床上检查上、下颌骨有上颌骨前部、后部咬合片,下颌骨侧位片,下颌骨后前位片,下颌骨开口后前位片,下颌骨升支切线位片以及检查颞下颌关节的有颞下颌关节经颅侧斜位片,髁突经咽侧位片等,还有X线头影测量片用于检查牙颌面畸形。现在随着治疗技术的进步与检查设备的更新,临床检查上、下颌骨及牙常采用锥形束CT(CBCT),其不但可以对颌骨及牙在三维方向上进行观测,而且可以进行治疗模拟,极大地提高了诊断的准确性和治疗的设计水平。

第二节　颞下颌关节

颞下颌关节(temporomandibular joint,TMJ)是颌面部唯一的滑膜关节。在肌作用下产生与咀嚼、吞咽、语言及表情等有关的各种重要运动。颞下颌关节的主要功能是运动和负重两个方面。首先在下颌运动时,关节的各结构随下颌运动发生位置的改变,这些改变对关节功能有影响,是关节疾病影像诊断的参考依据;其次在负重方面,与升颌肌群收缩产生的咬合运动相关,可引起颞下颌关节形态的改建。

一、颞下颌关节的组成

颞下颌关节由位于颞骨和下颌骨的关节面,居于两者之间的关节盘,附着于关节面周围的关节囊,以及它们共同围成的上、下关节腔组成(图4-11),关节囊外的韧带协助加强关节的稳定性。

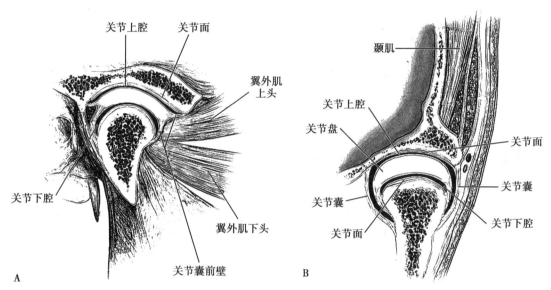

图4-11 颞下颌关节的组成

A. 矢状位　B. 冠状位

(一) 关节面

1. 颞骨关节面　位于颞骨鳞部的下面、鼓部的前方,包括关节窝和关节结节。

(1) 颞骨关节窝(articular fossa):形似三角形。前界为关节结节;外界为颧弓的后续部分;内后界为鼓鳞裂和岩鳞裂。内界比外界低,内、外两界相交于一点,是三角形关节窝的顶点,有的此处为一骨状突起,呈锥形,称关节后结节。

关节窝后界后方有一凹陷,该凹陷与关节窝合称下颌窝。下颌窝比髁突大,故髁突运动具有灵活性。下颌窝可分为前后两部分,前部容纳髁突,后部为脂肪结缔组织和部分腮腺充满,这种特殊结构缩小了关节窝的容积,增加髁突的稳定性,使髁突的运动既灵活又稳定。

在牙尖交错位时,髁突位于关节窝的后位。在下颌后退接触位时,髁突位于关节窝的最后位。

(2) 关节结节(articular tubercle):关节结节是位于颧弓根部的短棒状骨嵴,侧面观有前后两个斜面,前斜面斜度较小;后斜面为功能面,构成关节窝的前壁,是关节的负重区。最大开口时髁突向前滑行至关节结节顶端下方。

2. 下颌骨髁突　髁突呈椭圆形,内外径长,向外突出少,称为外极,向内突出多,称为内极;前后径短。做开闭口运动时,在耳屏前可触及运动的髁突外极。上面观髁突上部中间有一内外向走行的骨性隆起,称横嵴,其将髁突关节面分为前、后两个斜面。前斜面是较小的功能面,也是关节的负重区,许多关节病最早破坏此区;后斜面较大为非功能面。髁突在形态上个体差异较大,有时同一下颌骨的两个髁突也会出现不对称的情况。

（二）关节盘

关节盘（articular disk）呈椭圆形,位于髁突和颞骨关节面之间。关节盘周缘增厚附着于关节囊纤维层,并借较粗大的纤维组织,在内、外侧连于髁突的内、外极。关节盘由强韧而致密的结缔组织所构成,但随年龄的增长,可见有软骨样结构,内含大量的胶原纤维、少量弹性纤维、血管及神经并有软骨样细胞（图4-12,图4-13）。

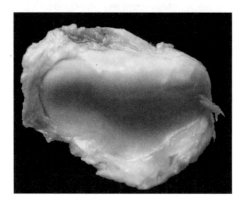

图4-12　关节盘上表面

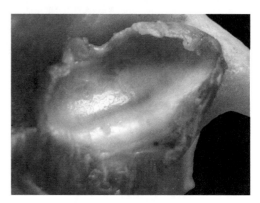

图4-13　关节盘下表面

关节盘内外径长于前后径,因位于髁突和颞骨关节面之间,其上面呈前凹后凸形、下面呈凹形。关节盘在矢状方向各部厚度不同,从前到后可分为三部分:

1. 前带（anterior band）　此部分较厚约2mm,前带的表面有滑膜覆盖。纤维的排列呈多向性,有小血管和神经。关节盘前缘有翼外肌上头的部分肌腱附着,形成关节盘的前伸部。

2. 中间带（intermediate zone）　该区最薄约1mm,前后径窄。中间带可见软骨样细胞和软骨基质,中间带无血管和神经,表面有滑膜覆盖。其与关节结节后斜面和髁突前斜面相对,是关节的负重区,也是关节盘穿孔、破裂的好发部位。

3. 后带（poster band）　此带最厚约3mm,前后径最宽,介于髁突横嵴和关节窝顶之间。后带的组织学与前带类似,有小血管和神经分布,表面有滑膜覆盖。在关节盘后方,向后延伸的纤维结构称为双板区。

（三）关节囊

关节囊（articular capsule）为结缔组织构成的韧性强的纤维囊,内衬滑膜。关节囊较松弛,因此颞下颌关节容易脱位。关节囊上起关节窝的周缘和关节结节,向下附着于髁突颈。

（四）关节腔

关节腔是由关节面和关节囊共同围成的腔隙,其内仅有少许滑液,正常情况下呈负压,因此是潜在的。颞下颌关节由于关节内关节盘的周缘与关节囊相连,由此而将关节腔分为互不相通的上腔和下腔。上腔位于颞骨关节面与关节盘上面之间,大而松弛,便于关节盘和髁突作滑行运动,称为滑动关节或盘-颞关节;位于关节盘下面与髁突关节面之间的下腔小而紧密,使髁突只能在关节盘下做转动,称为铰链关节或盘-髁关节。

（五）关节韧带

颞下颌关节有三条韧带，即颞下颌韧带、蝶下颌韧带和茎突下颌韧带。此三条韧带的主要功能为限制下颌在正常范围内进行运动。

1. 颞下颌韧带（temporomandibular ligament） 此韧带呈三角形，其上边附着于颧弓后部、颧弓根和关节结节等的外侧面，其下端缩窄向下后止于髁突颈的后外侧面。

2. 蝶下颌韧带（sphenomandibular ligament） 为一扁状薄带，起自蝶棘，向下止于下颌骨内侧面及下颌小舌。

3. 茎突下颌韧带（stylomandibular ligament） 上端附着于茎突尖，下端附着于下颌角和下颌支后缘，介于翼内肌和咬肌之间，分隔腮腺和下颌下腺。

二、颞下颌关节的运动

颞下颌关节因关节腔被关节盘分为上、下两部分，同时两侧髁突借下颌体相连成一个整体，因而为双侧联动的复合关节。颞下颌关节的运动因为其结构的特点具有两种方式，第一种是发生在关节下腔内髁突与关节盘之间的转动，第二种发生在关节上腔，是髁突与关节盘一起沿关节结节后斜面的滑动，通常在滑动运动同时伴随有关节头相对关节盘的转动。

（一）转动运动

通常为双侧关节的对称性运动，髁突在关节下腔内作单纯的转动，运动轴心在髁突，又称为下颌的铰链运动。该运动可一直持续到切牙区开口度18~25mm时。

（二）滑动运动

关节盘与髁突协调地沿关节结节后斜面向前下方滑动。

运动发生在下腔又发生在上腔，并且有两个运动轴心。转动运动轴心不变，滑动运动轴心在下颌孔附近。在正常情况下，大开颌运动时，髁突可滑到关节结节处或稍前方，此时关节盘颞后附着的弹性纤维可被拉长0.7~1.0cm。前伸运动时双侧颞下颌关节即进行单纯的滑动运动。临床常见的髁突过度向前滑动，可损伤此结构，从而破坏关节盘的动力平衡，以致造成关节盘的移位或脱位。闭口时下颌骨循开口运动的轨迹回到牙尖交错位，也是下颌骨功能运动。

（三）下颌运动

1. 前伸运动 前伸运动也是两侧髁突的对称性运动。前伸运动时髁突和关节盘沿关节结节后斜面向下方滑动，活动发生在关节上腔。此时下颌切牙沿上切牙舌面向前下运动，到达上下切牙切缘相对的位置。髁突在前伸运动时的活动轨迹，不仅与关节结节后斜面有关，还取决于前牙特别是上、下颌切牙的𬌗关系。

2. 后退运动 是循前伸运动原轨迹做相反方向运动，髁突和关节盘沿关节结节后斜面向后上方滑行，又回到关节窝后位。此时，下颌切牙从与上颌切牙切缘相对的位置后退到上下牙最广泛密切接触的位置。正常情况下，此时髁突还能后退约1mm。

3. 侧方运动 是一种不对称运动，即下颌偏向一侧的运动，下颌偏向的一侧为工作侧，另一侧为非工作侧。侧方运动时下颌从牙尖交错位开始向一侧运动，直至上下后牙颊侧同名牙牙尖相对。

侧方运动时，工作侧髁突基本上为转动运动，髁突沿髁突-下颌升支后缘的垂直轴做转动运动；而非工作侧的髁突为滑动运动，髁突从关节窝沿关节后斜面向前下、内滑动。其向内运动程度主要取决于：①非工作侧关节窝内壁的形态；②工作侧髁突关节囊、韧带紧张度。

（高小波）

第三节 颌面部的肌

口腔颌面部的肌包括表情肌、咀嚼肌以及口腔内的舌、腭、咽、喉部肌。本节主要叙述表情肌、咀嚼肌两个重要肌群。

一、表情肌

表情肌位置较浅，多行于浅筋膜内，起于骨面或筋膜，止于皮肤。表情肌肌束薄弱，收缩力较小，协同运动时可表达喜、怒、哀、乐等各种表情，同时参与咀嚼、吮吸、吞咽、言语、呕吐和呼吸等活动。面部表情肌多位于裂孔周围，呈环状和放射状排列，可开大和缩小裂孔以及改变裂孔位置。其运动由面神经支配。头面部表情肌按部位分为口周、鼻周、眶周、耳周和颅顶五群。下面着重介绍与咀嚼系统关系密切的口周围肌。

口周围肌大部分起自上、下颌骨及颧骨，止于口角附近口唇的皮肤及黏膜，可分为口周围肌上组、口周围肌下组、口轮匝肌和颊肌。口周围肌中口轮匝肌呈环行，位置较浅，其余诸肌均呈放射状排列在口裂周围（图4-14）。

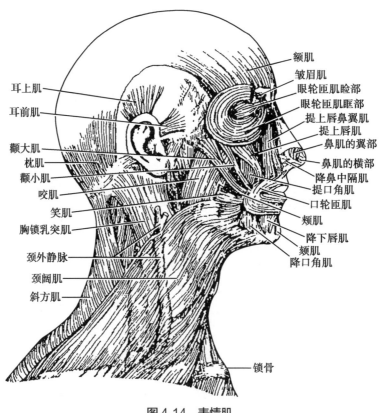

图4-14 表情肌

（一）口周围肌上组

主要有笑肌、颧大肌、颧小肌、提上唇肌、提上唇鼻翼肌和提口角肌。其起止点、神经支配和作用见表4-1。

表4-1　口周围肌上组及其神经支配与作用

名称	起点	止点	神经支配	主要作用
笑肌	腮腺咬肌筋膜	口角皮肤	面神经颊支	牵引口角向外
颧大肌	颧骨颧颞缝前方	口角皮肤	面神经颊支及颧支	牵引口角向外上
颧小肌	颧骨外侧面的颧颌缝后	口角内侧的上唇皮肤	面神经颊支及颧支	牵引口角向外上
提上唇肌	上颌骨眶下缘	上唇外侧的皮肤	面神经颊支及颧支	牵引上唇向上
提上唇鼻翼肌	上颌骨额突	内侧束止于鼻大翼软骨和皮肤；外侧束斜向下与提上唇肌共同参与口轮匝肌的组成	面神经颊支及颧支	牵引上唇及鼻翼向上
提口角肌	上颌骨尖牙窝	口角皮肤	面神经颊支及颧支	上提口角

（二）口周围肌下组

由三块肌组成，由浅到深分别是降口角肌、降下唇肌和颏肌。其起止点、神经支配和作用见表4-2。

表4-2　口周围肌上组及其神经支配与作用

名称	起点	止点	神经支配	主要作用
降口角肌	下颌骨外斜线	止于口角皮肤，部分纤维参与口轮匝肌的组成	面神经下颌缘支	降口角
降下唇肌	下颌骨外斜线	止于下唇皮肤和黏膜，参与口轮匝肌的组成	面神经下颌缘支	降口角
颏肌	下颌骨侧切牙及中切牙根尖处骨面	向下止于颏部皮肤	面神经下颌缘支	上提颏部皮肤，使下唇靠近牙龈并前伸下唇

（三）口轮匝肌

口轮匝肌（orbicularis oris）排列呈扁环形，由围绕口裂数层不同方向的肌纤维组成（图4-15）。部分纤维从唇的一侧至对侧构成口轮匝肌浅层，是口轮匝肌的固有纤维；部分纤维来自颊肌唇部，构成口轮匝肌深层；其中层由颧大肌、颧小肌、提口角肌、降口角肌和降下唇肌的纤维参与组成。

口轮匝肌的主要作用是闭唇，并参与咀嚼、发音、吮吸和进食。其深部肌束可使唇靠近牙，交叉纤维使唇突出，做努嘴、吹口哨等各种动作。口轮匝肌由面神经颊支支配。

（四）颊肌

颊肌（buccinator）位于颊部，为扁肌，呈四边形，构成颊部的基础，内表面衬以黏膜。起自上、下颌骨第三磨牙牙槽突的外面和翼下颌韧带，纤维向前在口角汇集，止于口角和上下唇的皮肤。颊肌纤维向前参与口轮匝肌的组成，上份纤维进入下唇，而下份纤维进入上唇，产生交叉，但其最上方和最下方的纤维并不交叉，分别进入上、下唇（图4-15）。

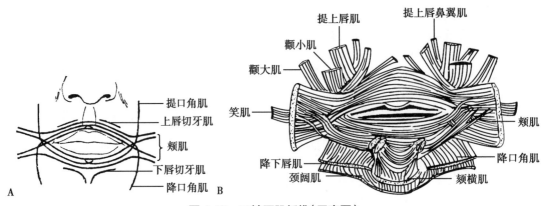

图4-15 口轮匝肌纤维(示意图)
A.口轮匝肌纤维浅层 B.口轮匝肌纤维中层

颊肌的主要作用是牵引口角向后,并使颊部更贴近上下牙列,以参与咀嚼和吮吸。

二、咀嚼肌

咀嚼肌亦称颌骨肌,比表情肌较强大而有力,包括颞肌、咬肌、翼内肌、翼外肌。咀嚼肌与下颌骨的运动关系最为密切,其排列也与颞下颌关节的运动特点相适应,在咀嚼运动中牵拉下颌骨做各个方向的运动以完成食物的研磨。

(一)颞肌

颞肌(temporal muscle)呈扇形,起于颞窝和颞筋膜,肌束下行,聚集成扁腱,颞肌穿过颧弓深面止于下颌骨喙突的尖端、内侧和前后缘,并延伸到下颌支的前缘直至最后一颗磨牙的后方(图4-16)。

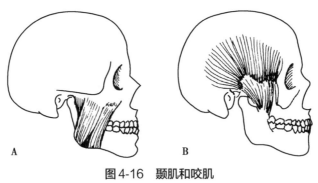

图4-16 颞肌和咬肌
A.颞肌 B.咬肌

根据其纤维走行方向,颞肌休息状态下保持下颌位置稳定。颞肌整体收缩,将协助提下颌向上,表现为咬合运动;一侧颞肌收缩,可协助下颌向肌收缩侧运动,双侧颞肌后部收缩,可协助下颌向后运动。由颞深神经支配。

(二)咬肌

咬肌(masseter muscle)是咬合动作的主要执行肌,分为浅、深两层。浅部纤维起自颧弓前2/3,深部纤维起于颧弓后1/3及其内面,为强厚的方形肌,纤维行向下后方,覆盖于下颌支外面,止于下颌支外面及咬肌粗隆(图4-16)。用力咬牙时,两侧面颊可扪及收缩的部位就是咬肌。所以,咬肌是影响面部中下1/2外观的重要因素。

(三)翼内肌

翼内肌(medial pterygoid muscle)有深、浅两头,深头起自翼外板的内侧面和腭骨锥突;浅头起自腭骨锥突和上颌结节,行向下后,止于下颌角内侧面的翼肌粗隆。位于颞下窝的下内侧部,翼内肌两肌腹间及其周围的疏松结缔组织中,有血管与神经交错穿行(图4-17)。

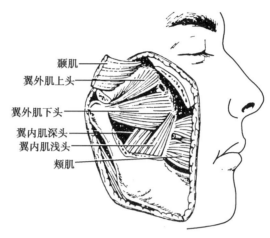

图4-17　翼内肌与翼外肌

翼内肌的作用是上提下颌骨,并参与下颌骨的前伸和侧方运动。由下颌神经的翼内肌神经支配。

(四)翼外肌

翼外肌(lateral pterygoid muscle)在颞下窝内,翼外肌有上、下两头,上头起于蝶骨大翼的颞下面和颞下嵴;下头起于翼外板的外侧面,纤维行向后外,止于髁突颈部的翼肌窝、关节囊和关节盘(图4-17)。翼外肌的作用是使下颌骨向前并降下颌骨。由下颌神经的翼外肌神经支配。

(陈金锐)

思考题

1. 简述上颌骨的结构特点。
2. 简述下颌骨的薄弱部位有哪些?
3. 简述颞下颌关节的组成和下颌骨运动特点。
4. 简述咀嚼肌各肌的位置、起止点及功能。

第五章 口腔的功能

学习目标

1. 掌握：咀嚼周期、咀嚼效率的定义。
2. 熟悉：口腔痛觉、温度觉、触压觉及味觉的特点及影响因素。
3. 了解：吞咽的过程，吞咽对颌面部生长发育的影响，口腔的本体感觉。

口腔的主要功能是咀嚼食物。食物在进入口腔后经咬断、磨碎、与唾液混合形成食团后有利于吞咽和后续的消化过程。此外，口腔还参与吞咽、言语等机能活动，并具有感觉功能。本章主要对咀嚼进行重点讲述。

第一节 咀 嚼

咀嚼即食物被牙切断和磨碎，并形成食团的过程。

一、咀嚼运动

（一）咀嚼周期

1. 咀嚼周期的定义 咀嚼食物时，下颌运动有其一定的顺序和重复性，此种顺序和重复性称为咀嚼周期。

2. 咀嚼周期的特点 根据咀嚼时下颌运动的轨迹图形，典型成人咀嚼周期具有时间和形态的变化：

（1）轨迹图形似泪滴形态，开口相靠近中线，闭口相靠近侧方。

（2）自牙尖交错位开口时，运动速度较快。

（3）近最大开口位时运动速度减慢，但闭口运动开始，速度又复加快。

（4）闭口运动将近咬合接触时，运动速度又缓慢，近牙尖交错位时速度急剧减慢趋于静止。

（5）牙咬合接触时，下颌运动停止瞬息，咀嚼周期终止于牙尖交错位。咀嚼周期的速度若缓慢，则正中位时牙接触的时间就长。

（二）咀嚼效率

1. 咀嚼效率（masticatory efficiency）的定义　机体在单位时间内,对定量食物嚼细的程度,称为咀嚼效率,是咀嚼作用的实际效率,也是衡量咀嚼能力大小的一个重要生理指标,咀嚼效率常用百分数表示。

2. 影响咀嚼效率的因素

（1）牙的功能性接触面积:在咀嚼功能正常的情况下,上、下颌牙的功能性接触面积越大,咀嚼效率越高。若𬌗关系异常,牙的大小、形状、数目、排列等不正常,牙体、牙列的缺损均可减少接触面积而导致咀嚼效率降低。

（2）牙周组织:由于疾病或某些原因,使牙周组织受损,可导致牙周组织耐受力下降,而使咀嚼效率降低。

（3）颞下颌关节疾患:颞下颌关节疾患可影响咀嚼运动,导致咀嚼功能下降,使咀嚼效率降低。

（4）全身性疾患或口腔内软硬组织炎症、外伤后遗症等,均可影响咀嚼效率。

（5）缺牙的位置:后牙缺失对咀嚼效率的影响大于前牙缺失。

（6）全口义齿与自然牙列的咀嚼效率相差比较明显,其仅为自然牙列的 1/3～1/4,但在义齿的使用过程中,可逐渐适应并且提高咀嚼效率,故咀嚼效率的高低还可以评价制作修复体的质量。

（7）其他因素:如过度疲劳、精神紧张和不良咀嚼习惯等,也可影响咀嚼效率。

总之,咀嚼效率的高低代表咀嚼功能的大小。牙的功能性接触面积的大小、牙支持组织、颞下颌关节、口腔内软硬组织及全身的健康与否等均可影响咀嚼效率。因此,咀嚼效率实际上是咀嚼过程中各种因素作用的综合体现。它不但可为口腔、颌面部某些疾患的影响提供线索,而且对评定口腔修复体的效果及制定矫治计划提供依据。

（三）咀嚼运动的类型

1. 双侧咀嚼　可分为双侧同时咀嚼和双侧交替咀嚼。在牙列完整对称、牙尖协调、功能潜力相等及咬合运动无障碍的情况下,应是多向双侧交替地咀嚼,此类约占 78%;双侧同时咀嚼多发生在咀嚼食物的末期,全口义齿常为此类咀嚼方式。研究显示约 10% 的个体属于此类型。

2. 单侧咀嚼　往往是因咀嚼障碍或颞下颌关节功能紊乱所致,也有从小形成的习惯。单侧咀嚼时,下颌牙列经常向咀嚼侧运动,使牙列向咀嚼侧旋转,逐渐使咀嚼侧牙列趋于远中关系,废用侧则趋于近中关系,下颌前牙的中线亦向咀嚼侧偏移。因咀嚼肌及颞下颌关节均受影响,单侧咀嚼者的颌面部两侧发育不对称,因此为不正常的咀嚼运动,约占 12%。

二、咀嚼运动的生物力学

咀嚼运动为下颌运动的一部分,其运动形式较复杂但有规律。一般将咀嚼运动归纳为切割、捣碎和磨细三个基本动作,这三个动作连续顺畅、重复进行并有不同的生物力学相互依存,使咀嚼运动能发挥最大的效能。

（一）切割运动及其生物力学杠杆作用

切割主要是通过下颌的前伸运动,由上、下颌切牙进行前伸咬合来完成的。切割开始时,下颌从牙尖交错位或姿势位向下、前,然后上升,使上、下颌切牙相对切咬食物。食物一经穿透，上、下颌切牙即行对刃。随后下颌切牙的切缘沿上切牙的舌面向后上滑行，回到牙尖交错位。其中前伸过程为准备运动，切咬、对刃与后退才是切割的咀嚼运动。此运动的距离约为1~2mm，它取决于前牙覆盖与覆𬌗的程度。一般深覆盖、深覆𬌗者，其运动距离较大；反之则较小。一个完整的切割运动以牙尖交错位为始终，经过前伸、对刃，构成了前牙的𬌗运循环（图5-1），也就是前牙咀嚼运动的一个周期。在实际口腔功能运动中，切牙的这种连续的𬌗运循环是不存在的，因为被切牙切割的食物进入固有口腔后，多经过后牙嚼细、吞咽，然后才进入第二个切割运动。

在切割运动中，以前牙切咬的食物为重点（W），颞下颌关节为支点，提下颌肌群以咬肌和颞肌为主要动力点（F），形成第Ⅲ类杠杆（图5-2），阻力臂长于动力臂，机械效能较低，但前牙所承受的咀嚼力较小，有利于保护单根前牙和其牙周组织。

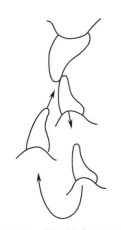

图5-1 前牙的𬌗运循环

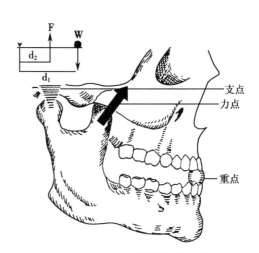

图5-2 咀嚼运动的第Ⅲ类杠杆

（二）捣碎和磨细及其生物力学杠杆作用

捣碎主要是通过下颌的开闭运动，即从垂直方向，由上、下颌前磨牙将食物压碎，多用于较酥碎的食物。磨细主要是通过下颌侧方运动，由上、下颌磨牙进行侧方咬合来实现的。开始时，下颌先向下、外（即向工作侧），继而向上，使工作侧同名牙尖彼此相对，然后，下颌磨牙颊尖的颊斜面，沿上颌磨牙颊尖的舌斜面向舌侧滑行，回归至牙尖交错位。在返回牙尖交错位的过程中，受食物的性质影响，如韧性强者，则下颌磨牙颊尖的舌斜面往往需要从中央窝沿上颌磨牙舌尖的颊斜面再滑行，约至其一半处而分离，再重复上述运动，周而复始，称为后牙的𬌗运循环（图5-3）。在此循环中，下颌向下向工作侧均为准备运动，而上、下颌磨牙颊尖相对至颊舌尖分离，才是磨碎的咀嚼运动，其运动距离约为2~4mm，此距离受磨牙牙尖斜度的影响。在正常咀嚼过程中，捣碎和磨细往往是综合进行的。

在后牙𬌗运循环中非工作侧髁突虽向工作侧移动，但仍为翼外肌、颞肌、舌骨上下肌群所稳定，作为支点，工作侧的提下颌肌群以咬肌与翼内肌收缩为力点（F），研磨食物处为重点（W），构成第Ⅱ类杠杆（图5-4）。此时动力臂长于阻力臂，可使机械效能增加，当研磨食物的后阶段，下颌接近正中𬌗时，则同时存在第Ⅱ类与第Ⅲ类杠杆作用。

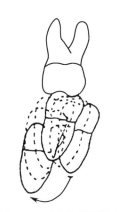

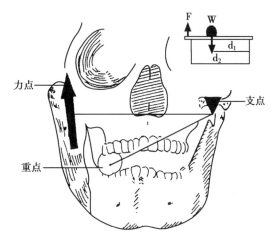

图 5-3 后牙的验运循环　　　　图 5-4 咀嚼运动的第Ⅱ类杠杆

第二节 其他功能

口腔除了具有咀嚼的主要功能外,还具有吮吸、吞咽、言语和感觉等其他功能。

一、吮吸功能

吮吸(suck)是一种自出生后即具有的反射活动,新生儿出生时就已具备了进行吮吸所必须的神经 - 肌活动的功能。在新生儿及婴儿期,吮吸是摄取饮食的主要方法。随着年龄的增长,其他摄取饮食方式逐渐成为主要方法。

在吮吸的过程中,首先口腔内形成负压,继而流质被吸入口腔。在婴儿吮吸母乳时,口腔的前部由唇和乳头周皮肤接触而被封闭,口轮匝肌收缩,固定乳头,口腔的后部由舌根向上同软腭接触共同封闭,舌充满口腔,乳头深达口腔软硬腭交界处,此时口腔内形成的气压为 2~4mmHg;舌向后方下降,舌中部平展,口腔内负压进一步增加,随之通过鼻腔吸气,这时口腔内负压达到 -20~-30mmHg,并继续降至 -40~-60mmHg。在吮吸过程中,婴儿还通过舌及颌骨相对腭部的运动,挤压、伸长或缩短乳头,帮助乳汁的排出。婴儿的吮吸频率一般在 40~90 次 / 分,并受许多因素影响。

参与吮吸活动的肌较多,如口轮匝肌、咬肌和颞肌等。吮吸的反射中枢在延髓,同时也受大脑皮质的控制。

二、吞咽功能

吞咽(swallowing)为复杂的反射活动,它是指食团从口腔经咽、食管进入胃内的一系列的复杂反射活动。从吞咽开始至食物到达贲门所需的时间与食物的性状及人的体位有关,液体食物约需 3~4 分钟;糊状食物约需 5 分钟;固体食物较慢,约需 6~8 分钟,通常不超过 15 分钟。身体倒置时,固体食物从口腔至胃的时间较正常者长,而正常范围内的体位改变,对吞咽时间无明显影响。

（一）吞咽的过程及相应的解剖基础

吞咽是一个连续复杂的反射过程。根据食团在吞咽时所经过的解剖部位，一般将吞咽过程分为三期（图 5-5）。

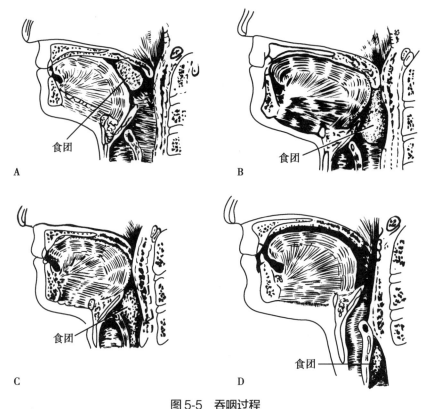

图 5-5 吞咽过程
A. 食团在口腔　B. 食团在咽　C. 食团在食管上段　D. 食团由食管下行

1. 第一期　即食团由口腔至咽。这是在大脑意识控制下开始的随意动作。首先由舌挑选咀嚼完全的食物搅拌成食团，将其置于舌背并轻抵硬腭，同时舌尖置于上颌切牙腭侧及硬腭，上下牙列处于牙尖交错位，上下唇紧闭，然后通过肌收缩，使舌背上抬，将食物向后方推送。同时由于喉腔关闭，舌肌及咽肌松弛，使咽腔形成负压，食团便从口腔被吸入咽腔。某些儿童在吞咽时上下牙列不接触，属异常吞咽，它主要通过吮吸吞咽机制产生异常压力，常引起错𬌗。

2. 第二期　为食团由咽至食管上段。是通过一系列的急速反射动作而完成的。当食团刺激软腭的感受器时，引起一系列肌的反射性收缩。舌骨和舌根部上抬，从而关闭口腔与咽腔的通道；软腭上提，咽后壁向前突出，封闭口咽与鼻咽的通道，同时，喉上升并向前紧贴会厌，封闭喉口，此时呼吸暂停；由于喉上升前移，使食管上端张开，食团就从咽腔被挤入食管。此期为时约 0.1 分钟。上述活动的作用是使食团降入食管而不能涌入鼻腔、口腔和气管。

3. 第三期　是食团由食管下行至胃。本期是食管肌按顺序收缩完成的。是食管蠕动的结果，食管蠕动是在食团下端出现一舒张波，上端为一收缩波，从而使食团沿食管不断下降。当蠕动波到达贲门时，使其松弛，食团被挤入胃内。蠕动波周期约 6~7 分钟。食团沿食管下降的速度在各段并不相同，因食管上段为随意肌，下段为不随意肌，故食团在食管上段下降速度较下段快。食团在食管上段时，可随意将其经咽返回口腔。吞咽液体时，其下降过程与固体略为不同，由于重力作用，使液体下行于蠕动波之前，但贲门须待蠕动波到达方能开放。除液体外，食物的重量对吞咽的影响甚微。

（二）吞咽的神经支配

吞咽是一种典型的、复杂的反射动作，它是由一系列按顺序发生的动作协同完成的功能。每一环节由特定的序列活动过程组成，前一环节的动作可以触发后一环节的动作。吞咽反射的感受器位于软腭、咽后壁、会厌和食管等处。

与吞咽有关的中枢神经结构有：皮质高级中枢，主要集中在初级感觉运动区，启动和调节自主吞咽；脑干吞咽中枢，又被称为中枢模式发生器，参与调控由咽喉肌及其他肌完成的吞咽及咳嗽、呕吐等反射活动，并接受吞咽脑皮质的调节信号，整合处理后控制调节吞咽反射。

负责吞咽功能的传入神经有：支配软腭的三叉神经和舌咽神经，支配咽后壁的舌咽神经，支配会厌的迷走神经和支配食管的迷走神经。传出神经有三叉神经、舌咽神经、迷走神经、副神经和舌下神经；对应的效应器官为舌、喉、咽部肌、食管等。

（三）吞咽对颌面、𬌗生长发育的影响

吞咽是消化系统功能活动的重要组成部分，此外，吞咽还对儿童颌面、𬌗的生长发育起着非常重要的作用。正常吞咽对生长发育的作用有以下几点：

1. 吞咽时，舌体从内侧向牙列及颌骨施加向前方和侧方的压力。与此同时，唇、颊肌及咽上缩肌则从外侧向牙列及颌骨施加压力，其结果使牙列及颌骨内外侧的生长压力趋于平衡，从而保持了颌面部的生长发育。异常吞咽时，唇部不能闭合，牙不咬合，牙列及颌骨的内外失去正常的动力平衡。此时，舌施加于牙列及颌骨的压力，可渐渐造成上牙列前突及开𬌗畸形。

2. 吞咽时，升颌肌群将下颌固定于牙尖交错位，降颌肌群收缩牵引舌骨向上，这种牵引力能刺激下颌骨的生长发育。异常吞咽时，由于牙未咬合，下颌骨被降颌肌群向后下牵引，可发展为下颌后缩畸形。

三、言语功能

言语（speech）通称说话，是人与人交往中表达意识活动的基本方式，言语可因外伤或疾病而延缓发育，亦可由口腔部分缺损或畸形而发生障碍。

（一）发音的解剖基础和特征

人的发音器官主要包括呼吸器官、喉、口腔和鼻腔。而口腔中的发音器官又可细分为上下两个部分，上部分包括上唇、上牙列、硬腭、软腭和腭垂；下部分包括下唇、下牙列和舌。在上述发音器官中，唇、舌、软腭、腭垂、声带等器官能够自由活动并可以调节发音，被称为主动发音器官；而如上牙列、硬腭等不能活动的器官，被称为被动发音器官。在发音时，通常由主动发音器官向被动发音器官靠近或接触，通过改变气流的流动方式而调节发出的声音的强度、频率以及音色。

其中，声带振动是发音的基础。声带是位于喉腔中的两瓣对称的膜状结构，两侧声带及杓状软骨底之间的裂隙合称声门，其主要功能是利用气流产生振动而发音。正常呼吸时，

声门处于自然外展状态。发音时，呼吸肌收缩，使肺内的空气呼出，同时两侧声带拉紧，声门裂变窄，气流通过声门时，内收的声带受气流的冲击引起特定频率的振动，通过咽腔、口腔、鼻、鼻窦及胸腔等共鸣腔的修饰或放大后，形成我们能听到的具有特定音色的声音。

上下唇的运动能够调控气流的流量、发音腔形状及唇齿间的相互关系，对发音进行调节，主要取决于唇的正确运动，如双唇音 [b]、[p]、[m]，唇齿音 [f] 等。

舌是口腔中最灵活的发音器官，它能与口腔内许多部位联合作用，改变气流的流动速度，改变口腔共鸣腔的形状辅助发出不同的声音。如 [t]、[l]、[s]、[k]、[h]、[x] 等。

口腔与鼻腔间有软腭和腭垂，当两者下垂时，就会阻碍气流通向口腔，使气流沿鼻腔溢出，这时发出的音称为鼻音，如汉语中的 [n] 和 [m]。

（二）发音器官的神经支配

管理言语功能的中枢常集中在一侧大脑半球，即言语中枢的优势半球。优势半球主要是后天形成的，例如惯用右手者（右利者），其言语中枢位于左半球。与语言有关的神经主要有三叉神经、面神经、迷走神经、舌下神经等。

（三）口腔的缺损或畸形对语音的影响

口腔既参与发音，也是语音的共鸣器官。因此，口腔的部分缺损或畸形，必然影响言语功能。现分述如下：

1. 前牙缺失尤其上前牙缺失，影响唇齿音（/f/、/v/）和舌齿音（/s/、/z/）。

2. 唇裂或唇缺损发双唇音时常夹杂有 /s/ 音。

3. 舌缺失或畸形发元音和辅音中的舌齿音受影响。例如巨舌畸形者，以 /sh/ 和 /zh/ 替代 /s/ 和 /z/ 的发音；舌系带过短者发 /r/、/s/ 和 /z/ 音均受影响。

4. 腭裂者口鼻腔相通，一切语音均混有鼻音。

5. 下颌后缩或过小难以发双唇音。

6. 下颌前突或过大影响发齿音和唇音。

7. 初戴修复体会影响发音的清晰度，但经过适应性训练可以恢复正常。

综上所述，口腔部分缺损或畸形虽可在不同程度上影响发音，但健存的组织具有的一定代偿功能，在一定条件下，通过矫治、修复和训练，可能使发音接近正常。初戴修复体时在一定程度上可能影响发音，但在逐渐适应后，可获得较好的效果。

四、感觉功能

口腔为人体多种感觉比较集中的部位。口腔颌面部的感觉包括深感觉（即本体感觉）和浅感觉，后者包括一般的痛觉、温度觉、触觉、压觉及口腔特有的味觉。在神经系统的调节下，口腔的多种感觉相互协调，可以顺利地完成多种复杂功能。

（一）本体感觉

本体感觉（proprioception）是指肌、腱、关节等运动器官本身在不同状态（运动或静止）时产生的感觉（例如，人在闭眼时能感知身体各部的位置），又称深感觉，包括位置觉、运动觉和震动觉。

正常的本体感觉对于正确地行使口腔功能是不可或缺的，例如牙周膜的本体感觉十分敏感，可以很快地感知施加在牙上的微小力量的变化，并通过调节咀嚼压力以及协调肌和颞下颌关节之间的运动，使咀嚼活动顺利进行。

（二）味觉

味觉（taste）是口腔的一种特殊感觉，除能刺激唾液分泌和促进食欲外，还有助于咀嚼、吞咽等功能的进行。味觉是通过味觉细胞感受刺激并产生兴奋，兴奋传至味觉中枢而产生的。味觉的辨别力和对某种食物的选择，可受血液成分的影响，例如肾上腺皮质功能低下的患者，其血液中钠离子减少，喜食咸味食物；注射过量的胰岛素而致低血糖者主动地选择甜食；人们不愿食味差质劣的食物，以避免不良食物对机体的损害。可见，味觉的生理意义不仅在于营养和保健，而且也与维持机体内环境相对恒定有关。

1. 味觉感受器是味蕾，主要布于轮廓乳头、菌状乳头和叶状乳头内。此外，软腭、咽和会厌等处的黏膜上皮内也有味蕾分布。儿童的味蕾较成人分布广泛；人在 45 岁左右时，味蕾因变性萎缩而数量减少；人到老年时可减至成人的 1/3。

味蕾所接受的酸、甜、苦、咸四种基本味觉，在舌的不同部位其敏感性也是不同的。舌尖对甜味最敏感，舌侧面对酸味敏感，舌根对苦味敏感，而舌的各部分均对咸味敏感。另外，腭、咽、会厌等也能感受味觉刺激，腭部主要感受酸、苦味；软、硬腭交界处对酸、苦味甚至比舌更为敏感（图 5-6）。

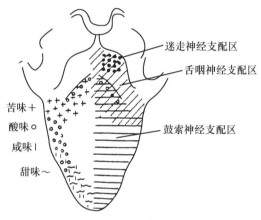

图 5-6　人舌不同部位的味觉

长期给舌不同部位的味蕾以某有味物质刺激，其味觉阈值就会迅速降低，此现象称味觉适应。同时，它会使舌对其他的味道可能变得更为敏感，此现象称交叉反应。例如适应了酸味后，既可对甜味格外敏感，又可对苦味敏感。

2. 味觉传导通路　味觉传导舌前 2/3 味蕾所接受的刺激，经面神经的鼓索传递；舌后 1/3 的味觉自舌咽神经传递；舌后 1/3 的中部及软腭、咽和会厌等处味蕾所接受的刺激则由迷走神经传递。味觉冲动经面神经、舌咽神经和迷走神经进入脑干，最终至大脑的味觉中枢。

3. 味觉特征　人类的味觉多种多样，但基本味觉仅有四种，即酸、甜、苦、咸，其他的味觉，都是上述四种基本味觉相互配合形成的。此外，由于口腔大量的触压觉和温度觉感受器，特别是嗅觉的参与，在中枢神经系统内，将这些感觉综合起来，就会形成多种多样的复合感觉。

（三）触觉和压觉

触觉（touch）是指分布于口腔颌面部皮肤及口内黏膜内的感受器接受来自外界的压力、振动等方面的感觉。狭义的触觉，指刺激轻轻接触皮肤或黏膜时所引起的肤觉。广义的触觉,还包括增加压力使皮肤或黏膜部分变形所引起的肤觉,即压觉,一般统称为"触压觉"。

口腔黏膜各部对触、压觉的敏感度不同,舌尖及硬腭前部的黏膜最敏感,颊、舌背和牙龈等处则感觉较迟钝。年龄越大,黏膜角化越高,则口腔黏膜对触、压觉的敏感度越低。其中,牙周膜的本体感觉极为敏感,对加于牙冠上微小的力量变化或食物中的异物颗粒,均能作出迅速的反应,如力的强度、方向和食块的大小及粗细程度,即使在死髓牙上,仍有此反应。但牙周膜的感受阈值,也可因炎症、疲劳等不同原因而有所变化。牙周膜的触、压觉对于调节咀嚼压力、协调咀嚼肌及颞下颌关节的运动等方面具有重要的作用。

(四)温度觉

温度觉(temperature)是由口腔内冷觉与热觉两种感受不同温度范围的感受器感受外界环境中的温度变化所引起的感觉。

温度觉感受器主要分布在口腔黏膜上,口腔黏膜对温度刺激较敏感,并且,不同部位的黏膜对冷、热刺激的耐受力也不同,口唇黏膜对冷、热的耐受力为 5~60℃,而口腔黏膜为 60~65℃。

牙釉质内无温度觉感受器,只有当牙本质小管液受刺激而产生流动才能感受到刺激,牙髓对冷、热的刺激常是以疼痛形式表现出来。

(五)痛觉

痛觉(pain)是机体受到伤害性刺激时所产生的一种复杂感觉,常伴随不悦的情绪活动,是人体的一种保护性反应。此外,痛觉还是许多疾病的一种临床症状,故痛觉具有重要的临床意义。

口腔黏膜的痛觉感受器较皮肤处少,且分布不均匀,故口腔黏膜的痛觉阈值高于皮肤。牙龈缘处痛觉最为敏锐,与第二磨牙相对的颊黏膜区有触点而无痛点。自颊侧黏膜中央至口角有一段带状的无痛区,痛觉较迟钝,且温度和触、压觉也较迟钝。牙龈、硬腭、舌尖、口唇等处分布有痛点,自前牙区至磨牙移行区的黏膜痛点依次减少,牙的痛觉感受器大多集中在牙髓和牙周膜内。牙髓及牙周膜的痛觉阈值顺序是,前牙低于后牙。牙周膜内痛觉感受器密度为:前牙 > 前磨牙 > 磨牙。

口腔组织的痛觉阈值,不但存在个体差异,即便同一个体,又因受刺激时的精神状态及口腔黏膜或牙周膜的健康状态而有所不同,如情绪紧张或注意力高度集中时,痛觉阈值可升高;口腔黏膜角化程度较大,则痛觉阈值较高。

(陈金锐)

思考题

1. 什么是咀嚼周期和咀嚼效率?
2. 咀嚼运动过程包括哪些,属于哪种生物力学杠杆作用?
3. 吞咽过程分为哪几期?
4. 口腔的感觉功能包括哪些?

第六章 牙的发育与萌出

 学习目标

1. 掌握：牙胚的构成；牙本质、牙釉质的形成过程。
2. 熟悉：牙髓、牙根及牙周组织形成。
3. 了解：牙的萌出与替换。

牙的发育是一系列复杂的上皮及上皮下间充质相互作用的结果。所有牙的发育过程是相似的。乳牙从胚胎第2个月开始发生，至3岁多牙根发育完成。而恒牙胚的发育晚于乳牙胚，发育时间也更长，比如恒中切牙的发育就需10年左右的时间才能完成。

牙的发育是一连续过程，包括牙胚的发生、组织形成和萌出（图6-1）。这一过程不仅发生在胚胎期，而且可持续到出生之后。

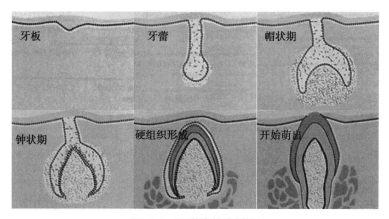

图6-1 牙发育的全过程

第一节 牙胚的发生和分化

在胚胎的第7周，原始的口腔黏膜上皮带分裂为向唇（颊）侧生长的前庭板和向舌（腭）

侧生长的牙板。牙板形成后,在其最末端的上皮细胞增生,并诱导下方的外胚间充质细胞分裂增殖,形成牙胚。牙胚由三部分组成:①成釉器(enamel organ)起源于口腔外胚层,形成牙釉质;②牙乳头(dental papilla)起源于外胚间充质,形成牙髓和牙本质;③牙囊(dental sac)起源于外胚间充质,形成牙骨质、牙周膜和固有牙槽骨。

一、成釉器的发育

在牙胚发育中,成釉器首先形成。成釉器的发育可分为蕾状期、帽状期和钟状期三个时期。

(一) 蕾状期

约在胚胎第8周,在牙板未来形成乳牙的20个定点位置上,牙板上皮细胞迅速增生形如花蕾,称为蕾状期。在此期,细胞形态类似基底细胞,呈立方或矮柱状。同时成釉器上皮下方和周围的外胚间充质细胞增生、聚集并包绕上皮芽,但无细胞的分化(图6-2)。

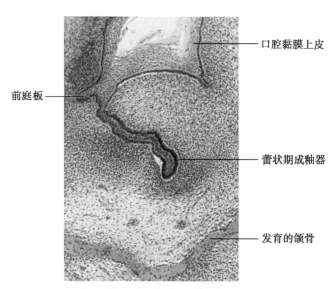

图6-2　蕾状期成釉器形成,牙板末端膨大呈花蕾状

口腔黏膜上皮

前庭板

蕾状期成釉器

发育的颌骨

(二) 帽状期

帽状期(cap stage)在胚胎的第9～10周,蕾状期上皮芽继续生长,体积逐渐增大,由于成釉器上皮外围的细胞生长较快,上皮团最深处的细胞生长较慢,造成基底部向内凹陷,形状如同帽子,称为帽状期成釉器(图6-3)。凹陷区由增生密集的外胚间充质充填。帽状期成釉器上皮细胞大量增殖,并分化为三层,即外釉上皮层(outer enamel epithelium)、内釉上皮层(inner enamel epithelium)和星网状层(stellate reticulum)。外釉上皮层为成釉器周边的一单层立方状细胞,借牙板与口腔上皮相连续;成釉器凹面的一层矮柱状细胞称内釉上皮,它与牙乳头相邻;内、外釉上皮之间为排列疏松的星形细胞为星网状层。

成釉器凹陷部分包围的外胚间充质细胞增生形成牙乳头(dental papilla)与内釉上皮之间以基底膜相隔。环绕在成釉器和牙乳头周围的外胚间充质形成密集的结缔组织层,称为牙囊(图6-3)。成釉器、牙乳头和牙囊共同构成牙胚,成为牙及其支持组织的形成组织。

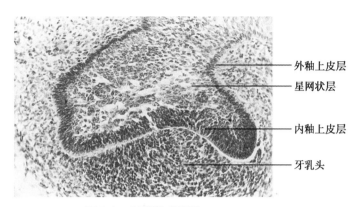

图6-3 帽状期成釉器

（三）钟状期

在胚胎的第10～12周，成釉器进一步发育，其周缘继续生长，中央凹陷更深，形似吊钟，称为钟状期成釉器（图6-4）。此时成釉器发育趋于成熟，其凹面形成特定牙冠的最终形态，如此期成釉器细胞逐渐分化，形成形态功能各异的四层：

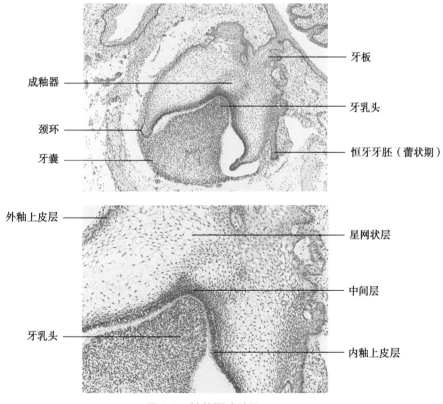

图6-4 钟状期成釉器

1. 外釉上皮层　在钟状器晚期，当牙釉质开始形成时，平整排列的外釉上皮层形成许多褶，邻近的牙囊间充质细胞进入褶之间，内含丰富的毛细血管，为成釉器的代谢活动提供营养。外釉上皮与内釉上皮相连处称颈环（cervical loop）与牙本质和牙根的发育有关。

2．星网状层　在钟状期，星网层体积增大，细胞排列更加疏松。细胞间充满富有蛋白的黏液样液体，对内釉上皮细胞有营养和缓冲作用，以保护成釉器免受损害。

3．中间层（stratum intermedium）　在内釉上皮与星网状层之间出现 2～3 层扁平细胞，细胞核卵圆或扁平状。到钟状期晚期，中间层细胞间隙增大，细胞器增多。

4．内釉上皮层　由单层柱状细胞构成，在颈环处与外釉上皮相连。从牙颈部到牙尖，细胞分化程度各异。内釉细胞开始是柱状或立方状，随着成釉器的发育其开始分化为成釉细胞（ameloblast），细胞逐渐呈高柱状。

二、牙乳头的发育

在钟状期，被成釉器凹陷所包绕的外胚间充质组织增多，其中的间充质细胞出现分化。牙乳头外层细胞在内釉上皮的诱导下分化为高柱状的成牙本质细胞（odontoblast），成熟的牙本质细胞不断分泌牙本质，相应部位内部细胞出现分化，伴有血管神经长入，形成牙髓（dental pulp）。牙乳头是决定牙形状的重要因素。例如，将切牙的成釉器与磨牙的牙乳头重新组合，结果形成磨牙形态；与此相反，切牙的牙乳头与磨牙成釉器重新组合，结果形成切牙形态（图 6-5）。

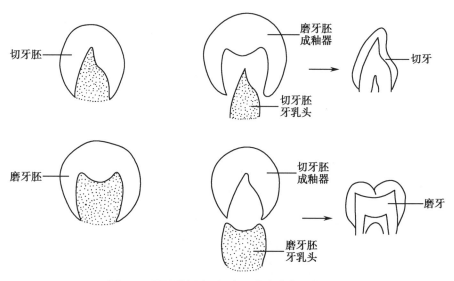

图6-5　牙胚重组合后，由牙乳头决定牙的形态

三、牙囊的发育

在成釉器和牙乳头周围，外胚间充质组织呈环状排列，围绕着成釉器和牙乳头底部的结构称为牙囊（dental sac）。牙囊中含有丰富的细胞及血管，以保证牙体组织形成所需的营养。当牙根发育时，牙囊细胞分化为成牙骨质细胞、成纤维细胞和成骨细胞，分别形成牙骨质、牙周膜和固有牙槽骨。

第二节　牙体组织的形成

　　牙体硬组织从生长中心开始。前牙的生长中心位于切缘和舌侧隆突的基底膜上,磨牙的生长中心位于牙尖处。牙釉质和牙本质的形成按照严格节律性,交叉进行。首先是成牙本质细胞形成一层牙本质并向牙髓腔后退,随后成釉细胞分泌一层牙釉质并向外周后退,如此交叉进行,直至达到牙冠的厚度(图6-6)。

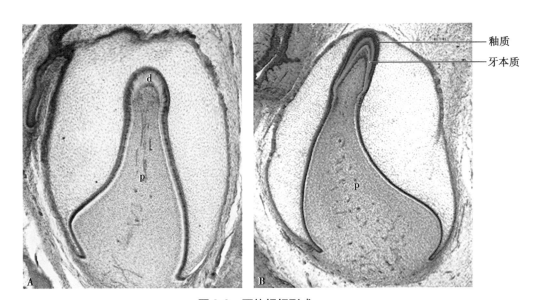

釉质
牙本质

图6-6　牙体组织形成

A. 钟状晚期牙硬组织形成,首先在牙尖部形成牙本质　B. 牙釉质在先形成的牙本质表面形成
d:牙本质　p:牙乳头

一、牙本质的形成

　　牙本质是由成牙本质细胞形成的。钟状期晚期,在内釉上皮细胞的诱导下,与内釉上皮基底膜接触的牙乳头表面的未分化间充质细胞分化为高柱状的成牙本质细胞。该细胞先分泌形成牙本质基质,随后,牙本质基质立即进行矿化,形成一层,矿化一层,而成牙本质细胞离开基底膜,即未来釉牙本质界,向牙髓中心退缩,留下胞质突起在基质中,即为成牙本质细胞突起。

　　牙本质首先在内釉上皮凹面相当于未来切缘和牙尖部位的牙乳头中形成,此后牙本质的形成沿着牙尖斜面向牙颈部扩展,直至整个冠部牙本质完全形成。在多尖牙中,牙本质先在各自牙尖部呈圆锥状有节律层层地沉积,最后相互融合,形成后冠部牙本质(图6-7)。

　　在牙冠发育和牙萌出期间,牙本质每天沉积约4μm。当牙萌出后,牙本质的沉积减少到每天约0.5μm。每天节律性沉积的牙本质基质之间可见到明显的间隔线,即生长线。根部牙本质的形成与冠部牙本质相似,它开始于赫特威(Hertwig)上皮根鞘。

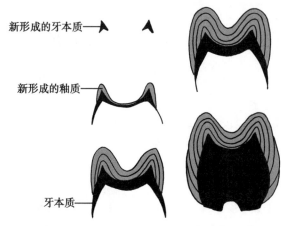

新形成的牙本质——

新形成的釉质——

牙本质——

图6-7　牙本质的沉积，在牙尖部牙本质呈圆锥状有节律地沉积

二、牙釉质的形成

在钟状期晚期，当牙本质开始形成后，内釉上皮细胞分化为有分泌功能的成釉细胞，并开始形成牙釉质。牙釉质形成包括两个阶段：①细胞分泌有机基质，并立即部分矿化；②牙釉质进一步矿化，同时大部分有机基质和水被吸收。

在牙釉质发育过程中，随着牙釉质在牙尖部和牙颈部不断地形成，使牙冠的高度和长度增加，牙冠的体积逐渐增大。牙尖之间的内釉上皮细胞分裂增殖，使后牙牙尖间的距离增加，牙冠的体积增大（图6-8）。牙冠体积从牙本质形成开始，到牙釉质完全形成，约增大了4倍。

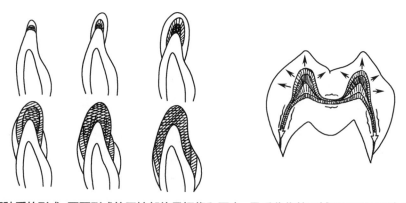

图6-8　牙釉质的形成，牙冠形成的开始部位是切缘和牙尖，最后分化的区域是牙颈和牙尖之间的区域

三、牙髓的形成

牙乳头是形成牙髓的原始组织。在牙胚发育的钟状期末，牙乳头周围开始出现牙本质，此时的牙乳头才称为牙髓。牙乳头底部与牙囊相接，四周被形成的牙本质所包绕。牙乳头中未分化间充质细胞分化为星形纤维细胞即牙髓细胞。随着牙本质不断沉积，牙乳头的体积逐渐减少，至原发性牙本质完全形成，余留在牙髓腔内的多血管结缔组织即为牙髓。当

牙根全部形成时，牙髓发育完成。此时，有少数较大的有髓神经分支进入牙髓，交感神经也随同血管进入牙髓。牙髓中的牙髓干细胞具有自我增殖和多向分化能力，使牙髓具有一定的自我修复和再生功能。

四、牙根的形成

在牙冠发育的晚期，牙根开始发生。内、外釉上皮细胞在颈环处增生，并向未来的根尖孔方向生长。此增生的上皮形成的筒状结构称为上皮根鞘（Hertwig's epithelial root sheath）（图6-9）。上皮根鞘末端向牙髓方向呈约45°角弯曲，形成一盘状结构，称为上皮隔。上皮隔围成一个通向牙髓的孔，即未来的根尖孔，此时形成的为单根牙的牙根；如果上皮隔增生形成两个或三个的舌形突起，突起融合为两个或三个孔，将来就形成双根或三根。

在牙根发育时，上皮隔位置保持不变，随牙根的生长，牙胚向口腔移动，留下空隙为牙根的继续生长提供空间。在牙根发育即将完成时，上皮隔开口缩小，随根尖牙本质和牙骨质沉积，最终形成狭小的根尖孔。

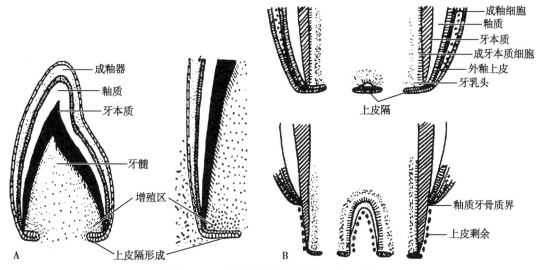

图6-9 上皮根鞘在牙根发育过程中的变化
A. 单根牙　B. 多根牙

五、牙骨质的形成

当牙根部牙本质形成后，上皮根鞘断裂，牙囊间充质细胞穿过断裂的上皮根鞘，与新形成的牙本质接触，分化为成牙骨质细胞，在牙根表面分泌有机基质，并将周围牙周膜纤维埋入其中，此时形成的牙骨质称原发性牙骨质或称无细胞牙骨质（图6-10）。断裂的上皮根鞘细胞与牙面分离，大部分退化消失，少数残留在牙周膜中，称为马拉瑟上皮剩余（Malassez epithelial rest）。

牙骨质矿化方式与牙本质相似，当牙萌出到咬合平面后，在牙根尖侧2/3区域，牙骨质形成快，矿化差，成牙骨质细胞被埋在基质中，此牙骨质称为继发性牙骨质，继发性牙骨质往往是有细胞牙骨质。牙骨质的厚度随年龄而增加。

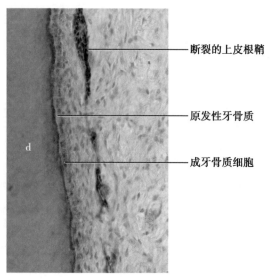

图6-10 牙骨质形成

d: 根部牙骨质

第三节 牙的萌出与替换

一、牙的萌出

牙的萌出（eruption）是指发育中的牙从颌骨内向口腔方向移动，突破颌骨和口腔黏膜达到咬合平面的一个复杂的过程。此过程可分为三个时期：萌出前期、萌出期和萌出后期。

（一）萌出前期

此期的主要改变是牙根形成以前，牙胚在牙槽骨中的移动。发育中的牙胚在颌骨中向各个方向移动，从而保证与发育的颌骨保持正常的位置。在牙胚移动的方向上，骨组织受压吸收，在其相反方向上骨受牵引而增生，以填补空隙。

多数恒牙胚在乳牙胚的舌侧发育，两者位于同一骨隐窝中（图6-11）。恒磨牙从牙板的远端伸延形成牙胚。牙胚发育的开始，颌骨仅有很小的空间容纳这些牙胚，因而上颌的磨牙在发育时，其牙殆面先朝向远中，随着上颌骨的生长，牙殆面转向正常位置。下颌磨牙胚的长轴先向近中倾斜，随着下颌骨的增长而移动到正常垂直位置。上述牙胚的移动是由牙胚的整体性移动和偏心性移动来完成，牙胚通过上述移动来调整与邻牙和发育颌骨的关系，为牙萌出做好准备。

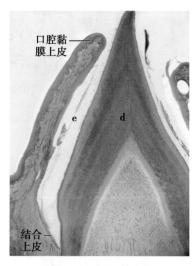

图6-11 切牙萌出期

牙冠萌出口腔，缩余釉上皮在牙颈部形成结合上皮

d: 牙本质　e: 牙釉质

（二）萌出期

牙的萌出开始于牙根的形成,持续到牙进入口腔达到咬合接触。牙冠突破黏膜进入口腔前,牙冠表面被缩余釉上皮覆盖,该上皮能保护牙冠在萌出过程中不受损伤,否则在结缔组织的作用下,牙釉质和牙本质可被吸收而使牙冠变形。该上皮还能分泌酶,溶解结缔组织,加之萌出时的压力,使结缔组织破坏。此时,缩余釉上皮外层细胞和口腔上皮细胞增殖并移动到萌出牙的牙冠上方融合形成双层上皮团。上皮团中央细胞死亡,形成一个有上皮衬里的牙萌出通道,该通道使牙萌出时不会发生出血。

牙冠萌出到口腔,一方面是牙本身主动殆向运动而萌出,即主动萌出;另一方面是由于缩余釉上皮与牙釉质表面分离,临床牙冠暴露,牙龈向根方移动来完成的,即为被动萌出。牙冠尚未暴露的部分,仍有缩余釉上皮附着在牙面上。待牙完全萌出后,这部分上皮则形成结合上皮(图6-11,图6-12)。牙尖进入口腔后,牙根的1/2或3/4已形成。

（三）萌出后期

该时期从牙到达咬合平面开始直到牙根与牙周发育完成。当牙萌出到咬合建立时,牙槽骨密度增加,牙周膜主纤维呈一定方向排列,并成束分布,附着在牙龈、牙槽嵴和牙槽骨上。随着萌出的进行,牙周纤维束直径由细小变得粗大,使得牙在牙槽窝内更加稳固,以适应不断增强的咀嚼力。牙周膜和牙槽骨中含有丰富的血管。牙萌出之初,牙根尚未完全形成,髓腔大,根尖孔呈喇叭口状,牙骨质薄,结合上皮附着在牙釉质上。牙萌出后,牙根仍继续发育。随着牙本质和根尖牙骨质的沉积,根管变窄,根尖孔缩小,牙根才完全形成,此过程一般要经过2～3年左右。

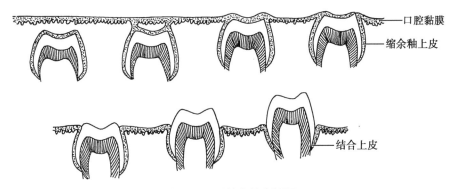

图6-12 牙萌出的全过程

自牙尖进入口腔到与对颌牙建立咬合的时期内,牙根尚未完全形成,牙周附着不牢固,牙槽骨较疏松,易受外力的影响,此时最易发生咬合异常。当然,已出现牙移位者,在儿童期矫治比成人效果要好。

（四）萌出的时间

牙萌出有以下几个特点:①按先后顺序萌出;②左右对称同期萌出;③下颌牙的萌出略早于上颌同名牙;④女性萌出的平均年龄稍早于男性。

1. 乳牙的萌出　乳牙牙胚在胚胎2个月时即已发生,5～6个月时开始矿化。婴儿出生时颌骨内已有20个乳牙牙胚。乳牙萌出的顺序依次为Ⅰ、Ⅱ、Ⅳ、Ⅲ、Ⅴ。各乳牙萌出的平均年龄见表6-1。

表6-1　各乳牙萌出平均年龄表

	I	II	III	IV	V
上颌	8个月	9个月	18个月	14个月	28个月
下颌	6个月	7个月	16个月	12个月	22个月

2. 恒牙的萌出　第一恒磨牙牙胚在胚胎4个月时即发生，是恒牙中发育最早的牙；恒切牙及尖牙的牙胚在胚胎5~6个月时发生；前磨牙的牙胚在胚胎10个月时发生，第二恒磨牙牙胚在出生后1岁时形成，而第三恒磨牙牙胚形成于出生后4~5岁。婴儿出生时第一恒磨牙牙胚已钙化，3~4个月时切牙牙胚钙化，16~18个月时第一前磨牙牙胚钙化，20~24个月时第二前磨牙牙胚钙化。在5岁以前，尖牙及第二磨牙牙胚均已钙化，并且发生第三磨牙牙胚。6岁左右，第一恒磨牙在第二乳磨牙的远中萌出，是最先萌出的恒牙，不替换任何乳牙。恒牙萌出的顺序：上颌依次为6、1、2、4、3、5、7、8或6、1、2、4、5、3、7、8。下颌依次为6、1、2、3、4、5、7、8或6、1、2、3、4、7、5、8。其中括号表示可同时萌出。各恒牙萌出的平均年龄见表6-2。

表6-2　各恒牙萌出平均年龄表（单位：岁）

	1	2	3	4	5	6	7	8
上颌	8	9	12	10	12	6	12	>18
下颌	6	7	9	10	12	6	12	>18

二、乳恒牙交替

随着儿童年龄的增长，乳牙的数目、大小和牙周组织的力量等，均不能适应生长的颌骨和增强的咀嚼力，要被恒牙替换。乳牙从6岁左右，陆续发生生理性脱落，至12岁左右，全部为恒牙所代替，该过程称为乳恒牙交替。此时口腔内既有乳牙又有恒牙，称为混合牙列期或替牙殆时期。乳牙的存在及其功能正常，不仅能促进牙弓的生长，而且刺激颌骨的发育，为恒牙正常萌出提供足够的位置。因此，乳牙过早脱落，可引起恒牙位置的紊乱，从而引起咬合关系紊乱。

乳牙的脱落是牙根发生生理性吸收并与牙周组织失去联系的结果。脱落的乳牙没有牙根或有很短的一段牙根，根面呈蚕食状。

乳牙根面吸收的部位，可因恒牙胚的位置的不同而不同。如恒前牙牙胚是在相应乳牙牙胚的舌侧。随着恒牙胚的萌出，牙胚移动到乳前牙根的舌侧近根尖1/3处。所以，乳牙根的吸收是从这一部位开始，然后恒牙胚向殆面和前庭方向移动，并在咬合方向和前庭方向对乳牙根进行吸收。随后，恒前牙牙冠移至乳牙根的正下方，引起该处的水平吸收，恒前牙恰好在乳前牙的位置上萌出（图6-13）。如果乳牙未脱落而继承恒牙已萌出，出现双层牙，此时，应尽早拔除此乳牙，从而有助于舌侧萌出的恒牙调整到正确的位置上。

恒前磨牙的牙胚位于乳磨牙牙根之间，因此，乳磨牙牙根的吸收是从根分叉处开始。首先根间骨隔被吸收，然后乳牙根发生吸收。同时牙槽突继续生长，以容纳伸长的恒牙根。乳牙向殆面方向移动，使恒前磨牙胚位于乳磨牙的根尖部。恒牙胚继续萌出，乳牙根完全被吸收，恒前磨牙进入乳磨牙的位置（图6-14）。

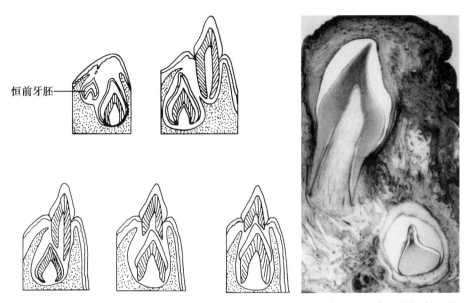

恒前牙胚——

图6-13 乳前牙替换,恒前牙胚在乳牙舌侧发生,向乳牙根尖方向移动;在乳牙根舌侧开始吸收和萌出

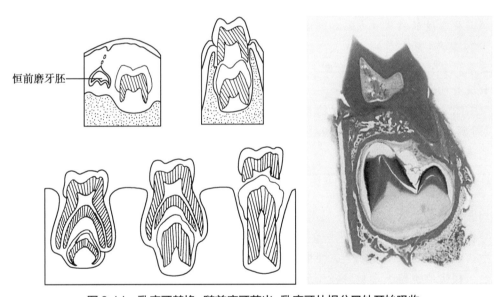

恒前磨牙胚——

图6-14 乳磨牙替换,随前磨牙萌出,乳磨牙从根分叉处开始吸收

（杨美静）

思考题

1. 牙胚由哪几部分组成？分别形成哪些组织？
2. 简述钟状期牙胚的细胞特点。
3. 简述牙硬组织基质形成及矿化特点。

第七章 口腔病理概要

 学习目标

1. 掌握：龋病的三联因素学说，牙釉质龋和牙本质龋的主要病理变化；急性牙髓炎的病理变化，慢性牙髓炎的类型及病理变化特点；急性根尖周炎与慢性根尖周炎的病理变化；慢性龈炎及牙周炎的主要病理变化；成釉细胞瘤的临床特点及病理特点，牙源性角化囊肿的临床特点和病理变化，含牙囊肿和根尖周囊肿的主要病理变化。

2. 熟悉：牙本质龋的特点；牙髓充血、牙髓变性和牙髓坏死的病理特点；根尖周炎的发展过程；龈增生和慢性牙龈炎的病理特点；牙源性腺样瘤的主要病理变化；牙源性钙化囊肿的主要病理变化。

3. 了解：牙骨质龋的病理特点；牙髓炎的临床表现；根尖周炎的临床表现；牙周变性、牙周创伤和牙周萎缩的病理特点；牙源性钙化上皮瘤的主要病理变化；牙瘤的类型和特点。

　　口腔疾病种类繁多，病理变化复杂。本章重点介绍龋病、牙髓病、根尖周炎、牙周组织病和牙源性肿瘤及囊肿。龋病是口腔常见病，发病率占口腔疾病之首，世界卫生组织将其列为危害人类的三大疾病之一。牙髓病最常见的是牙髓组织炎症，包括急性牙髓炎和慢性牙髓炎。根尖周炎绝大多数继发于牙髓炎，包括急性根尖周炎和慢性根尖周炎。牙周组织病包括牙龈病和牙周炎，牙龈病的类型较多，其中慢性龈炎最常见；牙周炎是口腔两大多发病之一，是破坏人类咀嚼器官的最主要疾病。牙源性肿瘤以成釉细胞瘤最多见，牙源性囊肿主要为含牙囊肿、牙源性角化囊肿和根尖周囊肿。

第一节　龋　病

　　龋病（dental caries）是一种牙体硬组织的慢性感染性疾病，在细菌等多种因素的共同作用下，牙无机物脱矿，有机物分解，导致牙体硬组织发生慢性进行性破坏，晚期形成龋损。龋病是常见病、多发病，发病率占口腔疾病之首。世界卫生组织将其列为危害人类的三大疾病之一。

随着龋病病变的发展，当病变累及深部组织时，可引起牙髓炎、根尖周炎、颌骨炎症等一系列并发症。据统计，龋病及其并发症患者占口腔门诊总数的60%，而因这些原因拔除的牙占拔牙总数的50%。因此，研究龋病的发生发展规律对预防龋病及其继发病具有重要意义。

一、病因和发病机制

龋病的病因和发生机制非常复杂，导致龋病的因素包括细菌、菌斑、食物、牙及其所处的环境等多种因素。20世纪60年代初，Keyes等提出了"三联因素"学说，其主要观点：龋病由细菌、食物和宿主三个主要因素互相作用而产生。

（一）细菌和菌斑

细菌与龋病的发生极其密切，龋病是一种感染性疾病。口腔中存在大量的微生物，其中主要是细菌。口腔细菌种类繁多，但并非都能致龋。致龋菌主要是一些附着于牙面并能产酸的细菌，其中变形链球菌是最重要的致龋菌，而乳酸杆菌、远缘链球菌、黏性放线菌等也与龋的发生有一定关系。

口腔致龋菌必须黏附在牙面上形成菌斑才能发挥致龋作用。菌斑（bacterial plaque）是牙面上未矿化的细菌性沉积物，主要由细菌、唾液糖蛋白和菌斑基质组成。菌斑是细菌的微生态环境，细菌在此环境中生长、发育、繁殖、衰亡，进行着复杂的代谢活动。

组织学上，菌斑由基底层、中间层和表层组成。①基底层：紧贴牙面，为一层无细胞的均质薄膜，主要由唾液蛋白组成。②中间层：为菌斑的主要部分，由近基底层的致密微生物层和其表面的菌斑体部组成。致密微生物层主要由球菌构成；菌斑体部为菌斑的最大部分，由多种微生物构成，丝状菌互相平行且与牙面垂直排列，呈栅栏状，其间有大量球菌和短杆菌。③表层：在菌斑最外层，结构较松散，主要由球菌、短杆菌、丝状菌、食物残渣和脱落上皮细胞等组成，丝状菌表面可附着球菌，形成谷穗状结构。牙菌斑的形成是十分复杂的生态学过程，包括唾液薄膜的形成、细菌的黏附和集聚、菌斑成熟。

菌斑对龋病的发生有重要作用，因为菌斑中可积聚酸，这些酸足以使牙釉质脱矿。口腔内有糖时，菌斑细菌分解菌斑内的糖产生酸性代谢产物（主要是乳酸），使局部pH降低，引起牙釉质脱矿。当摄糖停止后，菌斑内产酸减少，使菌斑内pH回升，这时游离的矿物离子又可重新沉积至牙釉质表面，使牙釉质发生再矿化。随着菌斑内酸性环境的反复改变，在菌斑-牙釉质之间可不断发生脱矿与再矿化，最后导致龋病的发生。

（二）食物因素

食物对龋病的发生主要有两方面的影响。

1. **食物的化学成分** 食物的化学组成与其致龋性有很大关系，含糖量高的食物致龋力强，含维生素、矿物质多的食物有抗龋性。食物中碳水化合物在龋病的发生发展中起着重要作用。糖可以被细菌的葡萄糖基转移酶转变为细胞外葡聚糖，后者具有很大黏性，可将细菌黏附于牙面或菌斑上；菌斑中的细菌能利用糖产酸，使局部pH值降低，引起牙釉质脱矿。单糖和双糖容易被致龋菌代谢而产生酸性产物，其致龋力大于多糖，蔗糖的致龋力显著大于其他糖类。

2. **食物的物理性状** 食物的物理性状也影响其致龋力，黏稠度大、附着性强的食物易于黏附在牙面上，在牙面滞留的时间长，故致龋力强。粗糙、纤维性食物在咀嚼过程中，对牙面有自洁作用，可减少龋病的发生。

（三）宿主因素

牙是细菌酶和酸作用的对象，牙的位置、形态、结构都与龋的发生有关。牙体组织的组成和结构影响着龋病的发生，牙釉质中氟含量高的部位发生龋病的机会少，牙釉质发育不全或矿化不全可加快龋病的进展速度。刚萌出的牙矿化程度低，易受酸侵蚀。牙排列不整、深而狭窄的窝沟点隙等易滞留食物，从而导致龋病发生。

综上所述，细菌和菌斑、食物、宿主是龋病发生的三个基本因素，构成了现代龋病发病理论的基本框架。三者在龋病的发生过程中，相互作用，缺一不可。龋病是一种慢性进行性疾病，从早期龋到临床可见的龋洞一般需要 1.5～2 年时间。所以即使致龋菌、可产酸的代谢底物和易感牙三者同时存在，龋病也不会立刻发生；菌斑的致龋菌利用食物碳水化合物产酸，使局部微环境的 pH 降低并维持一定时间才能形成龋病。因此，在 20 世纪 70 年代，有学者在三联因素基础上增加了时间因素，提出了龋病病因的四联因素理论，目前已被广泛接受。

二、病理变化

龋病好发于食物容易滞留且不易清洁的部位。恒牙好发牙位是下颌第一磨牙，其次为下颌第二磨牙；乳牙好发牙位是下颌第二乳磨牙，其次为上颌第二乳磨牙。好发牙面是𬌗面的窝沟点隙，其次为牙邻面接触点根方，再次为唇颊面的近龈缘牙颈部。

龋病初期，牙釉质表面脱矿，病损区呈白垩色不透明区（由于牙釉质脱矿使其光折射率改变所致）。继而病变区由于色素沉着，逐渐变为黄棕色、棕褐色，并可向周围组织扩展。病变进一步发展，病变牙釉质逐渐变粗糙，最终组织崩溃形成龋洞。

龋病的病理变化与病变部位、进展速度等因素有关，不同类型的龋病其组织学表现存在差异。龋病有多种分类方法，根据病变进展速度，将龋病分为急性龋、慢性龋和静止性龋；根据龋病受侵袭部位，将龋病分为窝沟龋、平滑面龋和根龋；根据病变累及的组织，将龋病分为牙釉质龋、牙本质龋和牙骨质龋。

（一）牙釉质龋

牙釉质龋（enamel caries）是指发生在牙釉质内的龋损。除根龋外，龋损都是从牙釉质开始，并逐渐累及牙本质。牙釉质是一种高度矿化的组织，对细菌侵袭具有足够的抵抗能力。一旦牙釉质被破坏，病变在牙本质中的扩散速度就要快得多。由于牙釉质组织结构的特点，其基本病变表现为脱矿和再矿化。

牙釉质龋可发生在平滑面，也可发生在窝沟处，两者的进展与形态略有不同。在临床上虽然以窝沟龋最常见，但由于窝沟解剖结构的复杂性，干扰了对牙釉质龋组织形态学的观察，故牙釉质龋的病理变化和病变过程的理论大都是从研究平滑面龋得来的。

1. 平滑面龋（smooth surface caries）　多见于牙邻接面接触点根方、颊舌面近龈缘牙颈部。光镜观察牙釉质龋纵磨片，早期表现为病损区的釉柱横纹和生长线变得明显；随着病变进一步发展，病损区呈三角形，其基底部向着牙釉质表面，顶部向着釉牙本质界，为病变最早、最活跃的部分。在显微镜下观察早期牙釉质龋的纵磨片，病变由深向浅依次分为四层，即透明层、暗层、病损体部和表层（图 7-1）。

（1）透明层（translucent zone）：位于病损的最前沿与正常牙釉质相连，呈透明状，生长线及釉柱横纹均不清楚，是龋损最早发生的组织改变。此层牙釉质晶体开始出现脱矿，晶

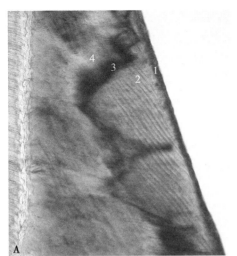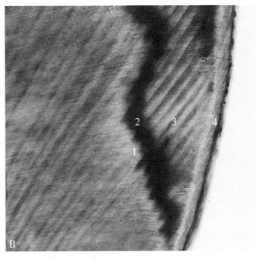

图7-1　牙釉质平滑面龋病损呈三角形

A. 低倍镜　B. 高倍镜

1. 表层　2. 病损体部　3. 暗层　4. 透明层

体间空隙较正常牙釉质空隙增大，孔隙容积增多，约为1%（正常为0.1%）。透明层是牙釉质龋最初的表现，由牙釉质少量脱矿造成。透明层并非在所有病例中都出现，约50%的病例可出现或只存在于病变的部分区域。

（2）暗层（dark zone）：紧接于透明层表面，磨片用树胶封片时，此层表现为暗黑色。暗层的孔隙较透明层增加，孔隙容积约2%～4%。孔隙大小不一，部分空隙较大，有的孔隙较小。较小孔隙的产生方式有两种，一种由脱矿直接产生，另一种是矿物盐再沉积的结果。暗层是同时存在脱矿与再矿化的区域，大约85%～90%的病例可出现暗层。

（3）病损体部（body of the lesion）：位于表层和暗层之间，是牙釉质龋病变范围最大的一层。磨片用树胶封片时，光镜下病损体部较为透明，与暗层之间界线清楚。此层脱矿程度严重，孔隙在边缘区较少，孔隙容积约5%，而在中心区孔隙则较多，孔隙容积可达25%。光镜下该层生长线、釉柱横纹均很明显。病损体部为龋损脱矿最严重的一层，在所有病损中都存在。

（4）表层（surface zone）：位于牙釉质龋的最表面，此层相对完整，其组织结构和理化特性与正常牙釉质较为相似，脱矿程度明显较病损体部轻，孔隙容积约为5%。

表层是龋损发生时首先受酸侵蚀的部位，但其脱矿程度反而比深层的病损体部轻。正常牙釉质表层矿化程度较高，氟含量高，而镁含量较低，这些特性使表层具有较强的抗酸能力。在牙釉质龋早期，同时进行着脱矿与再矿化的过程，再矿化离子主要来自唾液和菌斑中的矿物离子。牙釉质龋表层的出现，除与牙釉质表面自身的结构特点有关外，无机盐的再矿化也起了重要作用。表层可见于95%的病例。

2. 窝沟龋（pit and fissure caries）　𬌗面窝沟点隙是食物、菌斑滞留区，且不易清洁，故窝沟是龋病最好发的部位，形成窝沟龋。窝沟龋的病变过程、组织学特征等与平滑面龋相似，但由于窝沟的解剖特点，釉柱排列方向与平滑面牙釉质不同，所以窝沟龋的形态与平滑面龋不尽相同。

　　窝沟龋的形态也呈三角形,但其基底部向着釉牙本质界,顶部向着窝沟壁。由于窝沟底部釉柱排列密集,所以窝沟龋病损并非从窝沟底开始,而是呈环状围绕窝沟壁进展,并沿釉柱的长轴方向逐渐向深部扩展。当病变超过窝沟底部时,侧壁病损互相融合,形成口小底大的三角形潜行性龋损(图7-2)。由于窝沟底部牙釉质较薄,窝沟龋病变很容易扩展至牙本质,并沿釉牙本质界向两侧扩展。这种病变特点,临床上检查时可能无明显龋洞,但其深部已有较大范围的病变。

　　由于窝沟龋的病损底部较宽大,病变进展较快,所累及的牙本质区域较平滑面龋大,容易造成大面积的牙本质病变。故窝沟龋比平滑面龋进展快,程度严重。

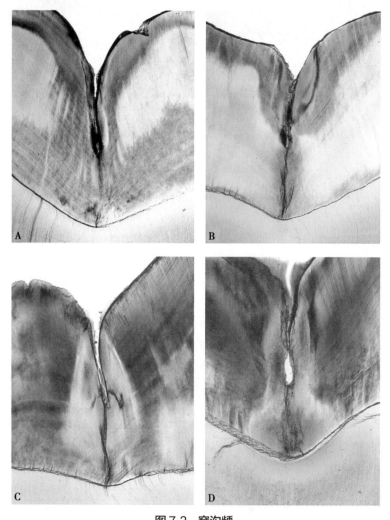

图7-2　窝沟龋

A.病损自沟壁开始　B.沿釉柱向深部扩展　C.超过窝沟底部时形成三角形病损区,基底部向着釉牙本质界　D.病变达釉牙本质界

　　在龋病的发展过程中,不仅发生着晶体的溶解,还存在着一系列再矿化现象,脱矿和再矿化是不断交替的过程。随着晶体的溶解,晶体直径不断变小;随着再矿化的不断进行,晶体可逐渐增大或形成新的晶体。当在微环境中存在氟离子时,还可形成氟磷灰石、氟羟磷

灰石。由于氟离子的半径小于羟基,氟替代羟基后完全能够进入磷灰石结构中的钙三角平面,形成晶格结构更加稳定的氟磷灰石,这就是氟防龋的分子机制。

(二)牙本质龋

牙本质龋(dentine caries)多由牙釉质龋进一步向深层发展所致,少数也可由牙骨质龋发展而来。牙本质与牙釉质相比,不论在组织结构还是在理化特性上均有很大不同,因此牙本质龋的病理过程及表现也有其自身特点。牙本质龋具有三个基本特征:①牙本质含有机物较多,约占重量的 20%,主要为胶原。因此,在龋损形成过程中,除无机晶体溶解外,还有较多有机物的分解破坏;②牙本质小管内含成牙本质细胞突起,贯穿于牙本质全层,牙本质龋可沿牙本质小管进展,故发展较快;③牙髓和牙本质为一生理性复合体,因此在龋病发展过程中,常伴有牙髓组织的一系列防御性反应,表现为修复性牙本质、透明牙本质的形成。

牙本质龋的发展过程较牙釉质龋迅速。牙本质小管由髓腔壁呈放射状排列,一方面龋损沿釉牙本质界横向扩展,同时沿牙本质小管向深部发展(图 7-3)。故牙本质龋在病理形态上是一个累及范围更广的三角形病变,基底部位于釉牙本质界,尖指向牙髓腔。根据组织矿化程度、形态改变和细菌侵入的情况不同,一般将牙本质龋的病理改变由病损深部向表面分为四层(图 7-4、图 7-5)。

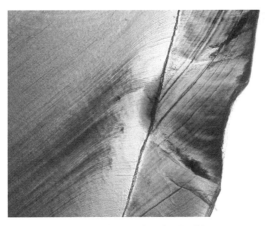

图7-3 病变沿釉牙本质界扩展

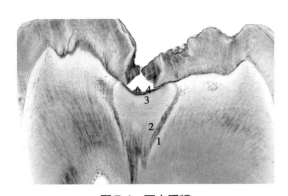

图7-4 牙本质龋

1. 透明层 2. 脱矿层 3. 细菌侵入层 4. 坏死崩解层

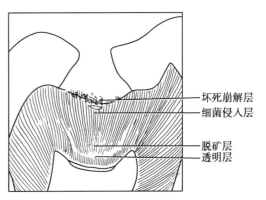

坏死崩解层
细菌侵入层
脱矿层
透明层

图7-5 牙本质龋各层变化模式图

1. 透明层（translucent zone） 又称硬化层，为牙本质龋最深层、最早出现的改变，位于病变的底部和侧面。光镜下，此层呈均质透明状，小管结构不明显。

电镜下，牙本质小管内有较多的针状或多边形矿化晶体沉积，随时间推移，沉积晶体数量逐渐增多，最后将小管堵塞，此乃再矿化所致。由于牙本质小管内矿物盐沉积，使管腔内折光指数与周围细胞间质相似，故该层呈透明状。该层硬度较正常牙本质低，表明有一定量脱矿。

2. 脱矿层（zone of demineralization） 位于透明层表面，是细菌侵入前酸的扩散导致的脱矿改变。在脱矿层，牙本质小管内成牙本质细胞突起发生变性坏死，小管内较空虚，内含空气和坏死的成牙本质细胞突起。透射光下观察牙本质磨片，此区呈暗黑色不透光，称为死区。死区为细菌及其产物提供了易于进入牙髓腔的通道。

脱矿层已发生软化，因无细菌侵入在龋病治疗中曾认为可以保留。但在临床操作中，很难区分受细菌感染或未受细菌感染的牙本质，故在洞型制备时，应将脱矿层中的软化牙本质去除。

3. 细菌侵入层（zone of bacterial invasion） 位于脱矿层表面，细菌侵入牙本质小管，沿小管向深层扩散并繁殖，有的小管被细菌所充满（图7-6）。最先侵入小管内的细菌是产酸菌（乳杆菌），随后蛋白溶解菌进入小管，小管内细菌由产酸菌和蛋白溶解菌混合组成。

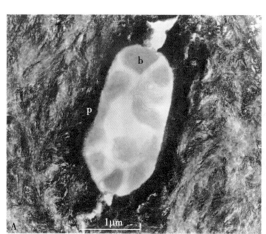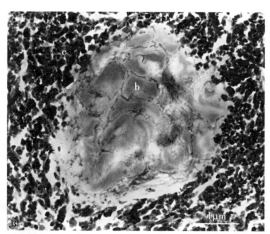

图7-6 牙本质龋细菌侵入层
b. 小管内细菌　p. 管周牙本质　c. 小管周围再矿化晶体

随着细菌在小管内的繁殖，小管壁由于脱矿和蛋白溶解而软化，牙本质小管出现扩张，呈串珠状。随着小管壁和管间牙本质的进一步脱矿，胶原纤维发生变性，有机物基质被蛋白分解酶分解，管周牙本质变薄破坏，小管互相融合形成大小不等的坏死灶，坏死灶与小管方向平行，且可呈多灶性外观，坏死灶内充满坏死的基质残屑和细菌（图7-7）。有的病灶沿牙本质小管侧支破坏，形成与小管垂直的裂隙。由于此层内已有细菌存在，在临床龋洞预备时应彻底清除该层组织。

4. 坏死崩解层（zone of destruction） 为牙本质龋损的最表层。随着液化坏死灶不断扩大和数量增多，细菌不再局限于小管内，而侵入管周牙本质和管间牙本质。此层内几乎无正常牙本质结构，牙本质完全崩解破坏，只残留一些坏死崩解组织和细菌等（图7-8）。

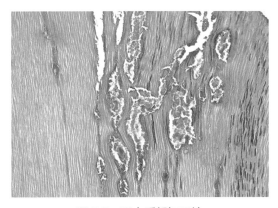

图7-7 牙本质龋坏死灶

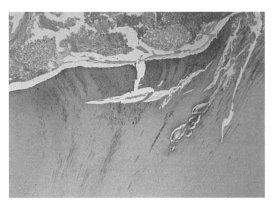

图7-8 牙本质龋,牙本质表层组织坏死崩解

总之,牙本质龋各层改变的形成过程较为复杂。病变初期,牙釉质龋或牙骨质龋前沿的牙本质脱矿(脱矿层)。脱出的钙磷离子和成牙本质细胞突起输送的钙磷离子,在脱矿区深部 pH 相对较高区域重新沉积,使小管发生矿化、闭塞(透明层)。当牙釉质龋进一步发展,牙釉质崩解形成龋洞,洞内充满细菌,这些细菌很快侵入牙本质小管,使牙本质小管进一步脱矿,同时细菌产生的酶使有机物溶解,小管扩张、破坏、融合,形成坏死灶(细菌侵入层)。坏死灶继续扩大,组织崩解破坏(坏死崩解层)。

牙髓和牙本质是一个生理性复合体,因此当牙本质龋发生时,病理性刺激通过牙本质小管、成牙本质细胞突起传导至牙髓组织,导致牙髓组织出现不同的反应。如病理性刺激强烈,可引起牙髓组织充血水肿、成牙本质细胞变性坏死和牙髓炎症甚至坏死。如炎症刺激较弱和缓慢时,在病损处相对应的牙髓腔侧可形成修复性牙本质,延迟病变累及牙髓的时间。

在牙本质龋,软化牙本质深层质硬、着色的牙本质可含有少量细菌,但不会致龋。所以在洞型制备时,这些牙本质没必要去除。

(三)牙骨质龋

牙骨质龋(cementum caries)多见于老年人,好发于牙颈部。牙骨质位于牙根部表面,矿化程度较低,抗龋能力差,尤其是釉质牙骨质界处相对薄弱。正常情况下,牙骨质表面有牙龈覆盖。当牙龈萎缩时,釉质牙骨质界和牙根暴露,容易形成牙骨质龋。

病变开始时,牙颈部牙骨质表面形成菌斑,菌斑局部 pH 值持续降低。首先使局部牙骨质脱矿,然后酸和细菌代谢产物通过穿通纤维深入牙骨质深层,并沿牙骨质的板层状结构向周围扩展,使牙骨质脱矿和有机物分解,形成牙骨质的潜行性龋。由于牙骨质矿化程度较低、厚度较薄,故牙骨质龋进展较快。脱矿的牙骨质很容易崩解(图 7-9),使病变迅速累及牙本质。根部牙本质龋的组织学改变与冠部牙本质龋相似,但根部牙本质矿化程度随年龄而不断增加,因此

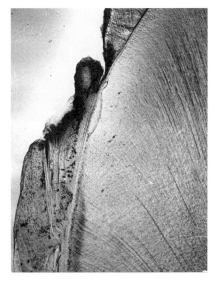

图7-9 牙骨质龋

龋损累及根部牙本质后，其进展速度较冠部龋损缓慢。

牙骨质龋病灶内含有大量致病菌，其中主要是放线菌，表明放线菌与根龋的发生有密切关系；同时变形链球菌、乳酸杆菌也与根龋的发生有关。

随着社会的老龄化，牙龈发生萎缩，牙根暴露的牙逐渐增多。近年来，牙骨质龋的发病率呈现上升趋势。因此，目前对牙骨质龋的临床病理及防治的研究越来越为人们所重视。

（李宪孟）

第二节　牙　髓　病

牙髓病是发生在牙髓组织的一类疾病，包括牙髓炎、牙髓变性、牙髓坏死和退行性变，其中最常见的是牙髓炎。牙髓和牙本质在胚胎发生和结构功能方面关系密切，故称之为牙髓 - 牙本质复合体。当牙体疾病，如龋病、外伤等波及牙本质深层，刺激通过牙本质小管传入牙髓，可引起牙髓组织炎症反应或修复反应。

一、牙髓炎

牙髓炎（pulpitis）是最常见的牙髓病，多数牙髓炎是由龋齿引起，牙外伤、牙周病及医源性也可引起。

引起牙髓炎的病因很多，主要有细菌感染、物理、化学刺激和免疫反应等。

（1）细菌感染：细菌感染是引起牙髓病尤其是牙髓炎最常见的因素，细菌感染牙髓主要有以下途径：

1）龋病：是细菌侵入的主要来源，当龋病发展至牙本质深层时，细菌及其毒素可通过牙本质小管进入牙髓。

2）损伤：牙冠折断、意外穿髓或牙隐裂等，细菌通过暴露的牙髓直接进入。

3）深牙周袋：细菌通过侧支根管或根尖孔引起逆行性感染。

4）经血源感染：牙髓血源感染多发生在牙髓有损伤或退行性变的基础上，这种途径非常罕见。

（2）物理因素：急慢性创伤，包括交通事故、竞技运动、暴力、咀嚼硬物等，均可导致牙髓外伤。牙科治疗时高速电钻或砂轮产热可刺激牙髓；充填深龋时衬洞或垫底不当，外界温度刺激长期反复经充填物传入牙髓；牙周袋刮治伤及根尖血管导致牙髓供血受阻等，均可引起牙髓损伤，甚至牙髓坏死。

（3）化学因素：引起牙髓炎的化学刺激主要来自窝洞的消毒药物、垫底物和充填物。

以上各因素是否引发牙髓炎，与细菌的数量、毒力、物理化学刺激强度、持续时间以及机体抵抗力和牙髓供血情况等因素密切相关。

（一）牙髓充血

牙髓充血（pulp hyperemia）是指牙髓血管内血液含量增多，多由于受到各种刺激后所发生的扩张性充血，分为生理性及病理性两种。生理性充血见于牙发育期、牙根吸收期、妇女月经期、妊娠期及高空飞行气压下降时期等。病理性充血大多由深龋引起，细菌或其代谢产物经牙本质小管缓慢而轻微刺激牙髓，使龋损相对应的牙髓组织呈现充血状态。其他如磨耗、楔状缺损、温度刺激、创伤等也可引起。若去除病因，充血的牙髓可以恢复正常状态。

因此,牙髓的病理性充血又称为可复性牙髓炎(reversible pulpitis)。

1. 临床表现　病理性牙髓充血主要表现为牙本质过敏。患牙对冷热温度刺激或酸甜刺激较敏感,尤其是冷刺激,可出现一过性的疼痛反应,刺激除去后疼痛随即消失,一般无自发性疼痛。

2. 病理变化　肉眼见充血的牙髓呈红色。光镜下表现为牙髓血管扩张充血呈树枝状,血细胞充盈。充血扩张的血管常局限在受刺激牙本质小管相应的牙髓端。若受刺激时间较长,则扩张的血管通透性增加,血浆渗出、组织水肿,少量红细胞外渗。若血流缓慢、血液浓缩,也可导致血栓形成。

(二)急性牙髓炎

急性牙髓炎(acute pulpitis)多数由牙髓充血发展而来或为慢性牙髓炎急性发作,常因深龋感染牙髓所致。

1. 临床表现　急性牙髓炎患者常因突发性剧烈疼痛而就诊,且多数患者曾有冷热刺激痛或化学刺激痛史。疼痛特点为自发性痛、阵发性痛和放射痛,往往是夜间疼痛发作。疼痛常沿三叉神经分支所支配的区域放射至患侧上、下颌、面部、耳颞部,以致患牙的部位难以确定。热刺激使疼痛加剧,冷刺激使疼痛缓解;若炎性渗出物和坏死组织经根尖孔扩展到根尖周组织,则可产生咀嚼痛和叩痛。急性牙髓炎若经穿髓孔引流,压力减低,疼痛缓解,炎症不易扩散。因此一旦诊断为急性牙髓炎,应尽早开髓引流。

2. 病理变化　早期病变局限在受刺激部位相对应的牙髓,如龋损下方,牙髓血管扩张充血,血管通透性增加,液体渗出,组织水肿,纤维蛋白沿血管壁周围渗出,这时称急性浆液性牙髓炎(acute serous pulpitis)(图 7-10)。随着炎症加重,血流速度减慢,大量中性粒细胞游出血管并向炎症中心趋化,同时释放溶酶体酶,使自身和坏死组织溶解液化,形成脓肿。早期脓肿局限,脓腔内有密集的中性粒细胞,其余牙髓水肿伴炎细胞浸润。脓肿若得不到及时治疗,急性炎症可迅速扩展到全部牙髓,中性粒细胞充满整个牙髓腔,形成多数小脓肿,当压力极度增加时,最终使整个牙髓组织迅速液化坏死,被称为急性化脓性牙髓炎(acute suppurative pulpitis)(图 7-11)。

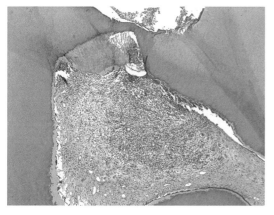

图 7-10　急性浆液性牙髓炎,血管扩张,髓角部密集的炎细胞浸润

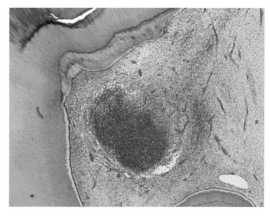

图 7-11　急性化脓性牙髓炎,髓腔内已形成脓肿

（三）慢性牙髓炎

慢性牙髓炎（chronic pulpitis）是临床上最常见的一型牙髓炎，多由龋病发展而来，部分可由急性牙髓炎穿髓或开髓后未彻底治疗迁延而来。慢性牙髓炎分为三类：慢性闭锁性牙髓炎，慢性溃疡性牙髓炎及慢性增生性牙髓炎。

1. 慢性闭锁性牙髓炎 慢性闭锁性牙髓炎（chronic closed pulpitis）发生在有龋损或磨损但未穿髓的情况下，炎症常局限在龋损相对应的牙髓组织。由于尚未穿髓，细菌及其代谢产物经牙本质小管缓慢或低度地刺激牙髓，使牙髓产生慢性炎症改变。当细菌毒力增强或机体抵抗力下降时，也可转化为急性牙髓炎。

（1）临床表现：患牙多有深龋，髓腔未开放，患者无明显的自发痛，但常有冷热刺激痛史。这种疼痛常放射到患侧头部、颌面部，去除刺激后疼痛仍持续较长时间。有时出现阵发性钝痛，持续时间较长，但少有自发性剧烈疼痛。

（2）病理变化：镜下可见炎症常局限在龋损相应的牙髓端，病变区血管扩张充血、组织水肿，有不同程度淋巴细胞、浆细胞、巨噬细胞浸润，同时可伴有毛细血管和成纤维细胞增生，肉芽组织形成。随病程迁延，有成束的胶原纤维环绕炎症区周围或有小脓肿形成，周围有纤维组织包绕（图7-12）。病程长者可见修复性牙本质形成。

2. 慢性溃疡性牙髓炎 慢性溃疡性牙髓炎（chronic ulcerative pulpitis）患牙牙髓组织暴露于口腔。通常发生在穿髓孔较大、髓腔开放或急性牙髓炎应急处理后未继续进一步治疗的病例。

（1）临床表现：患者的典型临床特征是遇冷热刺激痛，食物嵌入洞内出现剧烈疼痛，进食酸甜食物也可引起疼痛。若穿髓孔小或牙髓溃疡面的坏死组织多时，也可出现患牙咬合不适或咬合痛等症状。

（2）病理变化：镜下可见患牙有较大的穿髓孔，表面为食物残屑、炎性渗出物及坏死组织覆盖，其下方为炎性肉芽组织和一些新生的胶原纤维。深部存活牙髓组织血管充血扩张，其中散在淋巴细胞、浆细胞、巨噬细胞浸润（图7-13）。有时可见钙化物沉积。慢性溃疡性牙髓炎病程缓慢，否则将累及整个牙髓组织，导致牙髓坏死。

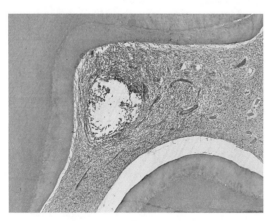

图7-12 慢性闭锁性牙髓炎

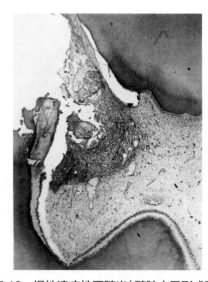

图7-13 慢性溃疡性牙髓炎（髓腔内已形成脓肿）

3. 慢性增生性牙髓炎　慢性增生性牙髓炎（chronic hyperplastic pulpitis）多见儿童及青少年，常发生在乳磨牙或第一恒磨牙。患牙有较大的穿髓孔，根尖孔粗大，牙髓血运丰富，使炎性牙髓组织增生成息肉状经穿髓孔突出，又称为牙髓息肉。

（1）临床表现：慢性增生性牙髓炎多无明显疼痛症状。增生的牙髓呈暗红色或粉红色，自龋洞突向口腔，牙髓息肉米粒大小或充满整个髓洞。进食时易出血或有轻微疼痛，对温度刺激表现为钝痛。由于增生的牙髓组织中神经纤维少，对刺激不敏感，探痛不明显。

（2）病理变化：慢性增生性牙髓炎主要表现是增生的牙髓组织充填于龋洞或超出牙面突向口腔。根据构成成分不同，可分为溃疡型和上皮型。溃疡型慢性增生性牙髓炎外观常呈红色或暗红色，探之易出血。显微镜下观察主要为增生的炎性肉芽组织充填于龋洞中或突出于龋洞外（图7-14），表面为炎性渗出物和坏死组织被覆，深层为新生的毛细血管、成纤维细胞和散在的淋巴细胞、浆细胞、巨噬细胞和中性粒细胞等炎细胞浸润。上皮型慢性增生性牙髓炎肉眼观察呈粉红色较坚实，探之不易出血。显微镜下见息肉由大量成纤维细胞和胶原纤维构成，其中散在淋巴细胞、浆细胞浸润，表面被覆复层鳞状上皮（图7-15）。

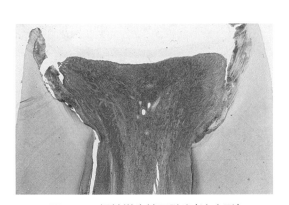

图7-14　慢性增生性牙髓炎（溃疡型）

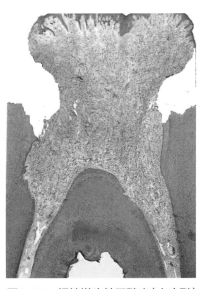

图7-15　慢性增生性牙髓炎（上皮型）

二、牙髓变性和坏死

（一）牙髓变性

牙髓组织受到长期慢性刺激或因根尖孔缩窄，牙髓血供不足，使牙髓组织代谢障碍而出现的不同程度和不同类型的退行性变，称牙髓变性（degeneration of the pulp）。常见的牙髓变性有以下几种：

1. 成牙本质细胞空泡性变（vacuolar degeneration of the odontoblastic layer）　是成牙本质细胞间液体积聚形成水泡。镜下见成牙本质细胞体积变小，细胞间水泡将成牙本质细胞挤压成堆，状似稻草束。严重时成牙本质细胞数目减少，甚至消失，仅留下一些空泡（图7-16）。

2. 牙髓网状萎缩（reticular atrophy of the pulp）　牙髓组织出现大小不等的空泡状间隙，

其中充满液体。牙髓细胞减少，成牙本质细胞、血管、神经消失，牙髓整体呈现纤维网状结构（图7-17）。这种情况多见于老年人牙髓。

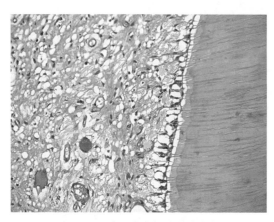

图 7-16　成牙本质细胞空泡变性

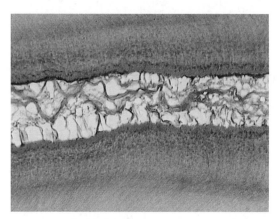

图 7-17　牙髓网状萎缩，牙髓细胞减少，血管和神经消失，呈现空网状结构

3. 牙髓纤维性变（fibrous degeneration of the pulp）　常因牙髓血供不足导致，牙髓细胞血管神经萎缩减少甚至消失，纤维成分增多。肉眼可见牙髓苍白坚韧，多见于老年人牙髓。

4. 牙髓钙化（pulp calcification）　是指牙髓组织由于营养不良或组织变性，并在此基础上钙盐沉积所形成的大小不等的钙化团块。钙化有两种形式：一种称髓石（pulp stone），多见于髓室内（图7-18），髓石常由于某些刺激致牙髓细胞变性、坏死后成为钙化中心，钙盐层层沉积而成，还可见不规则的牙本质小管样结构。髓石可游离于髓腔，也可附着在髓腔壁，一般无明显临床症状。X线片可显示髓腔阻射影。另一种称弥散性钙化（disseminated calcification），表现为砂砾状的钙盐颗粒（图7-19），沿根管长轴沉积于纤维样变性或玻璃样变性的根髓组织上，少数见于冠髓。小颗粒也可融合而形成较大的团块。

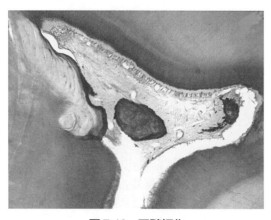

图 7-18　牙髓钙化

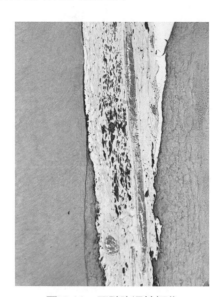

图 7-19　牙髓弥漫性钙化

（二）牙髓坏死

牙髓坏死（necrosis of pulp）常是未经治疗的牙髓炎的自然结局，多数有细菌感染，也可见于牙受创伤或医源性损伤等，使根尖血管断裂、阻塞，以至血运停止或牙髓受化学药物的刺激都能引起牙髓坏死。

1. 临床表现　牙髓坏死一般无自觉症状，常因牙冠变色而就诊。多数有急慢性牙髓炎病史或外伤史等。检查时多数患牙可见较深的龋洞，探之无疼痛，牙髓活力测试无反应。牙髓渐进性坏死合并感染时可出现自发痛、阵发痛或放射痛，合并根尖周炎，可出现咀嚼痛和叩痛。

2. 病理变化　肉眼观察牙髓呈现暗黑色、灰褐色的条索或碎片。显微镜下观察其牙髓细胞为核固缩、核碎裂、核溶解，牙髓结构消失。整个牙髓呈现无结构的红染颗粒。由于坏死物丧失，使髓室、根管变空。

三、牙体吸收

牙体吸收（tooth resorption）有生理性吸收和病理性吸收之分。生理性吸收发生在乳恒牙交替乳牙脱落时，由于恒牙萌出时所产生的压力使乳牙牙根吸收。病理性吸收包括牙内吸收和牙外吸收两种。

（一）牙内吸收

牙内吸收（internal tooth resorption）指从牙髓腔内壁开始向牙表面的吸收。牙内吸收可能是由于某些刺激而致牙髓被炎性肉芽组织取代。

1. 临床表现　牙内吸收多数发生在单个牙，一般无自觉症状，也可有冷热刺激痛表现。严重牙内吸收者也可表现自发性、阵发性、放射性痛。若吸收发生在冠部，且吸收达表面时，红色肉芽组织可透过薄层牙体组织，使牙冠显示出粉红色斑点。严重的牙内吸收可致患牙穿孔、破损或折断。

2. 病理变化　牙髓部分或全部由增生的毛细血管、成纤维细胞和弥漫浸润的中性粒细胞、淋巴细胞、浆细胞和巨噬细胞等构成的肉芽组织取代（图7-20）。成牙本质细胞和前期牙本质消失，牙髓腔面有不同程度的吸收，呈现不规则凹陷，凹陷内可见胞浆红染的多核或单核的破骨细胞。

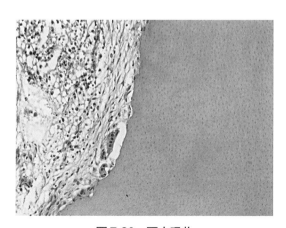

图7-20　牙内吸收

（二）牙外吸收

牙外吸收（external tooth resorption）是指从牙体表面开始的吸收过程，主要发生在恒牙根部。发病原因甚多，如慢性根尖脓肿、根尖肉芽肿等皆可引起牙根吸收。此外，正常成年人也有无任何原因的恒牙根吸收，但这种吸收通常是轻微的。

病理变化：显微镜下，被吸收牙根表面出现蚕食状小凹陷，如处于吸收活动期，可见凹陷内有破骨细胞；若吸收相对静止时，则无破骨细胞。若刺激减弱或机体抵抗力增强时，则吸收陷窝被新形成的牙骨质修复。

第三节　根尖周炎

根尖周炎（periapical periodontitis）是发生在牙根尖周组织的炎症性疾病，绝大多数根尖周炎继发于牙髓疾病。特别是牙髓炎时，感染牙髓的细菌及其代谢产物经根尖孔扩散至根尖周组织，引起炎症反应。根尖周炎往往以牙周膜受累为主，也常波及根尖周围牙槽骨和牙骨质。病因包括：

（1）细菌感染：是引起根尖周炎的最主要原因。引起根尖周炎的细菌主要是以厌氧菌为主的混合感染。最常见的感染途径是牙髓炎和牙髓坏死时，细菌及其毒素、脓性渗出物等可经根管通过根尖孔进入根尖周组织。

（2）物理：急剧的外力作用如跌倒、碰撞、突然咬硬物等，使根尖周组织受到猛烈创伤；根管治疗器械穿出根尖孔，不仅损伤根尖周组织，还有可能将细菌带入根尖周组织；各种因素引起的咬合创伤也可损伤根尖周组织。

（3）化学刺激：化学刺激导致的根尖周炎多为医源性，常由于根管治疗时所使用的药物量过大、刺激性过强或时间过长引起，尤其多见于年轻恒牙或根尖孔较粗大的患者。

（4）免疫因素：进入根尖周组织的细菌及其代谢产物既可作为感染源造成直接破坏，又可作为抗原物质诱发机体产生免疫反应，间接导致根尖周组织炎症。

一、急性根尖周炎

急性根尖周炎（acute periapical periodontitis）多由牙髓炎或牙髓坏死向根尖周扩散而引发，最常见的是慢性根尖周炎的急性发作。急性根尖周炎一般分为浆液性和化脓性两个阶段。

（一）急性浆液性根尖周炎（acute serous periapical periodontitis）

1. 临床表现　病变早期由于根尖牙周膜内炎症渗出物增加，局部压力升高，使患牙稍高出牙槽窝，临床表现为患牙浮出发胀感，咬合时有早接触和不舒适感，可有轻度疼痛，此时咬紧患牙时疼痛可缓解。随着病情继续发展，根尖周局部炎性渗出增加使压力进一步升高，患牙伸长感或浮出感更加明显，出现持续性自发性痛，叩痛明显，咬合时疼痛加剧。疼痛不受温度变化的影响，且能准确定位。

2. 病理变化　急性浆液性根尖周炎主要表现为根尖部牙周膜组织血管扩张充血、血浆渗出，组织水肿，有少量中性粒细胞浸润。其病变过程往往很短，如果细菌毒力强，机体抵抗力弱，局部引流不畅，将很快发展为化脓性炎症。

（二）急性化脓性根尖周炎

急性化脓性根尖周炎又称急性牙槽脓肿(acute alveolar abscess)，常由急性浆液性根尖周炎发展而来，也可为慢性根尖周炎急性发作。

1. 临床表现 急性化脓性根尖周炎依其脓液相对集聚不同区域的发展过程，在临床上分别表现为以下三个阶段：

（1）根尖脓肿：当脓液集聚在根尖牙周膜中形成根尖脓肿时，患牙浮出感明显，有自发性、持续性跳痛，咬合或叩击时疼痛加剧。

（2）骨膜下脓肿：当脓液穿破牙槽骨集聚在骨膜下形成骨膜下脓肿时，由于骨膜致密坚韧，张力大，疼痛最剧烈。患牙叩痛明显，牙龈红肿，根尖区肿胀明显，移行沟变平，有明显的压痛，扪诊深部有波动感。此时常伴有全身不适，发热，白细胞增多，引流区域淋巴结肿痛。

（3）黏膜下或皮下脓肿：一旦脓液穿破骨膜达黏膜下形成黏膜下脓肿时，疼痛缓解，但局部肿胀更加明显，根尖区常呈半球形隆起，扪诊时有明显波动感。如脓液不能及时引流，可向周围组织扩散引发广泛的化脓性炎症，部分患者出现蜂窝织炎(cellulitis)表现，面部相应部位出现弥漫性红肿、疼痛及张口受限。

2. 病理变化 随着炎症进一步发展，细菌及毒素作用使局部组织坏死，大量中性粒细胞在炎症介质趋化作用下，渗出并游走到病变根尖周牙周膜中。中性粒细胞在吞噬细菌及其产物的同时，崩解释放出蛋白溶解酶，使坏死组织液化，脓肿形成（图7-21）。脓肿中心为崩解液化的坏死组织和脓细胞，周围有中性粒细胞围绕，边缘区可见淋巴细胞、浆细胞、巨噬细胞等浸润。常见的排脓途径有：①经黏膜下或皮下排脓，此为最常见的排脓途径。脓液穿破唇(颊)侧或舌(腭)侧骨组织首先到达骨膜下，形成骨膜下脓肿。然后，脓液穿破骨膜到达黏膜下或皮下，形成黏膜下或皮下脓肿。最后，脓液穿破黏膜或皮肤排脓，形成牙龈或皮肤瘘管，病变逐渐转变为慢性。②经根管自龋洞排脓至口腔。因其对周围组织破坏较小，故为最理想的排脓途径。③经牙周膜自龈沟或牙周袋排脓，多见于乳牙及有深牙周袋的牙。④极少数情况下，脓液可穿破上颌窦壁引起化脓性上颌窦炎。

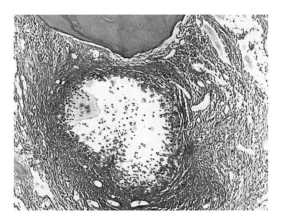

图7-21 根尖脓肿

二、慢性根尖周炎

慢性根尖周炎是指由于根管内的感染或病原刺激物长期缓慢刺激而导致的根尖周组织

的慢性炎症反应,常表现以增生为主的炎症。慢性根尖周炎常见类型有根尖周肉芽肿、慢性根尖周脓肿等。

(一)根尖周肉芽肿

根尖周肉芽肿(periapical granuloma)是指根尖周牙周膜受根管内病原慢性刺激,表现以增生为主的炎症反应,肉芽组织形成,根尖周正常组织结构破坏,以肉芽组织取代根尖周组织。

1. 临床表现 临床一般无明显自觉症状,部分患者感觉牙有轻度伸长,咀嚼乏力或不适,偶有疼痛,患牙多有深龋洞或由于牙髓坏死致牙冠变色和失去光泽。

2. 病理变化 肉眼观,患牙根尖部附有一团软组织,表现光滑有被膜,并与牙周膜相连,故而可随患牙一同拔出。镜下观察,根尖区有增生的肉芽组织团块(图 7-22),其主要成分有新生的毛细血管、成纤维细胞及各种炎细胞如中性粒细胞、淋巴细胞、浆细胞和巨噬细胞等散在浸润,肉芽组织周围纤维组织增生。肉芽组织中可见吞噬脂质的泡沫细胞呈灶性分布(图 7-23),部分病例可见含铁血黄素和胆固醇结晶沉着。

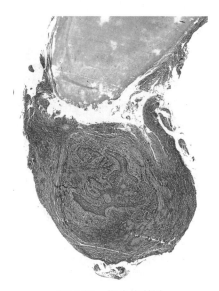

图 7-22 根尖肉芽肿

根尖肉芽肿内常可见增生的上皮团或上皮条索相互交织成网状(图 7-24)。这些上皮可能来源于:① Malassez 上皮剩余;②经瘘道口长入的口腔黏膜上皮;③牙周袋壁上皮;④呼吸道上皮,见于病变与上颌窦或鼻腔相通的病例。

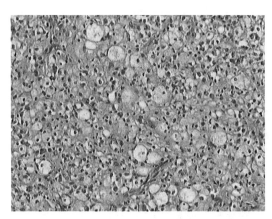

图 7-23 根尖肉芽肿中吞噬了脂质的泡沫细胞

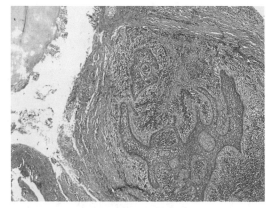

图 7-24 上皮性根尖肉芽肿

(二)慢性根尖周脓肿

慢性根尖周脓肿(chronic periapical abscess)又称慢性牙槽脓肿,常由于急性牙槽脓肿经自行穿破引流后或经应急处理后未彻底治疗迁延而来,部分病例由根尖周肉芽肿发展而来。

1. 临床表现 患者多无明显自觉症状,部分患者有咀嚼不适或咀嚼痛。患牙多有龋坏,多数有牙髓炎病史,如有反复肿胀史。脓肿自行破溃排脓者,常在患牙相对应的皮肤或龈黏膜上见到外观呈红色肉芽状的瘘口,时有脓液排出。

2. 病理变化 若拔除患牙,可见根尖有污秽的脓性分泌物黏附,根尖粗糙不平,根尖区牙周膜内脓肿形成,脓肿中央为坏死液化组织和脓细胞,周围为炎性肉芽组织,其中散在炎细胞浸润及新生毛细血管。肉芽组织外周包绕着纤维结缔组织。根尖部牙槽骨和牙骨质呈现不同程度的吸收破坏。

由龋病发展为牙髓病和根尖周病以及各型之间相互转变的关系如图7-25。

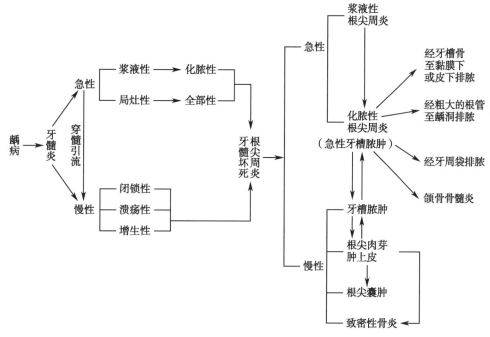

图7-25　龋病引起牙髓炎和根尖周炎的发展变化示意图

（钱　程）

第四节　牙周组织病

牙周组织病是指发生于牙的支持组织的疾病,包括牙龈病和牙周炎。牙龈病是指局限于牙龈组织的一类疾病,以牙龈炎最为多见。牙周炎的病变累及牙周膜和牙槽骨,导致牙松动、脱落,使咀嚼功能丧失。牙龈炎和牙周炎是口腔常见病,牙周炎是破坏咀嚼器官、导致拔牙的主要原因。因此,牙周组织病的研究和防治工作是口腔医学中重要的课题和任务。

一、牙龈病

牙龈病分为牙菌斑性牙龈病(dental plaque-induced gingival disease)和非菌斑性牙龈病(non-plaque-induced gingival lesions)两大类。最常见的是牙菌斑引起的慢性龈炎,病变局限于牙龈组织。非菌斑性牙龈病大多不是独立的疾病,而是其他疾病在牙龈上的一种表征,如剥脱性龈病损。

（一）牙菌斑性牙龈病

1. 慢性龈炎(chronic gingivitis) 因其病变主要局限于牙龈的边缘部位,故又称为边缘性龈炎。当炎症局限于龈乳头时，称为牙龈乳头炎。慢性龈炎是口腔常见病，可长期单独存在，其中一部分也可发展为牙周炎。

（1）病因：主要是口腔细菌及其毒性产物引起的牙龈慢性非特异性炎症。口腔不洁引起的软垢、牙石、食物嵌塞及不良修复体等局部刺激因素均可促进或加重牙龈炎的发生发展。

（2）临床表现：主要见于口腔卫生不良者。分为两种类型：①炎性水肿型：患者龈缘及龈乳头充血、红肿、光亮、松软；刷牙、进食时易引起牙龈出血。②纤维增生型：患者牙龈肿胀，质地较坚实。

（3）病理变化：病变局限于游离龈、龈乳头及龈沟底部黏膜。龈沟上皮增生，上皮钉突伸长或交织呈网状。上皮下方结缔组织血管扩张充血，中性粒细胞浸润，再下方组织中可见大量的淋巴细胞（主要为 T 淋巴细胞）浸润，还可见少量浆细胞，病变区域内胶原纤维大多变性破坏（图7-26）。

显微镜下，炎症水肿型主要病变为结缔组织水肿明显，血管扩张充血，大量炎细胞浸润；纤维增生型主要病变为结缔组织纤维增生，有少量淋巴细胞及浆细胞浸润。炎症只发生在牙龈组织内，深部牙周膜及牙槽骨无破坏。

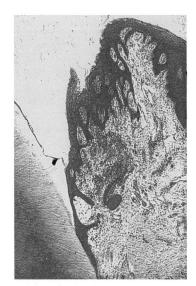

图 7-26　慢性龈炎，龈沟上皮增生呈网状，固有层慢性炎细胞浸润

2. 龈增生（gingival hyperplasia）　是由于多种因素引起的以牙龈纤维结缔组织增生为主要改变的一组疾病，又称增生性龈炎。

（1）病因：主要由全身性因素（如月经期、妊娠期、药物）引起，常合并局部菌斑感染。青春期龈炎、妊娠期龈炎系由于女性内分泌改变而导致牙龈增生，又称激素性龈炎。药物性龈增生则是由于长期服用某些药物（如抗癫痫药物苯妥英钠）引起。

（2）临床表现：牙龈弥漫性或局限性增生肿大，可覆盖部分牙冠，形成假性牙周袋。苯妥英钠龈增生多发生于前牙唇侧，龈乳头增大，龈表面常呈颗粒结节样改变。与内分泌相关的龈增生，青春期或妊娠过后，病变会逐渐消退；药物性龈增生，停药后通常也可逆转。

（3）病理变化：龈增生主要病理变化为纤维组织增生，粗大的胶原纤维束形成类似瘢痕组织结构，一般炎症不明显。合并细菌感染时，则有慢性龈炎的病变，出现胶原纤维水肿变性、毛细血管扩张充血及慢性炎细胞浸润等变化（图7-27）。

3. 维生素 C 缺乏性龈炎　是由维生素 C 缺乏引起的牙龈组织炎症性病变，具有特征性。维生素 C 缺乏所引起的口腔表征在临床较为多见，特别是口腔卫生不良者，常因合并牙龈炎局部出血而就诊。

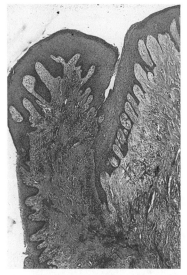

图 7-27　增生性龈炎，上皮及纤维结缔组织增生使牙龈呈乳头状，固有层大量炎细胞浸润

（1）临床表现：患者牙龈极易出血，特别在刷牙或咀嚼食物时出血明显。牙龈呈紫红色，肿胀，质地松软，增生的牙龈可覆盖部分牙冠。长时间维生素C缺乏可引起牙周膜纤维水肿而导致牙松动。口腔黏膜由于出血而引起瘀斑，皮肤也可出现瘀斑，关节腔血肿可引起疼痛等症状。

（2）病理变化：显微镜下，牙龈组织水肿、出血为主要病理特点。上皮下结缔组织陈旧性出血灶周围可见大量含铁血黄素颗粒，并见淋巴细胞及浆细胞浸润；毛细血管扩张充血及出血明显；胶原纤维明显减少，牙龈及牙周膜胶原纤维水肿。

（二）非菌斑性牙龈病

1. 急性坏死性溃疡性龈炎（acute necrotizing ulcerative gingivitis） 也称急性坏死性龈炎、战壕口炎等。其重症型从牙龈溃疡可发展为坏疽性口炎，死亡率可达80%。

（1）病因：梭形杆菌及文森螺旋体是本病的主要致病菌，它们广泛存在于龈沟或牙周袋深部，为厌氧菌，一般并不致病。宿主抵抗力低下是发病的重要内因。当机体抵抗力降低（如营养不良、严重全身性疾病）和口腔不洁等局部因素，致使上述病菌大量繁殖而引起发病。

（2）临床表现：主要发生于营养不良和口腔不洁的儿童。本病较少见，其特征为牙龈乳头及龈缘的坏死，坏死组织脱落后形成蚕食状缺损。牙龈溃疡表面覆盖灰白色假膜。病变可孤立发生或波及广泛的龈缘。患者有特殊的腐败性口臭，病损区疼痛明显，可伴发热、疲乏、颌下淋巴结肿大等体征。重症患者形成坏疽性口炎（又称走马疳），引起唇、颊黏膜坏死，甚至导致严重的面颊部缺损，死亡率很高。

（3）病理变化：属于非特异性炎症变化。龈缘及龈乳头组织坏死形成溃疡。病变表面为纤维素性渗出物及坏死组织形成的假膜，深部结缔组织水肿，血管扩张充血，大量中性粒细胞浸润。龈沟液涂片可见大量梭形杆菌及文森螺旋体。

2. 浆细胞龈炎（plasma cell gingivitis） 又称浆细胞龈口炎或变态反应性龈炎。通常所谓的特发性浆细胞龈口炎是指弥漫性龈炎、舌炎及唇炎同时出现，为浆细胞浸润综合征。

（1）病因：本病是一种过敏反应性疾患。过敏原种类繁多，如牙膏、口香糖等，某些成分可诱发牙龈组织发生变态反应，一旦停止与过敏原接触，病变可逐渐自愈。

（2）临床表现：本病多见于年轻女性。主要临床表现是牙龈红肿、光亮，也可呈小结节或颗粒肉芽结构。病变也可发生于唇、舌及口底黏膜，其中发生于唇黏膜者可出现鳞状脱屑；发生于舌黏膜者可出现黏膜红肿、光亮。

（3）病理变化：病理变化以浆细胞密集浸润为特征。表面上皮多完整，有时出现糜烂或溃疡。黏膜固有层结缔组织内出现密集的浆细胞弥漫浸润，呈片状或灶性聚集。炎细胞也可浸润到黏膜下层（图7-28）。

3. 剥脱性龈病损（desquamative lesion of gingiva） 是一类表现为牙龈发红及脱屑样的病变。它不是一种独立的疾病，而是多种疾患在牙龈的表征，如天疱疮、类天疱疮、扁平苔藓和红斑狼疮等。

（1）临床表现：多见于女性，特别是绝经期妇女。主要表现为牙龈鲜红色、光亮及上皮表层剥脱。牙龈上皮分离后未脱落而形成灰白色假膜。创面对刺激极为敏感，患者有烧灼感；面积较大时可出现剧烈疼痛症状。本病一般病程较长，可自行缓解，也可反复发作。

（2）病理变化：镜下分为疱型及苔藓型。①疱型：上皮与结缔组织之间形成基层下疱，结缔组织内有大量炎细胞浸润，即良性黏膜类天疱疮的病理特征；也可形成棘层内疱，似天

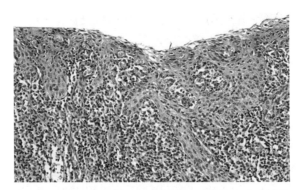

图 7-28 浆细胞龈炎，牙龈上皮表层糜烂，上皮向结缔
组织内增生呈条索状，周围有大量浆细胞浸润

疱疮。②苔藓型：牙龈上皮萎缩，棘层变薄，基底细胞水肿、液化，常可观察到胶样小体；固有层有密集的淋巴细胞浸润，病变符合扁平苔藓改变。

二、牙周炎

牙周炎（periodontitis）是由菌斑微生物引起的牙周组织的炎症性疾病。病变从牙龈的龈沟处开始，逐渐向深部发展，破坏牙周膜及牙槽骨，最终导致牙松动和脱落。牙周炎是口腔领域两大多发病（龋病与牙周病）之一，是破坏人类咀嚼器官的主要疾病。

1．病因及发病机制　牙周炎是一种多因素性疾病。口腔细菌为其发病的始动因子，宿主的遗传基因和获得性因素是牙周炎发展的重要因素。牙周炎的发生和发展过程，是细菌微生物与宿主之间相互作用的结果。

（1）牙菌斑：口腔细菌是牙周炎的主要病因，菌斑及其毒性产物是引发牙周炎的始动因子，诱发初期的炎症反应，造成牙周组织的直接破坏。同时通过宿主的防御系统引发了免疫反应，间接损害牙周组织。

牙菌斑是黏聚在牙面上未矿化的细菌性沉积物，其形成是一个复杂的过程，包括三个阶段，即唾液获得性薄膜形成、细菌的黏附和集聚、菌斑的成熟。一般情况下，牙面清洁后4～8 小时即有细菌进入，10～12 小时牙面上形成的菌斑即可用染色剂着色，5～6 天菌斑趋于成熟，10～30 天菌斑成熟达到高峰。

引起牙周炎的致病菌很多，以 G⁻ 厌氧菌为主，且多有菌毛，对口腔细菌的黏附、聚集、共聚和固着起着重要作用。牙龈卟啉单胞菌、伴放线放线杆菌和福赛坦氏菌是大多数牙周感染的首要致病菌。牙龈卟啉单胞菌是牙周炎的主要致病菌，能产生多种导致牙周组织破坏的因子，其菌毛结构对黏附在牙周组织发挥重要作用，进而导致牙周组织的破坏和牙槽骨的吸收。伴放线放线杆菌是一种 G⁻ 厌氧球杆菌，其表面也有菌毛，有利于对牙周组织的黏附和固着；该菌具有很强的毒性和致病力，可杀伤中性粒细胞和单核细胞，从而降低宿主的防御功能；还可产生多种毒性产物，破坏牙周组织导致牙周袋形成。

（2）局部促进因素：牙菌斑细菌的致病作用受许多局部因素影响，如软垢、牙石、咬合创伤、食物嵌塞和不良修复体等。软垢主要由细菌、真菌、白细胞及脱落口腔上皮以及黏液、食物残渣等组成；牙石是沉积在牙面或龈沟内矿化了的菌斑或软垢。两者致病作用与其吸附大量细菌及毒素、对牙龈机械刺激等因素有关。

（3）全身易感因素：宿主的易感性在牙周炎的发生、发展过程中起着重要的作用，它影响牙周炎的发生、类型、程度、进程及预后。遗传因素与某些类型的牙周炎发生有关，一些基因缺陷的患者，更易患侵袭性牙周炎。糖尿病、骨质疏松症以及艾滋病等患者是牙周炎的易感者，糖尿病是牙周炎的危险因素之一。性激素水平的改变也与牙周炎的发生有关。

2. **临床表现** 慢性牙周炎最常见于成年人，与多种细菌有关。侵袭性牙周炎主要见于青少年，通常身体其他方面健康，但牙周附着快速消失及牙槽骨吸收破坏，并有家族性聚集。

牙周炎的主要临床特征是牙周溢脓、牙松动。在牙周炎的早期，一般症状并不明显，仅为牙龈炎表现，如牙龈肿胀、出血。随着病变的发展逐渐出现咀嚼无力，牙周袋溢脓，口臭，牙松动、倾斜、伸长或移位等，严重时牙脱落。

X线表现牙槽嵴顶降低，牙槽骨硬骨板可出现不同程度的吸收，牙周膜间隙增宽。严重者牙槽嵴部分或全部吸收、消失。

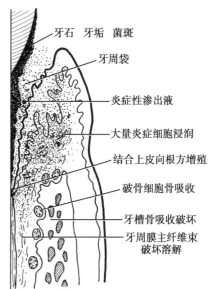

图7-29 活动期牙周炎的病理变化模式图

3. **病理变化** 牙周组织的病理变化是一个逐渐形成、不断加重、且进展与静止不断变化的慢性过程，活动期病变进展破坏，而静止期呈现修复性变化。

（1）活动期牙周炎的病理变化：活动期牙周炎是指已经出现牙周袋及牙槽骨吸收的牙周组织的各种病理改变（图7-29）。

1）牙面上可见不同程度的菌斑、软垢及牙石堆积。

2）牙周袋内有大量炎性渗出物、免疫球蛋白及补体等成分。

3）龈沟上皮表面出现糜烂或溃疡，并向结缔组织内增生形成条索状或网眼状，有大量炎细胞浸润，部分炎细胞及渗出物进入牙周袋（图7-30）。

4）结合上皮向根方增殖延伸，形成深牙周袋，其周围有密集的炎细胞浸润。

5）龈沟上皮及结合上皮下方结缔组织胶原纤维水肿、变性、破坏，并被炎细胞所取代。

6）牙槽骨表面出现活跃的破骨细胞及骨吸收陷窝，牙槽嵴呈不同方向（水平或垂直方向）吸收破坏（图7-31）。

7）牙周膜的基质及胶原纤维变性、降解，由于骨的吸收破坏导致牙周膜间隙增宽。

8）深牙周袋致使根面的牙骨质暴露，可见牙石附着于牙骨质。

（2）静止期（修复期）牙周炎的病理变化：

1）龈沟上皮及结合上皮周围炎症明显减轻，可见大量纤维组织新生修复，有粗大的胶原纤维束增生及新生的毛细血管，其间可见少量慢性炎细胞浸润。

2）牙槽骨吸收呈静止状态，一般见不到破骨细胞，原有吸收陷窝区有新的类骨质形成。

3）牙根面被吸收的牙骨质也出现新生现象，并可见增生的粗大胶原纤维束附着于根面的牙骨质。

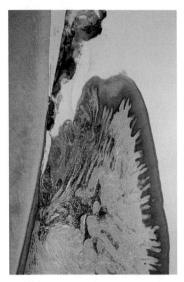

图7-30 活动期牙周炎

牙根上见菌斑、软垢和牙石,龈沟上皮糜烂、增生,固有层大量炎细胞浸润,牙周袋形成

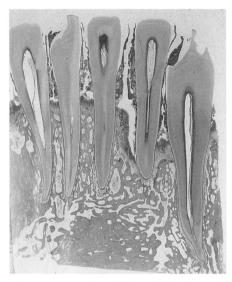

图7-31 活动期牙周炎,牙根面有牙石附着,牙周袋形成,牙槽骨吸收

（3）牙周袋与牙槽骨吸收:牙周袋的特点与牙槽骨的吸收方式有关,临床病理上将其分为龈袋、骨上袋和骨下袋三种类型（图7-32）:

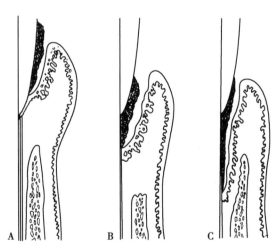

图7-32 牙槽骨吸收与牙周袋类型模式图

A.龈袋　B.骨上袋　C.骨内袋

1）龈袋:又称假性牙周袋,牙槽骨无明显吸收,牙槽骨高度并未丧失,仅因牙龈组织增生肿大,导致龈缘覆盖牙冠而形成。

2）骨上袋:由于牙槽嵴呈水平型吸收,其高度明显降低,导致牙周袋底在牙槽嵴的冠方,形成骨上袋。

3）骨内袋:牙槽骨发生垂直型吸收,牙槽骨的高度变化轻微,但牙根周围的固有牙槽骨吸收破坏明显,导致牙周袋底位于牙槽嵴顶的根方,牙周袋位于牙根面与牙槽骨之间。

三、牙周组织其他病理变化

发生在牙周组织的其他病理变化包括牙周组织变性、创伤和萎缩。这些病变合并感染时，则会出现牙周炎的各种变化；同时，牙周组织变性、创伤和萎缩还会促进牙周炎的发生发展。

（一）牙周变性

牙周变性（periodontal degeneration）是指牙周组织的非炎症性、营养不良性、退行性变化。它不是一种独立的疾病，而是全身系统性疾病病变的一部分，包括水样变性和黏液变性、玻璃样变等。

牙周变性合并局部菌斑感染后，其临床表现除具有牙周炎的表现外，常伴有全身性疾患（系统性红斑狼疮、高血压病等），并可促进和加重牙周炎的发生发展。

病理变化：牙周膜主纤维束消失，并发生水样变性、牙周膜增宽（图7-33），有的出现玻璃样变、病理性钙化、局灶性坏死等。牙周膜血管也可发生各种变化，如血管扩张，管壁增厚，管腔狭窄，甚至闭塞。牙槽骨形成障碍，发生广泛的骨吸收、骨沉积线紊乱等病理性成骨。牙骨质形成障碍，发生颗粒样钙化等病理性沉积。

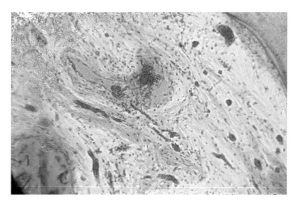

图7-33　牙周变性，牙周间隙增宽，主纤维消失，呈水肿疏松的变性组织

（二）牙周创伤

牙周组织的创伤包括咬合创伤、外科创伤、牙髓治疗创伤等，其中，咬合创伤（occlusal trauma）系因咬合关系不正常或咬合力量不协调，导致个别牙或多个牙所受的咬合力超过其牙周组织的耐受力而引起的牙周组织损伤。咬合创伤可以诱发或加重牙周炎。这种致伤性咬合关系称为创伤性咬合。

单纯的咬合创伤，虽可以引起牙周组织发生病理改变，并不能引起牙龈炎或牙周炎。引起创伤的病因消除后，则牙周组织的创伤性病理变化可以逐渐恢复。如果咬合创伤同时合并局部菌斑感染，则可加重炎症的发生与发展。特别在牙周炎的晚期，由于牙槽嵴的高度降低，轻微的咬合力即可造成严重的咬合创伤，这种由于牙周炎引起牙周组织本身支持力不足，不能胜任正常或过大的咬合力，使牙周组织受到的进一步创伤称为继发性咬合创伤，它可加重牙周炎的发展，并促进牙松动、脱落。

作用于牙体的侧方力比垂直力对牙周组织的损伤更严重。当牙受到持续的侧方压力时，可在牙周膜内产生张力侧和压迫侧。压迫侧的牙周膜纤维松弛，牙周组织可有变性、坏死及钙化，固有牙槽骨垂直吸收，硬骨板消失；牙周间隙由于暂时受压先变窄，而后由于牙槽骨吸收而变宽，牙根面也可发生吸收。张力侧的牙周膜纤维被拉紧，牙周间隙增宽，主纤维附着处牙槽骨及牙骨质增生；如牵引力过大，牙周膜被撕裂，则有出血、坏死改变。牙周炎晚期，继发性咬合创伤加重，可出现局部牙周组织坏死（图 7-34）。

（三）牙周萎缩

牙周萎缩主要表现为牙龈退缩（gingival recession），即牙龈缘与牙槽骨退缩，牙根暴露。一般先出现牙槽嵴吸收，牙槽骨高度降低，然后出现牙龈退缩。临床上以牙周炎炎症消退后出现的组织萎缩最多见。牙周炎时，如果宿主的免疫防御能力较高，并得到及时治疗，则牙龈退缩后的牙周袋不深，且炎症也不明显。

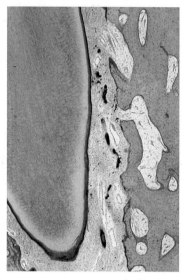

图 7-34　牙周创伤，创伤侧牙周膜变性、坏死、钙化，牙槽骨吸收

增龄也可引起牙周萎缩，称为老年性萎缩。牙龈退缩后，致使牙颈部暴露，易发生牙本质过敏及根面龋病。部分青年人可出现早老性萎缩，可能是由于某些内分泌代谢紊乱，影响了牙周组织的修复再生功能。

局部因素（如不良修复体压迫、牙石刺激、食物嵌塞等）也可造成局限性牙周萎缩，一旦去除这些局部因素，则牙龈萎缩可逐渐恢复。

牙周萎缩时，牙龈上皮细胞层次减少，致使上皮变薄；结缔组织纤维和细胞减少，牙周膜变窄；牙槽骨吸收，高度降低，骨小梁稀疏。

第五节　牙源性肿瘤及囊肿

牙源性肿瘤是由成牙组织（即牙源性上皮、牙源性间叶）发生的一类肿瘤。其基本特点：多见于青少年或青壮年，主要发生在颌骨内，常有成牙组织如成釉器的某些特征，并可含有类似牙硬组织的成分，绝大多数为良性肿瘤，但生物学行为各异，部分有局部侵袭性并易发。

牙源性囊肿是由成牙器官的上皮或上皮剩余所发生的一组囊肿，包括发育性和炎症性两大类。牙源性囊肿的衬里上皮主要来源于牙源性上皮剩余，不同囊肿的上皮来源不同。牙源性囊肿基本上都发生在颌骨内。组织学上各种牙源性囊肿有一定相似性，因此对其诊断需根据临床表现、X 线和组织病理综合考虑。

一、成釉细胞瘤

成釉细胞瘤（ameloblastoma）是最常见的牙源性肿瘤，约占牙源性肿瘤的 60%。肿瘤的临床特点是缓慢生长，呈局部侵袭，术后易复发；组织学特征是具有成釉器样结构，但形态学变异较大，故可分为多种组织学亚型。WHO 将成釉细胞瘤分为四种临床类型：实性 / 多囊型，骨外 / 外周型，单囊型和促结缔组织增生型。

（一）实性 / 多囊型成釉细胞瘤

实性 / 多囊型成釉细胞瘤是发生在颌骨内的经典型成釉细胞瘤，临床最多见，且组织学结构最具代表性。

1. 临床表现　多见于青壮年，平均年龄 40 岁。80% 发生于下颌骨，尤以下颌磨牙区和升支部最常见。肿瘤生长缓慢，早期无明显临床症状，渐进性长大后表现为无痛性颌骨膨隆，多呈颊舌向扩展，可致面部畸形。骨质受压后吸收变薄，按之有乒乓球感；牙受压后可出现松动、移位，甚至脱落。X 线典型表现呈边界清楚的多房性透射影，也可是单房性阴影，周缘呈不规则扇形（图 7-35）。病灶内有时含埋伏牙。相邻牙根可有吸收。

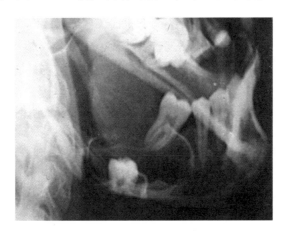

图 7-35　成釉细胞瘤

2. 病理变化　肿瘤通常连同周围颌骨一并切除。肉眼可见病损区颌骨颊舌向梭形膨大，骨皮质变薄。剖面观，肿瘤通常有不同比例的实性和囊性两种成分，实性区灰白色，囊性区与实性区相间，呈多个囊腔，囊腔内可含黄褐色液体。

组织学上，肿瘤的基本病变是由滤泡状或条索状增生的上皮岛构成，瘤细胞形态和排列类似于成釉器。上皮岛周边为立方或柱状细胞，排列整齐呈栅栏状，细胞核远离基底膜呈极性倒置，似成釉细胞；上皮岛中央为星形或梭形细胞，排列疏松，似星网状层细胞。成釉细胞瘤的组织学形态结构变异很大，通常分为以下组织学亚型：

（1）滤泡型：肿瘤细胞主要形成类似于成釉器的孤立性上皮岛，散在分布于成熟的纤维结缔组织间质。上皮岛中央星网状区常出现囊性变（图 7-36A）。此型反映了成釉细胞瘤的基本病变，是最常见且易诊断的组织学类型。

（2）丛状型：肿瘤细胞构成网状连接的上皮条索，条索中央的星网状细胞较滤泡型少。纤维间质疏松，常发生水样变性形成间质囊肿（图 7-36B）。此型也较多见。

（3）棘皮瘤型：主要特征是在滤泡型的基础上，上皮岛发生了广泛的鳞状上皮化生，形成大量漩涡状排列的鳞状细胞团，中心常有角化珠。

（4）颗粒细胞型：肿瘤细胞发生颗粒细胞变性，可部分或全部取代上皮岛中央的星网状细胞，甚至取代周边细胞。

成釉细胞瘤虽属良性肿瘤，但呈局部浸润性生长，肿瘤倾向于沿松质骨骨小梁间隙扩展，手术切除不彻底常易复发，有极少数恶变报道。其预后与组织学类型无相关性。

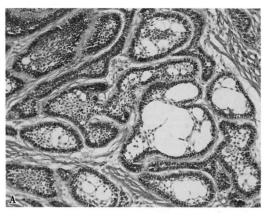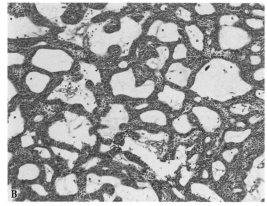

图7-36 成釉细胞瘤

A.滤泡型：类似于成釉器的上皮岛 B.丛状型：由呈网状链接的上皮条索构成

（二）促结缔组织增生型成釉细胞瘤

促结缔组织增生型成釉细胞瘤常发生于颌骨前部，上、下颌发病率相似。X线显示肿瘤边界不清，半数呈透射与阻射混合影。肉眼观，肿瘤为实性肿块，质韧，有砂砾感。镜下见肿瘤间质成分丰富，胶原纤维增生、玻璃样变。肿瘤性上皮岛较少，细胞受挤压形态不规则，周边细胞扁平，中心细胞呈漩涡状，上皮岛周边间质常发生黏液变性（图7-37）。该型生物学行为同实性/多囊型成釉细胞瘤。

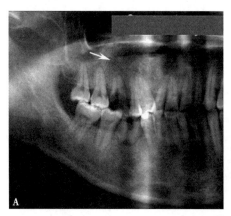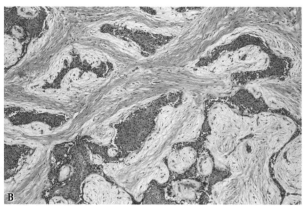

图7-37 促结缔组织增生型成釉细胞瘤

A.病变呈毛玻璃样改变 B.肿瘤间质胶原纤维丰富

（三）单囊型成釉细胞瘤

单囊型成釉细胞瘤（unicystic ameloblastoma）的临床及X线表现似颌骨囊肿。患者多为10～29岁青年人，X线表现为边界清楚的单囊性透射影。组织学上分为三种亚型：第Ⅰ型为单纯囊肿型，囊壁衬里上皮的基底层细胞呈栅栏状排列，细胞核深染且远离基底膜似成釉细胞，浅层细胞排列疏松似星网状层细胞；第Ⅱ型为伴囊腔内瘤结节增生型，囊壁局部衬里上皮增生呈结节状突入囊腔，增生的瘤结节多为丛状型成釉细胞瘤；第Ⅲ型为囊壁内浸润型，衬里上皮增生形成滤泡状或丛状上皮岛，向纤维囊壁内浸润，可伴或不伴囊腔内瘤结节增生(图7-38)。前两型一般不浸润周围骨质,单纯摘除后较少复发。

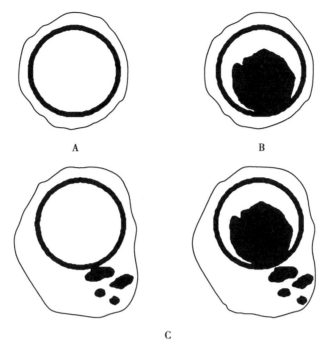

图7-38 单囊型成釉细胞瘤组织学亚型示意图

A. 单纯囊性型(Ⅰ) B. 伴囊腔内瘤结节型(Ⅱ) C. 囊壁内浸润型(Ⅲ),可不伴(左)或伴(右)囊腔内瘤结节

(四)骨外/外周型成釉细胞瘤

骨外/外周型成釉细胞瘤(peripheral ameloblastoma)指发生在颌骨外软组织的成釉细胞瘤,占成釉细胞瘤的1%~10%。患者平均年龄明显高于骨内型成釉细胞瘤。病变通常局限于牙龈或牙槽黏膜,下方骨质可有压迫性骨吸收,但很少侵袭骨组织。因肿瘤部位表浅,易于早期发现,及时治疗,极少复发。该型组织学表现同骨内型成釉细胞瘤。

二、牙源性钙化上皮瘤

牙源性钙化上皮瘤(calcifying epitheial tumor)于1956年由丹麦学者Pindborg首先报告并命名。该瘤少见,约占牙源性肿瘤1%。肿瘤内出现淀粉样物质并发生钙化是其病理特征。

1. 临床表现 患者年龄分布较广,平均40岁左右。下颌骨较多见,骨内病变常见于后牙区,骨外型者多见于前牙区。患者无明显临床症状,或仅有颌骨渐进性肿大。X线表现为不规则透射影,内含不同大小和密度的阻射团块,这些阻射物常与埋伏牙的牙冠邻近(图7-39A)。

2. 病理变化 肉眼观,肿瘤实性,灰白或灰黄色,可含有埋伏牙。镜下观,肿瘤由多边形上皮细胞构成,排列呈片状、岛状或筛状。瘤细胞边界清楚,常可见明显细胞间桥,胞质淡红色,细胞核圆或卵圆形,瘤细胞核可有多形性。肿瘤细胞间或筛状孔隙内常有团块状嗜酸性均质样物(淀粉样物质),是肿瘤的特征性成分。这种物质常发生钙化形成同心圆状钙化团块(图7-39B)。

牙源性钙化上皮瘤属良性肿瘤,但有较明显的局部侵袭性,术后可复发,复发率约15%。

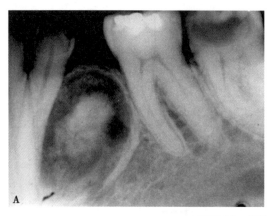
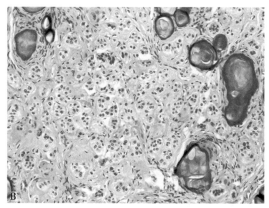

图 7-39 牙源性钙化上皮瘤
A. X 线显示不规则透射区内含大小不等的阻射性团块　B. 细胞排列成片状或岛状,有淀粉样物质及钙化

三、牙源性腺样瘤

牙源性腺样瘤(adenomatoid odontogenic tumor, AOT)过去曾被认为是成釉细胞瘤的一型,称为腺样成釉细胞瘤。但其临床、病理和生物学行为均有别于成釉细胞瘤,现作为一独立的牙源性肿瘤。此瘤约占牙源性肿瘤的 2%～7%。肿瘤生长局限且包膜完整,易摘除,不复发。

1. 临床表现　主要发生于青少年,2/3 患者 10～19 岁,女性多见。病变上颌多于下颌,尤以上颌单尖牙区最常见。肿瘤一般较小,无症状或仅引起局部骨质膨隆,可伴有阻生牙。肿瘤多发生在颌骨内(中心型),少数发生在牙龈(外周型)。中心型者 X 线表现似含牙囊肿,为边界清楚的单囊性透射影,常含阻生牙牙冠,病损可有细小的不透光斑点(图 7-40A)。

2. 病理变化　肉眼观,肿瘤直径通常不超过 3cm,有完整包膜,剖面呈囊性或实性,常包含埋伏牙。囊性者壁较厚,表面可见结节状突起,腔内含淡黄色胶冻状物或血性液体;实性者呈灰白色,有砂砾感。

显微镜下,肿瘤细胞主要形成下列结构:①玫瑰花样结构(rosette-like structure):为该瘤的特征性结构,梭形细胞呈内外两层围合形成盘状团块,中央区或两层细胞间有嗜伊红物质沉积,形成玫瑰花环状结构;②腺管样结构:柱状或立方细胞形成管状结构,细胞核远离腔面,腔内含有嗜伊红均质样物质;③结节状团块:梭形或多边形细胞漩涡状排列构成实性细胞巢,细胞间可见不规则嗜伊红物质沉积。(图 7-40B)。

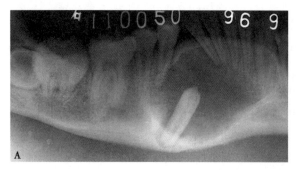
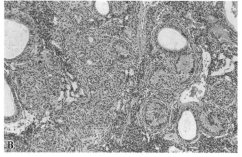

图 7-40 牙源性腺样瘤
A. X 线表现　B. 组织学变化

四、牙瘤

牙瘤（odontoma）为成牙组织的错构瘤或发育畸形，而非真性肿瘤，肿物内含有各种分化良好的牙体组织。根据这些组织排列结构的不同，将其分为混合性牙瘤和组合性牙瘤。

（一）混合性牙瘤（complex odontoma）

混合性牙瘤多见于儿童和青年，上、下颌骨均可发生，以下颌前磨牙和磨牙区多见。通常无症状，可引起颌骨膨大。X线表现为境界清楚的结节状阻射团块（图7-41A）。肉眼观，肿物为圆形或类圆形钙化团块，表面光滑或略呈分叶状，剖面淡黄色，可有放射状条纹。镜下，分化成熟的牙本质、牙釉质、牙骨质及牙髓组织互相混杂，紊乱排列，无牙结构（图7-41B）。肿瘤生长有自限性，预后良好。

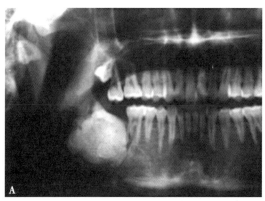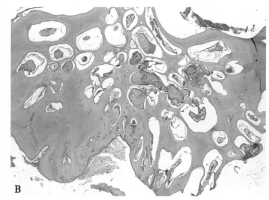

图7-41　混合性牙瘤
A. X线表现　B. 组织学变化

（二）组合性牙瘤（compound odontoma）

患者年龄较小，好发于上颌前牙区。X线显示病灶含有多个牙样阻射物（图7-42A）。肉眼观，组合性牙瘤常有包膜，剖开后可见数量不等、形态各异的牙样小体。这些牙样小体形态虽不同于正常牙，但镜下各种牙体组织的形态及分布与正常牙相同（图7-42B）。

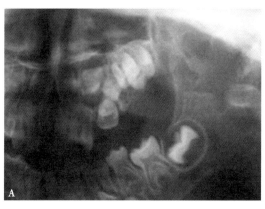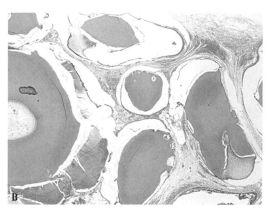

图7-42　组合性牙瘤
A. X线表现　B. 组织学变化

五、牙源性角化囊肿

牙源性角化囊肿（odontogenic keratocyst）是发生在颌骨内的单囊或多囊性病损。该病不同于一般的颌骨囊肿，其衬里上皮具有独特的组织学表现以及较高增殖活性，生长方式具有潜在侵袭性，临床上易复发。多发性牙源性角化囊肿常为痣样基底细胞癌综合征的表现之一。

1. 临床表现　患者高峰年龄为 10～29 岁，男性多见。病变常累及下颌骨，尤其是磨牙区和升支部。病损可单发或多发，多发者约占 10%，其中部分伴有痣样基底细胞癌综合征。肿物倾向于沿颌骨长径前后向扩展，早期无明显症状，病变较大时才引起颌骨膨隆。继发感染时出现疼痛、肿胀和瘘管形成。X 线表现多样，缺乏特异性，类似成釉细胞瘤或牙源性囊肿，呈单房或多房性透射影，边缘可有切迹，也可累及未萌牙（图 7-43）。

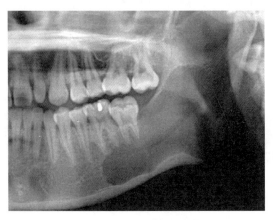

图 7-43　牙源性角化囊肿

2. 病理变化　肉眼观，囊壁薄而易碎，囊腔内可含干酪样物或稀薄淡黄色液体。镜下观，具有独特的组织学特征：①衬里上皮为厚薄一致的复层鳞状上皮，表层多呈波纹状不全角化；②衬里上皮较薄（约 5～8 层细胞），通常无上皮钉突。上皮与深层结缔组织交界平坦，且常分离形成裂隙；③上皮棘层细胞常出现水肿，胞质呈空泡状；④上皮基底细胞排列整齐呈栅栏状，细胞核深染且远离基底膜；⑤纤维性囊壁较薄，一般无炎症；⑥纤维性囊壁中有时可见子囊或牙源性上皮岛（图 7-44）。

3. 生物学行为　牙源性角化囊肿具有明显复发倾向，文献报道复发率大于 20%。关于复发的原因，与下列因素有关：①囊壁薄，易破碎，手术难以完整摘除；②肿瘤生长方式特殊，倾向沿骨小梁间隙呈指状外突样生长，单纯刮治不易彻底切除；③纤维囊壁中存在子囊，手术如残留可继续生长形成复发病灶；④衬里上皮可来源于口腔黏膜上皮的基底细胞增殖，若手术未将与囊肿粘连的口腔黏膜一起切除，这种具有较高增殖活性的上皮残留后也可引起复发。

多发性牙源性角化囊肿为痣样基底细胞癌综合征（nevoid basal cell carcinoma syndrome）的表现之一，见于 65%～75% 的患者。该综合征又称 Gorlin 综合征，为常染色体显性遗传性疾病，患者较年轻，通常有家族史。其主要临床表现：①多发性皮肤基底细胞癌；②颌骨多发性角化囊肿；③骨骼异常，如肋骨分叉、脊椎异常等；④额及颞顶部隆起，眼距过宽和下颌前凸，形成特征性面部表现；⑤钙磷代谢异常、脑膜钙化等。

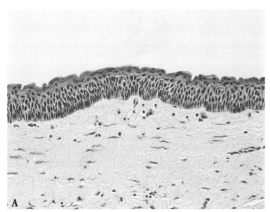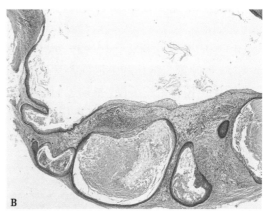

图7-44 牙源性角化囊肿

A. 衬里上皮厚薄一致，表层不全角化，基底细胞栅栏状排列，细胞核极性倒置　B. 纤维组织囊壁有微小子囊和上皮岛

六、牙源性钙化囊肿

牙源性钙化囊肿（calcifying odontogenic cyst）含有类似成釉细胞瘤的上皮成分和影细胞，后者可发生钙化。以前称为牙源性钙化囊性瘤（calcifying cystic odontogenic tumor）。

1. 临床表现　发病高峰年龄为 10～19 岁，无明显性别差异。病损主要发生在颌骨内，上、下颌均可发生，上颌前磨牙区多见。X 线表现为边界清楚的单囊性透射区，可伴有阻射物质或牙瘤样结构（图 7-45A）。

2. 病理变化　病变呈囊性，由牙源性衬里上皮和纤维囊壁构成。衬里上皮基底层为柱状或立方细胞，呈栅栏状排列，细胞核远离基底膜；浅层细胞呈星形或梭形，排列疏松。特征性变化是囊壁可见数量不等的影细胞（ghost cell），这种细胞圆形，体积较大，胞质丰富红染，但细胞核消失，仅保留空白的细胞核轮廓。影细胞可发生钙化形成不规则钙化团块（图 7-45B）。

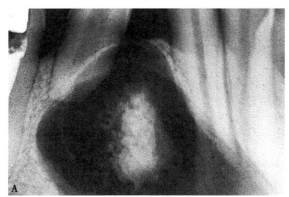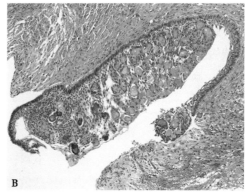

图7-45 牙源性钙化囊肿

A. X 线表现　B. 组织学变化

七、含牙囊肿

含牙囊肿（dentigerous cyst）是指包含一个未萌牙牙冠的囊肿，囊壁包绕牙冠并附着于该牙牙颈部。它是牙源性发育性囊肿中最多见的囊肿，约占颌骨所有上皮性囊肿的20%。

1．临床表现　多见于10～39岁，男性多于女性。以下颌第三磨牙最常见，其次为上颌单尖牙、上颌第三磨牙和下颌前磨牙区，可能与这些部位的牙易阻生有关。囊肿内所含牙多为恒牙。囊肿生长缓慢，早期无明显临床症状，常因牙未正常萌出或其他原因行影像学检查时偶然发现。囊肿较大时可引起颌骨膨隆、面部不对称、牙移位及邻近牙根吸收。X线典型表现为境界清楚的单囊性透射区，内含一个未萌牙的牙冠（图7-46）。

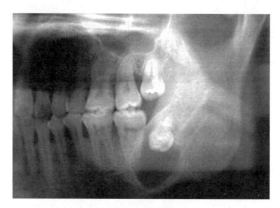

图7-46　含牙囊肿

2．病理变化　肉眼观，病变呈单囊性，囊腔内有一牙冠突入，大多为形态正常的恒牙，囊壁较薄，附着于牙颈部，囊液多呈淡黄色。显微镜下，纤维结缔组织囊壁内衬复层鳞状上皮，上皮较薄，类似于缩余釉上皮，由2～5层扁平细胞或矮立方状细胞构成，一般无角化，无上皮钉突。纤维囊壁有时可见小团状或条索状牙源性上皮岛。含牙囊肿常伴有继发感染，此时囊壁组织有大量炎细胞浸润，衬里上皮增生，形成明显的上皮钉突。

含牙囊肿手术治疗后很少复发，预后较好。

八、根尖周囊肿

根尖周囊肿（radicular cyst）是最常见的颌骨囊肿，属于炎症性囊肿。多由根尖周肉芽肿或慢性根尖周脓肿发展而来，主要位于牙根尖部牙周膜。

1．临床表现　根尖周囊肿多见于成年人，男性多于女性。好发部位为前牙区，60%发生于上颌。囊肿常位于深龋、残根或死髓牙根尖部，大小不等，较大的囊肿可引起颌骨膨隆，骨质受压吸收变薄，扣诊有乒乓球样感。X线显示根尖区有圆形或卵圆形透射影，边缘整齐，边界清楚（图7-47A）；部分囊肿周围有薄层阻射线，这与囊肿周围骨组织修复改建有关。

2．病理变化　肉眼观，囊肿大小和囊壁厚薄不一，较小者常随患牙一同拔出，为附着于患牙根尖部的软组织囊性肿物。多数情况下，囊壁已破裂。

光镜下，囊壁内表面衬覆无角化复层鳞状上皮，厚薄不一，上皮钉突因炎症刺激发生不规则增生、伸长，相互融合呈网状（图7-47B）。炎症明显时，上皮可出现糜烂、溃疡。纤维囊壁血管增生扩张,炎症反应明显,浸润的炎细胞包括淋巴细胞、浆细胞和泡沫细胞等。囊壁内有出血及含铁血黄素沉积,有时可见裂隙状胆固醇结晶,周围常伴有多核巨细胞反应。

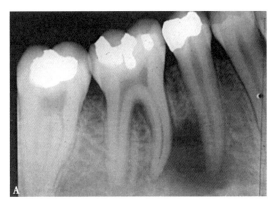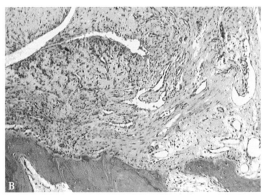

图7-47 根尖周囊肿

A. X线表现 B. 组织学变化

根尖周囊肿相关病灶牙拔除后,根尖区局部炎症组织未彻底清除而继发的囊肿病变,称为残余囊肿(residual cyst)。根尖周囊肿的衬里上皮主要来源于Malassez上皮剩余。

(李宪孟)

思考题

1. 简述牙釉质平滑面龋的组织学变化。
2. 急性牙髓炎临床及病理上各有何特点?
3. 急性浆液性根尖周炎和急性化脓性根尖周炎在临床上和病理上如何区别?
4. 简述活动期牙周炎的病理变化。
5. 简述成釉细胞瘤临床特征、组织学类型及组织学特征。

附录 实训教程

实训一 牙体组织结构观察

【实训内容】

1. 介绍牙磨片的制作方法。

2. 牙体组织图片示教。

3. 牙体组织磨片示教。

4. 观察牙体组织磨片及切片。

【目的要求】

1. 掌握四种牙体组织的组织结构、分布及其相互关系。

2. 熟悉牙釉质、牙本质在冠部的厚度、磨牙窝沟的形态。

3. 了解牙磨片的制作方法。

【实训用品】

显微镜、微机、投影仪、牙体纵断磨片、牙体横断磨片、牙体纵切片。

【步骤与方法】

1. 牙体纵磨片观察

（1）肉眼观察：牙磨片中央为牙髓腔，其外表面为牙本质，牙本质的冠部被牙釉质覆盖，牙本质根部被牙骨质覆盖。牙釉质呈乳白色或淡黄色，在牙尖或切缘处较厚（切牙的切缘处厚约 2mm，在磨牙的牙尖处厚约 2.5mm）向牙颈部逐渐变薄呈刃状。牙本质呈淡黄色。牙骨质呈淡黄色，覆盖于根部牙本质表面。近牙颈部较薄，根尖部较厚。

（2）显微镜观察。

1）牙釉质（实训图 1-1）

釉柱：低倍镜下釉柱呈柱状，由釉牙本质界呈放射状伸向表面，在牙颈部，釉柱呈水平状，在窝沟处釉柱由釉牙本质界向窝沟底部集中。高倍镜下：釉柱上每隔 4μm 左右有一横纹。

施雷格线：用落射光观察纵断磨片，呈明暗相间的带。

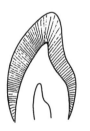
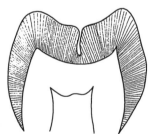

实训图 1-1 釉柱排列方向模式图

生长线（芮氏线）：深褐色，围绕牙尖呈环状排列，近牙颈部呈斜行线。

釉板：从牙釉质表面伸向牙釉质内，有的可达釉牙本质界或超过釉牙本质界伸入牙本质内，呈裂隙状结构。

釉梭：牙尖部较多见，呈纺锤状，从牙本质的边缘经过釉牙本质界伸入牙釉质内呈黑色。

2）牙本质

牙本质小管、成牙本质细胞突起和细胞间质：牙本质小管贯穿整个牙本质，从牙髓表面呈放射状伸向釉牙本质界，在牙尖部及根尖部小管较直，在牙颈部小管变曲呈"～～"形，近牙髓面的凸弯指向根尖部。小管内有成牙本质细胞突起，小管间质为细胞间质。

死区：多见于牙尖部，牙本质小管暴露处。牙本质小管呈黑色。

修复性牙本质：见于受损伤牙本质的髓腔面所形成的一层牙本质，与原发性牙本质的区别在于：牙本质小管数目显著减少甚至无小管，小管明显弯曲，排列紊乱。

3）牙骨质

无细胞性牙骨质：位于牙颈部近根尖 1/3 牙本质的表面，呈层板状，无细胞成分，并见穿通纤维痕迹，其方向与层板垂直。

细胞性牙骨质：位于无细胞牙骨质及根尖 1/3 牙本质表面，其中有多个牙骨质细胞陷窝，为卵圆形。其周围有许多小管，多数朝向牙根表面。

牙本质 - 牙骨质界：是一条较平坦的线。

牙釉质与牙骨质其相接方式有三种情况：牙骨质少许覆盖在牙釉质上；牙釉质和牙骨质端端相接；两者不相接。

2. 牙体横断磨片观察

（1）肉眼观察：周围一圈为牙釉质，中央部为牙本质（实训图 1-2）。

（2）显微镜观察

1）牙釉质：生长线呈同心环状排列。釉丛呈草丛状：起自釉牙本质界，向牙表面方向散开。釉柱横剖面：似鱼鳞状。

2）牙本质：牙本质小管剖，小管内有成牙本质细胞突起，突起周围白色透亮的部分为管周牙本质，小管之间为管间牙本质。

3. 牙体纵切片观察

（1）牙本质

1）牙本质小管和成牙本质细胞突起：成牙本质细胞突起为成牙本质细胞顶端的细长突起，伸向牙本质小管内。

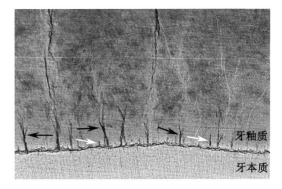

实训图 1-2 牙体组织磨片横断面

2）前期牙本质：位于成牙本质细胞和钙化牙本质之间，呈淡红色，为未钙化的牙本质。

（2）牙髓

1）成牙本质细胞：位于牙髓周围与前期牙本质相接处，排列成一层，在冠部为较高的柱状细胞，在牙根中部为立方状，接近根尖部呈扁平状。

2）牙髓细胞：呈星形或梭形，是牙髓中的主要细胞。

3）牙髓血管：牙髓内含有小动脉、毛细血管及静脉。

【思考题】

1. 光镜下牙釉质内能观察到哪些结构？其形态特点是什么？
2. 牙本质的组织结构有哪些？
3. 绘牙体组织的结构图,并标注其主要结构。

（杨美静）

实训二　牙周组织结构观察

【实训内容】

1. 牙周组织图片示教。
2. 牙周组织切片示教。
3. 观察牙周组织切片。

【目的要求】

1. 掌握牙龈和牙体附着关系、牙周膜主纤维束的名称及其分布。
2. 熟悉牙龈纤维的名称及分布、牙龈上皮的组织结构及牙槽骨的组织学结构。
3. 了解牙周膜内牙骨质小体、上皮剩余的来源及结构特点。

【实训用品】

显微镜、微机、投影仪、牙周组织切片(唇舌断面)、牙周组织切片(近远中断面)。

【步骤与方法】

1. 牙周组织切片(唇舌断面)观察(实训图 2-1)

（1）肉眼观察：龈沟的位置、牙周膜的实际厚度、牙槽骨的位置。

（2）显微镜观察

1）牙龈：①上皮层：牙龈上皮为复层鳞状上皮,有角化,上皮钉突狭而长。龈沟上皮是指牙龈上皮覆盖龈沟的部分,无角化的鳞状上皮,有上皮钉突。结合上皮是附着于牙体部分的上皮,表面无角化,也无上皮钉突。②固有层：为致密结缔组织。乳头狭长,主要为粗大的胶原纤维束,无大血管,有少量淋巴细胞、浆细胞和巨噬细胞。纤维束包括：龈牙组、牙槽龈组、环形组和牙骨膜组。

2）牙周膜：①主纤维：牙槽嵴组：起自牙槽嵴顶,向冠方呈放射状止于牙颈部的牙骨质内;水平组：在牙槽嵴组的根方,呈水平方向一端埋于牙骨

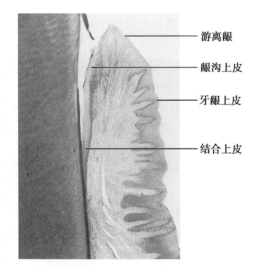

实训图 2-1　牙龈上皮

游离龈

龈沟上皮

牙龈上皮

结合上皮

质,另一端埋于牙槽骨;斜行组：呈 45° 的斜行方向,高的一端附着于牙槽骨,低的一端附着于牙骨质;根尖组：自根尖部呈放射状至根尖周的牙槽骨。②细胞：成牙骨质细胞,细胞扁平,核呈卵圆形,紧贴于牙骨质表面;另有成纤维细胞、成骨细胞、破骨细胞。③上皮剩余：在近牙根表面的纤维间隙中,呈小团块或条索状,细胞较小,胞浆少。④牙骨质小体：蓝紫色,游离于牙周膜或附着牙骨质表面。

3）牙槽骨：①固有牙槽骨：靠近牙周膜的牙槽骨，其表面部分为平行骨板，含有穿通纤维的部分称为束状骨，深面为哈弗斯系统。②骨密质：位于牙槽骨的外层，表面为平行骨板，深面为哈弗斯系统。③骨松质：在固有牙槽骨与骨密质之间，由骨小梁和骨髓腔组成。

2．牙周组织切片（近远中断面）观察（实训图 2-2）

（1）肉眼观察：观察牙周膜的厚度、牙槽骨的轮廓、骨密质及骨松质的分布。

（2）显微镜观察

1）越隔组：在牙槽嵴的冠方自一牙的牙骨质至邻近牙的牙骨质。

2）斜行组：纤维呈 45° 斜行方向，高的一端附着于牙槽骨上，另一端附着于牙骨质。

3）根间组：在多根牙，起自牙槽嵴顶的牙槽骨，止于根分叉处的牙骨质。

4）牙槽骨骨小梁的方向在根间部呈水平方向，而根尖区则呈放射状排列。

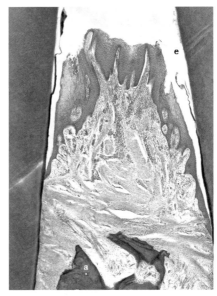

实训图 2-2　牙周组织切片

【思考题】

1．牙龈的组织结构有哪些？其形态特点是什么？

2．牙周膜内的纤维有哪几组？

3．绘牙龈的组织结构图，并标注主要组织结构。

（杨美静）

实训三　一倍模型牙形态观察与测量

一、牙体观察

【实训内容】

一倍模型牙形态观察，牙体解剖标志的辨认，部位记录法记录牙位。

【目的要求】

1．通过观察一倍模型牙，掌握牙冠各面的命名及基本解剖名称（牙体长轴、点线角等）并能标记出主要解剖标志。

2．运用牙体解剖学知识，熟悉各类牙的解剖形态。

【实训用品】

一倍模型牙，红、黑水笔，纸。

【步骤与方法】

1．将模型牙先进行分类，再判断上下，区分左右，排列好顺序，再记录牙位。

2．在每组牙上观察表面标志并标记。

（1）切牙组标记：准确指出并标记切牙组的切缘、唇面发育沟、舌面窝、近远中边缘嵴、舌隆突及各面外形高点（实训图3-1）。

（2）尖牙组标记：准确指出并标记尖牙组的牙尖、唇面发育沟、唇轴嵴、舌面窝、近远中边缘嵴、舌轴嵴、舌隆突及各面外形高点（实训图3-2）。

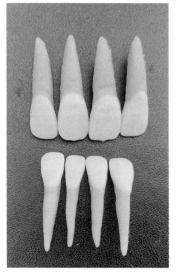

实训图3-1　切牙组

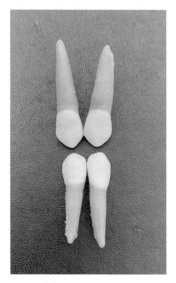

实训图3-2　尖牙组

（3）前磨牙组标记：准确指出并标记前磨牙组的颊尖、舌尖、颊尖三角嵴、舌尖三角嵴、近远中边缘嵴、中央沟、𬌗面窝、横嵴、颊轴嵴、舌轴嵴及各面外形高点（实训图3-3）。

（4）磨牙组标记：准确指出并标记磨牙组的近远中颊尖、近远中舌尖、颊尖三角嵴、舌尖三角嵴、近远中边缘嵴、中央沟、中央窝、颊舌沟、斜嵴、颊轴嵴、舌轴嵴及各面外形高点（实训图3-4）。

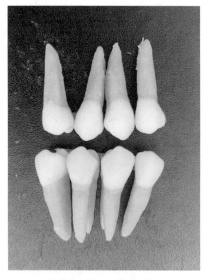

实训图3-3　前磨牙组

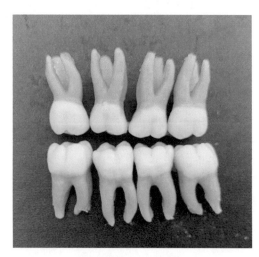

实训图3-4　磨牙组

二、牙体测量

【实训内容】

使用游标卡尺准确测量右上颌中切牙、右上颌尖牙、右上颌第一前磨牙、右上颌第一磨牙及右下颌第一磨牙牙体的全长、冠长、根长、冠厚、冠宽、颈曲度等。

【目的要求】

1. 通过测量掌握每一组牙体各部位间的比例关系，熟悉牙体解剖形态特点。

2. 掌握牙体测量的步骤方法和游标卡尺的使用方法。

【实训用品】

一倍模型牙、游标卡尺、直尺、记录笔、纸。

【步骤与方法】

（一）游标卡尺的使用

1. 游标卡尺的构造及原理（实训图 3-5）

（1）游标卡尺的构造：游标卡尺是测量长度、内外径、深度的量具，由主尺、游标尺、深度尺、内测量脚、外测量脚及紧固螺钉组成。

（2）游标卡尺的原理：根据测量精度，游标卡尺可分为 10 分度，20 分度和 50 分度三种，对应的精确度分别为 0.1mm、0.05mm 和 0.02mm。精确度的计算，以 50 分度游标卡尺为例：主尺的最小刻度为 1mm，游标尺上共有 50 个等分刻度，全长为 49mm，比主尺上刻度小 1mm，游标尺上每一分度与主尺的最小分度相差 1/50＝0.02mm，即精确度为 0.02mm。

2. 游标卡尺的使用和读数（实训图 3-6）

（1）游标卡尺的使用：当游标卡尺测脚并拢时游标尺的 0 刻度线与主尺的 0 刻度线对齐，此时读数为 0。测量时右手持游标卡尺，大拇指移动游标尺，左手持待测物，当测脚与待测物紧密接触时，即可读数。

（2）游标卡尺的读数：读数时首先以游标 0 刻度线为准在尺身上读取毫米整数（游标尺 0 刻度线左侧），即以毫米为单位的整数部分，然后看游标尺的第几条刻度线与主尺的刻度线对齐，将所得数值乘游标卡尺的精确度，即为小数点后读数。读数公式：$L＝N+nk$（N 为主尺读数，n 为与主尺刻度对齐的游标尺刻度，k 为精确度）。

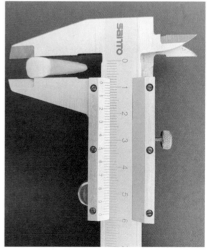

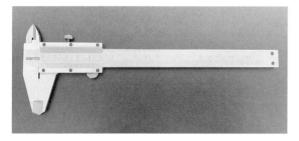

实训图 3-5 游标卡尺　　　　　　实训图 3-6 游标卡尺读数

（二）牙体测量（实训表 3-1）

实训表 3-1　测量结果记录　　　　　　　　　　　　　　　　单位: mm

牙位	冠长	根长	冠宽	冠厚	颈宽	颈厚	近中面颈曲度	远中面颈曲度
右上颌中切牙								
右上颌尖牙								
右上颌第一前磨牙								
右上颌第一磨牙								
右下颌第一磨牙								

1. 前牙测量的项目和方法

（1）牙体全长：从切缘或牙尖顶至根尖距离（实训图 3-7A）。

（2）冠长：从切缘或牙尖顶至颈缘最低点之间的距离（实训图 3-7B）。

（3）根长：从颈缘的最低点至根尖的距离（实训图 3-7C）。

（4）冠宽：牙冠近、远中面上最突出点（接触点）之间的距离（实训图 3-7D）。

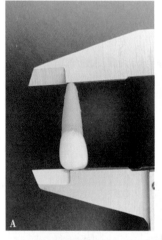
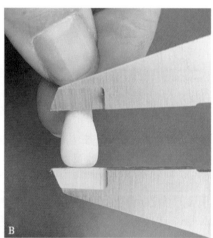
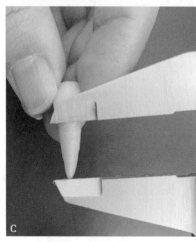
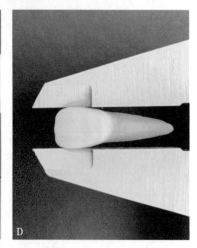

实训图 3-7　前牙牙体测量

A. 牙体全长　B. 冠长　C. 根长　D. 冠宽

（5）颈宽：牙冠唇面颈缘处与近、远中缘相交点之间的距离（实训图3-8A）。

（6）冠厚：牙冠唇面与舌面外形高点间的距离（实训图3-8B）。

（7）颈厚：牙颈唇面与舌面颈缘上最高点的距离（实训图3-8C）。

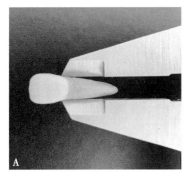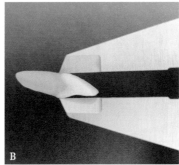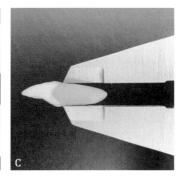

实训图3-8 前牙牙体测量
A. 颈宽 B. 冠厚 C. 颈厚

（8）近、远中面颈曲度：邻面颈缘最低点连线到最高点的垂直距离（实训图3-9）。

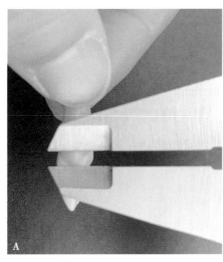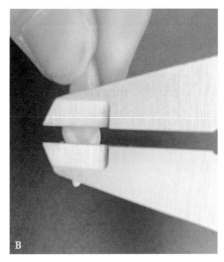

实训图3-9 前牙牙体测量
A. 近中颈曲度 B. 远中颈曲度

2. 后牙牙体测量方法同前牙（实训图3-10～实训图3-12）。

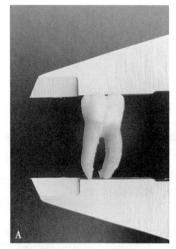
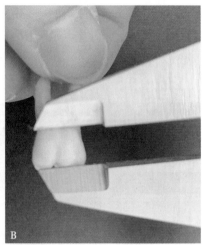
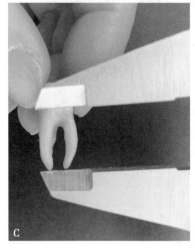
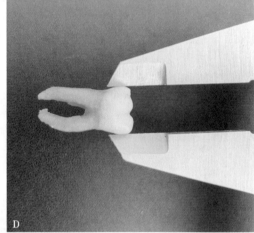

实训图 3-10 后牙牙体测量

A. 牙体全长 B. 冠长 C. 根长 D. 冠宽

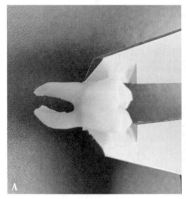
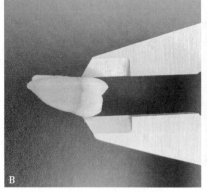
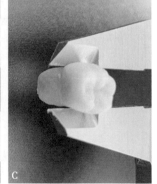

实训图 3-11 后牙牙体测量

A. 颈宽 B. 冠厚 C. 颈厚

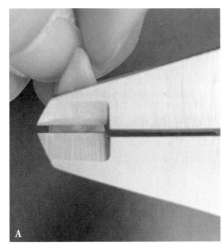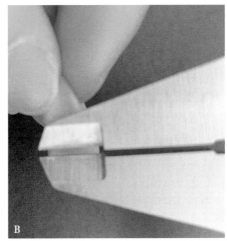

实训图 3-12 后牙牙体测量
A. 近中面颈曲度 B. 远中面颈曲度

【注意事项】

1. 使用游标卡尺测量前检查主尺和游标尺 0 刻度线是否对齐,读数时注意卡尺精确度。

2. 卡尺测量被测物时,松紧适当,切勿用力过大,注意保护游标卡尺刃口。

3. 为了测量准确,测量前可标记测量点。

（韩 梅）

实训四 标准放大三倍牙体绘图

一、标准放大三倍上颌中切牙牙体绘图

【实训内容】

仔细观察上颌中切牙形态,掌握其常用的表面解剖标志,绘出标准三倍上颌中切牙各个面图形。

【目的要求】

1. 通过放大三倍上颌中切牙牙体外形的描绘,熟练掌握该牙常用的表面解剖标志。

2. 熟悉上颌中切牙牙体描绘的步骤与方法。

【实训用品】

挂图、模型、直尺、绘图铅笔、坐标纸。

【步骤与方法】

1. 牙体描绘根据牙体测量所得平均数值,将以上颌中切牙各部分的尺寸放大 3 倍为例。

实训表 4-1 上颌中切牙牙体参考数值 单位: mm

	冠长	根长	冠宽	颈宽	冠厚	颈厚	近中颈曲度	远中颈曲度
平均值	10.5	13.0	8.5	7.0	7.0	6.0	3.5	2.5
放大 3 倍值	31.5	39.0	25.5	21.0	21.0	18.0	10.5	7.5

2. 上颌中切牙描绘步骤

（1）描绘唇面形态

1）确定冠长、根长、冠宽和颈宽：根据实训表 4-1 的数据，用铅笔在坐标纸上先画出冠根分界线 b，然后画出与其相垂直的中线 d。根据冠长、根长用铅笔画出 a、c 两条与 b 平行的线，根据冠宽、颈宽分别作出冠宽线和颈宽线。

2）确定冠宽点、颈宽点与颈线最凸点：画出牙冠唇面切颈方向三等分线，在冠长的近切端 1/6 处找出近中接触区标出"×"，在冠长的近切端 2/9 处找出远中接触区标出"×"，确定冠宽点；根据近中颈曲度、远中颈曲度和颈宽，确定颈宽点标出"×"；在冠根分界线的中点处确定颈线最凸点标出"×"。

3）绘出唇面的冠根外形：根据上颌中切牙唇面冠根外形特点，近中缘较直，远中缘较突。近中切角近似直角，远中切角较圆钝，牙根较粗直，根尖略偏向远中，绘出唇面的冠根外形轮廓（实训图 4-1）。

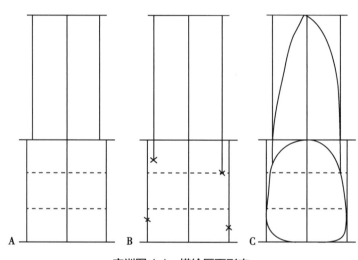

实训图 4-1　描绘唇面形态

（2）描绘舌面形态

1）舌窝外形的轮廓：在舌窝的中央（切嵴与舌隆突之间）绘出一个"U"字形的舌窝形态，其宽度占冠宽的 1/2。

2）边缘嵴：近、远中边缘嵴分别位于舌窝的近、远中，其宽度各占冠宽的 1/4（实训图 4-2）。

（3）描绘近中面形态

1）确定冠长、根长、冠厚和颈厚：根据实训表 4-1 数据，用铅笔在坐标纸上先画出冠根分界线 b，然后画出与其相垂直的中线 d。根据冠长、根长用铅笔画出 a、c 两条与 b 平行的线，根据冠厚、颈厚分别作出冠厚线和颈厚线。

2）确定牙冠外形高点、切点：画出牙冠近中面切颈方向三等分线，并在冠长的近颈 1/6 处找出唇面外形高点标出"×"，在冠长的近颈 1/8 处找出舌面外形高点标出"×"，在冠厚的 2/5 处找出切点标出"×"（切端点位于牙体长轴的唇侧）；根据近中颈曲度，找出近中颈曲线与中线的交点标出"×"。

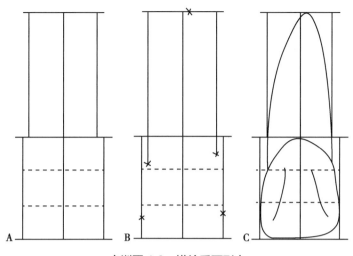

实训图 4-2　描绘舌面形态

3）绘出近中面的冠根外形：根据上颌中切牙近中面冠根外形特点，唇面较平，有颈嵴，舌面有舌窝，舌隆突，绘出近中面的冠根外形轮廓（实训图 4-3）。

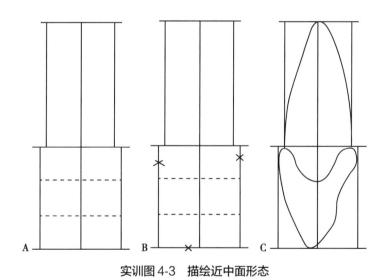

实训图 4-3　描绘近中面形态

（4）描绘远中面形态：远中面形态的描绘方法与近中面大致相同，不同之处只是颈曲度（实训图 4-4）。

（5）描绘切端形态

1）确定冠宽、冠厚及外形高点：先作出互相垂直的两条线，根据冠宽、冠厚画出长方形，在冠厚的近唇 1/3 处找出近中接触区，在冠厚的 1/2 略偏唇侧找出远中接触区，切端厚度约为 1.5～2mm。

2）绘出切端形态：根据上颌中切牙切端外形特点（唇侧较平，切端在牙体长轴的唇侧，切端向远中舌侧稍倾），描绘出切端、舌隆突、舌窝及边缘嵴外形轮廓（实训图 4-5）。

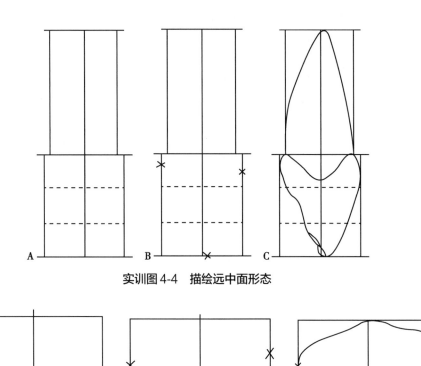

实训图 4-4 描绘远中面形态

实训图 4-5 描绘切端形态

（6）完成描绘：各面形态初步完成后，对照模型、图谱检查各部分的尺寸。

【注意事项】

1. 必须熟悉上颌中切牙的解剖形态，严格按照比例进行描绘。

2. 近远中面接触区、唇舌面外形高点、近远中颈曲度、切端定点要准确。

3. 画图使用的铅笔笔尖应尽量细，连线应美观，避免因绘图线太粗造成误差。

二、标准放大三倍上颌尖牙牙体绘图

【实训内容】

仔细观察上颌尖牙形态，掌握其常用的表面解剖标志，绘出标准三倍上颌尖牙各个面图形。

【目的要求】

1. 通过放大三倍上颌尖牙牙体外形的描绘，熟练掌握该牙常用的表面解剖标志。

2. 熟悉上颌尖牙牙体描绘的步骤与方法。

【实训用品】

挂图、模型、直尺、绘图铅笔、坐标纸。

【步骤与方法】

1. 牙体描绘根据牙体测量所得数值，将上颌尖牙各部分的尺寸放大3倍。

实训表 4-2　上颌尖牙牙体参考数值　　　　　单位：mm

	冠长	根长	冠宽	颈宽	冠厚	颈厚	近中颈曲度	远中颈曲度
平均值	10.0	17.0	7.5	5.5	8.0	7.0	2.5	1.5
放大3倍值	30.0	51.0	22.5	16.5	24.0	21.0	7.5	4.5

2．上颌尖牙描绘步骤

（1）描绘唇面形态

1）确定冠长、根长、冠宽和颈宽：根据表实训表 4-2 的数据，用铅笔在坐标纸上先画出冠根分界线 b，然后画出与其相垂直的中线 d。根据冠长、根长用铅笔画出 a、c 两条与 b 平行的线，根据冠宽、颈宽分别作出冠宽线和颈宽线。

2）确定冠宽点、颈宽点、牙尖点与颈线最凸点：画出牙冠唇面切颈方向三等分线，在冠长的切 1/3 与中 1/3 交界处找出近中接触区标出"×"，在冠长的 1/2 略偏颈部处找出远中接触区标出"×"，确定冠宽点；牙尖点在冠宽 1/2 略偏近中处；根据近中颈曲度、远中颈曲度和颈宽确定颈宽点，标出"×"；在冠根分界线的中点处确定颈线最凸点，标出"×"。

3）绘出唇面的冠根外形：根据上颌尖牙唇面冠根外形特点，唇面似圆五边形，唇轴嵴将唇面分成两个斜面并有两条发育沟，牙尖偏近中，近中斜缘与远中斜缘交角为 90 度，牙根粗壮而直，根尖偏向远中，绘出唇面的冠根外形轮廓（实训图 4-6）。

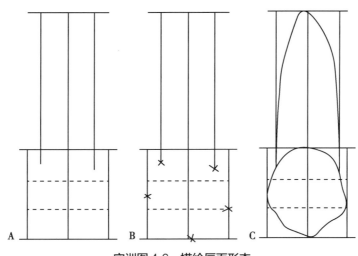

实训图 4-6　描绘唇面形态

（2）描绘舌面形态

1）舌窝外形的轮廓：在舌面的中央自牙冠中 1/3 向牙尖方向绘出一个呈"V"字形的舌窝形态，其宽度占冠宽的 1/2。

2）舌轴嵴：自牙尖顶向颈部，绘出舌轴嵴的形态，使之将舌窝分为较小的近中窝和较大的远中窝两部分。

3）边缘嵴：近、远中边缘嵴分别位于舌窝的近、远中，其宽度各占冠宽的 1/4（实训图 4-7）。

（3）描绘近中面形态

1）确定冠长、根长、冠厚和颈厚：根据实训表 4-2 的数据，用铅笔在坐标纸上先画出冠

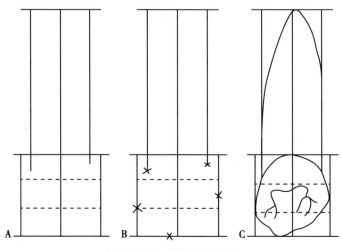

实训图4-7 描绘舌面形态

根分界线 b，然后画出与其相垂直的中线 d。根据冠长、根长用铅笔画出 a、c 两条与 b 平行的线，根据冠厚、颈厚分别作出冠厚线和颈厚线。

2）确定牙冠外形高点、牙尖点：画出牙冠近中面切颈方向三等分线，并在冠长的近颈 1/9 处找出唇面外形高点标出"×"，在冠长的近颈 1/6 处找出舌面外形高点标出"×"，在冠厚的 1/2 略偏唇侧处找出牙尖点标出"×"；根据近中颈曲度，找出近中颈曲线与中线的交点标出"×"。

3）绘出近中面的冠根外形：根据上颌尖牙近中面冠根外形特点，唇颈嵴较突，舌窝、舌隆突较显著，描绘出近中面的冠根外形轮廓（实训图4-8）。

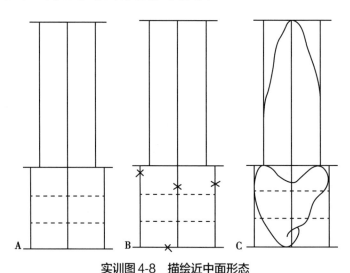

实训图4-8 描绘近中面形态

（4）描绘远中面形态：远中面形态的描绘方法与近中面大致相同，不同之处只是颈曲度，远中面较近中面短小而突出（实训图4-9）。

（5）描绘切端形态

1）确定冠宽、冠厚及外形高点：先作出互相垂直的两条线，根据冠宽、冠厚画出长方形，在冠厚的唇 1/3 与中 1/3 交界处，找出近中接触区，在冠厚 1/2 略偏唇侧处找出远中接触区。

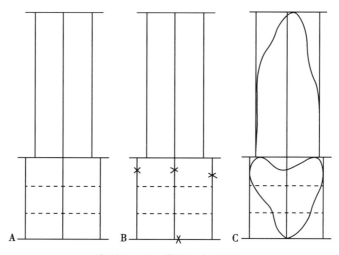

实训图 4-9 描绘远中面形态

2）绘出切端形态：根据上颌尖牙牙尖外形特点，唇颈嵴较突、牙尖嵴在牙体长轴的唇侧并接近牙体长轴，描绘出牙尖嵴、舌隆突、舌窝、舌轴嵴和边缘嵴的外形轮廓（实训图 4-10）。

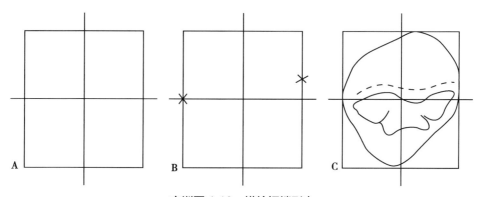

实训图 4-10 描绘切端形态

（6）完成描绘：各面形态初步完成后，对照模型、图谱检查各部分的尺寸。

【注意事项】

1. 必须熟悉上颌尖牙的解剖形态，严格按照比例进行描绘。

2. 颈线的最凸点、近远中面接触区、唇舌面外形高点、近远中颈曲度、牙尖顶定点要准确。

3. 上颌尖牙唇面绘图时，牙尖稍偏向近中，牙尖高度不超过冠长的 1/3。

4. 画图使用的铅笔笔尖应尽量细，连线应美观，避免因绘图线太粗造成雕刻的误差。

（李宛罄）

三、标准放大三倍上颌第一前磨牙牙体绘图

【实训内容】

仔细观察上颌第一前磨牙形态，掌握其常用的表面解剖标志，绘出标准三倍上颌第一前磨牙各个面图形。

【目的要求】

1. 通过放大三倍上颌第一前磨牙牙体外形的描绘,熟练掌握该牙常用的表面解剖标志。

2. 熟悉上颌第一前磨牙牙体描绘的步骤与方法。

【实训用品】

挂图、模型、直尺、绘图铅笔、坐标纸。

【步骤与方法】

1. 牙体描绘根据牙体测量所得数值,将以上颌第一前磨牙各部分的尺寸(实训表 4-3)放大 3 倍为例。

实训表 4-3　上颌第一前磨牙牙体参考数值

单位: mm

	冠长	根长	冠宽	颈宽	冠厚	颈厚	近中颈曲度	远中颈曲度
平均值	8.5	14.0	7.0	5.0	9.0	8.0	1.0	0.0
放大 3 倍值	25.5	42.0	21.0	15.0	27.0	24.0	3.0	0.0

2. 上颌第一前磨牙描绘步骤

(1)描绘颊面形态

1)确定冠长、根长、冠宽和颈宽:用铅笔在坐标纸上先画出冠根分界线 b,然后画出与其垂直的中线 d。根据冠长、根长数据用铅笔画出 a、c 两条与 b 平行的线,根据冠宽、颈宽数据分别做出冠宽线和颈宽线。

2)确定近中接触区、远中接触区、牙尖点等标志点:画出牙冠颊面殆颈方向三等分线,在冠长的近殆 2/5 处确定近中接触区并标出"×",在冠长的近殆 1/3 处确定远中接触区并标出"×";在冠宽线的偏远中 2/5 处确定颊尖点并标出"×";根据近中颈曲度、远中颈曲度和颈宽的数据标出关键点确定牙颈线弧度。

3)绘出颊面的冠根外形:根据上颌第一前磨牙的外形特点,连接标记点并完善冠根轮廓线(实训图 4-11)。

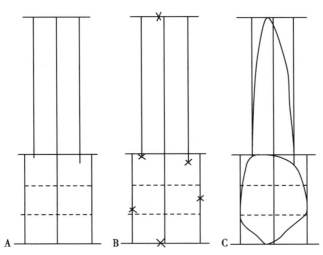

实训图 4-11　描绘上颌第一前磨牙颊面形态

(2)描绘舌面形态:舌面和颊面形态描绘方法大致相同,但是舌尖点在冠宽的 2/5 与冠长的 1/6 交界处,偏近中,较颊尖短小圆钝,舌面小于颊面(实训图 4-12)。

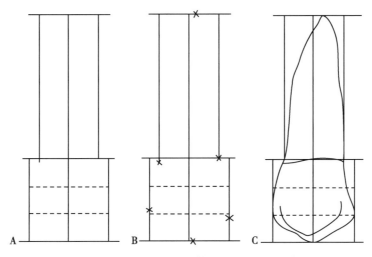

实训图 4-12 描绘上颌第一前磨牙舌面形态

（3）描绘近中面形态

1）确定冠长、根长、冠厚和颈厚：用铅笔在坐标纸上先画出冠根分界线 b，然后画出与其垂直的中线 d，根据冠长、根长用铅笔画出 a、c 两条与 b 平行的线，根据冠厚、颈厚分别作出冠厚线和颈厚线。

2）确定牙冠外形高点、牙尖点：画出牙冠近中面𬌗颈方向三等分线，并在冠长的近颈 1/3 处确定颊面外形高点并标出"×"；在冠长的近颈 2/5 处确定舌面外形高点并标出"×"；在颈厚的近颊 1/6 处确定颊尖点并标出"×"；在冠长的近𬌗 1/6 与冠厚的近舌 1/6 交界处确定舌尖点并标出"×"；在冠长的近𬌗 1/3 与冠厚 1/2 交界处确定𬌗面最低点（沟底）并标出"×"；根据近中颈曲度的数据，在近中颈曲线与中线的交点处标出"×"；在根长的近根尖 1/3 与颈厚的 1/2 交界处确定根分叉点并标出"×"，其中颊根较宽而粗长，舌根较细短。

3）绘出近中面的冠根外形：根据上颌第一前磨牙的外形特点，连接标记点并完善冠根轮廓线（实训图 4-13）。

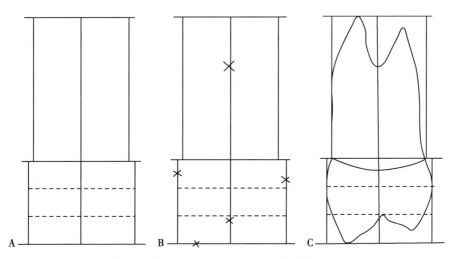

实训图 4-13 描绘上颌第一前磨牙近中面形态

（4）描绘远中面形态：远中面形态的描绘方法与近中面大致相同，不同之处是颈曲度为0.0mm，远中面较近中面小而突（实训图4-14）。

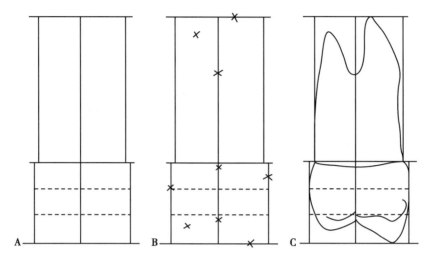

实训图4-14　描绘上颌第一前磨牙远中面形态

（5）描绘𬌗面形态

1）确定冠宽、冠厚及外形高点：先作出互相垂直的两条线，根据冠宽、冠厚数据画出长方形轮廓；近中接触区位于冠厚的2/5处（偏颊侧），远中接触区位于冠厚的1/3处（偏颊侧）；中央沟的长度占冠宽的1/3；边缘嵴的宽度为1.5～3.0mm。

2）绘出𬌗面形态：根据上颌第一前磨牙的外形特点，描绘出𬌗面的六边形，颊舌尖三角嵴、边缘嵴的走行方向、发育沟和副沟的轮廓图（实训图4-15）。

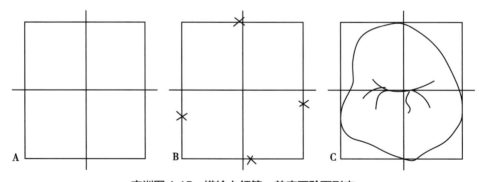

实训图4-15　描绘上颌第一前磨牙𬌗面形态

（6）完成描绘：各面形态初步完成后，对照模型、线图或浮雕图检查各部分的尺寸并进行修整完善。

四、标准放大三倍上颌第一磨牙牙体绘图

【实训内容】

仔细观察上颌第一磨牙形态，掌握其常用的表面解剖标志，绘出标准三倍上颌第一磨牙各个面图形。

【目的要求】

1．通过放三倍上颌第一磨牙牙体外形的描绘，熟练掌握该牙常用的表面解剖标志。

2．熟悉上颌第一磨牙牙体描绘的步骤与方法。

【实训用品】

挂图、模型、直尺、绘图铅笔、坐标纸。

【步骤与方法】

1．牙体描绘根据牙体测量所得数值，将以上颌第一磨牙各部分的尺寸（实训表4-4）放大3倍为例。

实训表4-4　上颌第一磨牙牙体参考数值　　　　　　　　　　　　　　单位：mm

	冠长	根长	冠宽	颈宽	冠厚	颈厚	近中颈曲度	远中颈曲度
平均值	7.5	颊 12.0 舌 13.0	10.0	8.0	11.0	10.0	1.0	0.0
放大3倍值	22.5	颊 36.0 舌 39.0	30.0	24.0	33.0	30.0	3.0	0.0

2．上颌第一磨牙描绘步骤

（1）描绘颊面形态

1）确定冠长、根长、冠宽和颈宽：用铅笔在坐标纸上先画出冠根分界线b，然后画出与其垂直的中线d，根据冠长、根长数据用铅笔画出a、c两条与b平行的线，根据冠宽、颈宽数据分别作出线冠宽线和颈宽线。

2）确定近中接触区、远中接触区、牙尖点等：画出牙冠颊面𬌗颈方向三等分线，在冠长的近𬌗1/3处确定近中接触区并标出"×"，在冠长的近𬌗2/5处确定远中接触区并标出"×"；分别在冠宽线的近远中1/4处确定近、远中颊尖点并标出"×"，近中颊尖高于远中颊尖；在冠宽的1/2与冠长的近𬌗1/5交界处确定颊沟起始点并标出"×"；根据近中颈曲度、远中颈曲度和颈宽的数据标出关键点确定牙颈线的弧度，颊面牙颈线形成"V"形突向根方；在冠宽的中线与根长的近颈1/3交界处确定根分叉点并标出"×"，近中颊根根尖略偏远中，远中颊根根尖较直，腭根较粗壮。

3）绘出颊面的冠根外形：根据右上颌第一磨牙的外形特点，连接标记点并完善冠根轮廓线（实训图4-16）。

（2）描绘舌面形态：舌面和颊面形态描绘方法大致相同，但是近中舌尖点在冠宽的2/5，略低于近中颊尖；远中舌尖点在冠宽的1/4，略低于近中舌尖；远中舌沟可从冠宽的远中1/3与冠长的近𬌗1/6交界处向颈部延伸；舌根根尖位于冠宽的1/2偏远中处（实训图4-17）。

（3）描绘近中面形态

1）确定冠长、根长、冠厚和颈厚：用铅笔在坐标纸上先画出冠根分界线b，然后画出与其垂直的中线d，根据冠长、根长数据用铅笔画出a、c两条与b平行的线，根据冠厚、颈厚数据分别作出冠厚线和颈厚线。

2）确定牙冠外形高点、牙尖点：画出牙冠近中面𬌗颈方向三等分线，并在冠长的近颈1/5处确定颊面外形高点并标出"×"；在冠长的近颈2/5处确定舌面外形高点并标出"×"；在颈厚的近颊1/7处确定近中颊尖点并标出"×"，在冠厚的近舌1/4处确定近中舌尖点并标出

"×"; 在冠长的 1/4 与中线交界处确定𬌗面最低点(沟底)并标出"×"; 根据近中颈曲度的数据, 在近中颈曲线与中线的交点处标出"×"; 在根长的 1/2 与根厚中线偏舌侧的交界处确定根分叉点并标出"×"。

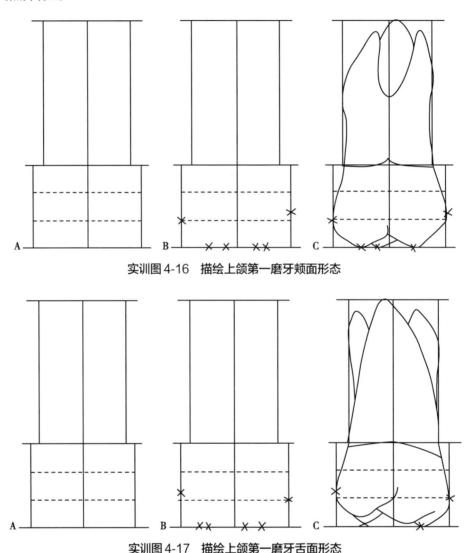

实训图 4-16 描绘上颌第一磨牙颊面形态

实训图 4-17 描绘上颌第一磨牙舌面形态

3) 绘出近中面的冠根外形: 根据右上颌第一磨牙的外形特点, 连接标记点并完善冠根轮廓线(实训图 4-18)。

(4) 描绘远中面形态: 远中面形态的描绘方法与近中面大致相同, 不同之处为远中颊尖点在冠厚的近颊 1/5 处, 略低于近中颊尖; 远中舌尖点在冠厚的近舌 1/6 处, 略低于近中舌尖; 远中颈曲度为 0.0mm, 远中面较近中面小而圆凸(实训图 4-19)。

(5) 描绘𬌗面形态

1) 确定冠宽、冠厚及外形高点: 先作出互相垂直的两条线, 根据冠宽、冠厚数据画出长方形轮廓; 近中接触区位于冠厚的 2/5 处(偏颊侧), 远中接触区位于冠厚的中 1/3 处; 颊舌侧外形高点位于冠宽的中部。

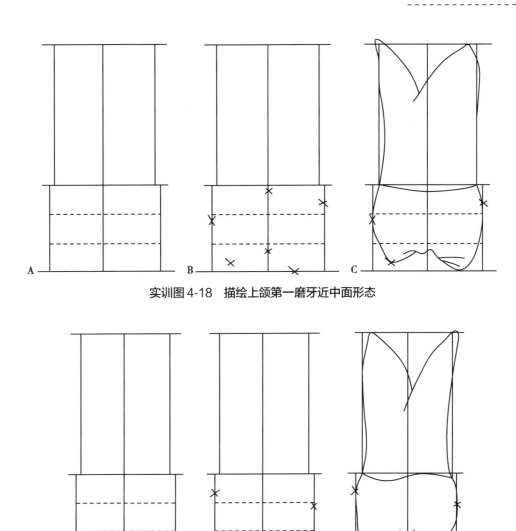

实训图 4-18 描绘上颌第一磨牙近中面形态

实训图 4-19 描绘上颌第一磨牙远中面形态

2）绘出𬌗面形态：根据上颌第一磨牙的外形特点，描绘出𬌗面的斜方形轮廓，颊沟（将颊侧缘平分为近远中两部分）、舌沟、近中沟、远中舌沟、斜嵴、三角嵴、边缘嵴等（实训图 4-20）。

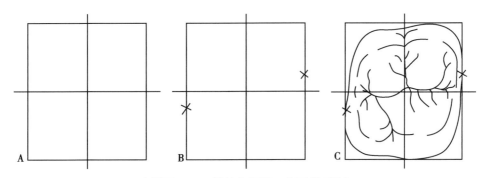

实训图 4-20 描绘上颌第一磨牙𬌗面形态

（6）完成描绘：各面形态初步完成后，对照模型、线图或浮雕图检查各部分的尺寸并进行修整完善。

五、标准放大三倍下颌第一磨牙牙体绘图

【实训内容】

仔细观察下颌第一磨牙形态，掌握其常用的表面解剖标志，绘出标准三倍下颌第一磨牙各个面图形。

【目的要求】

1. 通过放大 3 倍下颌第一磨牙牙体外形的描绘，熟练掌握该牙常用的表面解剖标志。

2. 熟悉下颌第一磨牙牙体描绘的步骤与方法。

【实训用品】

挂图、模型、直尺、绘图铅笔、坐标纸。

【步骤与方法】

1. 牙体描绘根据牙体测量所得数值，将以下颌第一磨牙各部分的尺寸（实训表 4-5）放大 3 倍为例。

实训表 4-5　下颌第一磨牙牙体参考数值　　　　　　　　单位：mm

	冠长	根长	冠宽	颈宽	冠厚	颈厚	近中颈曲度	远中颈曲度
平均值	7.5	14.0	11.0	9.0	10.5	9.0	1.0	0.0
放大 3 倍值	22.5	42.0	33.0	27.0	31.5	27.0	3.0	0.0

2. 下颌第一磨牙描绘步骤

（1）描绘颊面形态

1）确定冠长、根长、冠宽和颈宽：用铅笔在坐标纸上先画出冠根分界线 b，然后画出与其垂直的中线 d，根据冠长、根长数据用铅笔画出 a、c 两条与 b 平行的线，根据冠宽、颈宽数据分别作出线冠宽线和颈宽线。

2）确定近中接触区、远中接触区、牙尖点等：画出牙冠颊面殆颈方向三等分线，在冠长的近殆 1/4 处确定近中接触区并标出"×"，在冠长的近殆 1/3 处确定远中接触区并标出"×"；在冠宽的近中 1/4 处确定近中颊尖点并标出"×"，在冠宽的远中 1/3 处确定远中颊尖点并标出"×"，在冠宽的远中 1/7 处确定远中尖点并标出"×"，近中颊尖高于远中颊尖、远中尖；在冠宽的近中 2/5 与冠长的近殆 1/7 交界处确定颊沟起始点并标出"×"；在冠宽的远中 2/7 与冠长的近殆 1/5 交界处确定远中颊沟起始点并标出"×"；根据近中颈曲度、远中颈曲度和颈宽的数据标出关键点确定颈线的弧度，颊面颈线形成"V"形突向根方；在冠宽的中线与根长的近颈 1/3 交界处确定根分叉点并标出"×"。

3）绘出颊面的冠根外形：根据下颌第一磨牙的外形特点，连接标记点并完善冠根轮廓线（实训图 4-21）。

（2）描绘舌面形态：舌面和颊面形态描绘方法大致相同，但是近中舌尖点在冠宽的近中 1/5，远中舌尖点在冠宽的远中 1/4 处，舌尖较颊尖长而锐利。舌沟起始点在冠宽的 1/2 与冠长的近殆 1/5 交界处（实训图 4-22）。

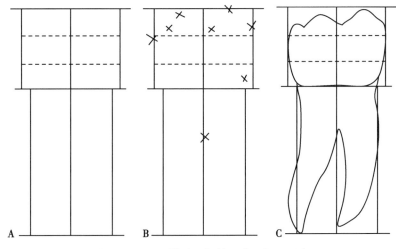

实训图 4-21　描绘下颌第一磨牙颊面形态

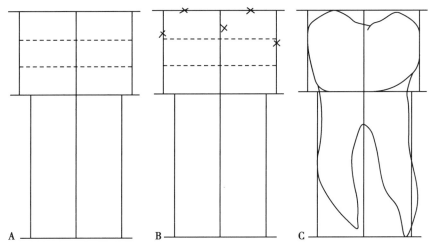

实训图 4-22　描绘下颌第一磨牙舌面形态

（3）描绘近中面形态

1）确定冠长、根长、冠厚和颈厚：用铅笔在坐标纸或白纸上先画出冠根分界线 b，然后画出与其垂直的中线 d，根据冠长、根长数据用铅笔画出 a、c 两条与 b 平行的线，根据冠厚、颈厚数据分别作出冠厚线和颈厚线。

2）确定牙冠外形高点、牙尖点：画出牙冠近中面𬌗颈方向三等分线，并在冠长的近颈 1/4 处确定颊面外形高点并标出"×"；在冠长的近𬌗 1/3 处确定舌面外形高点并标出"×"；在颈厚的 1/4 处确定近中颊尖点并标出"×"，在冠厚的 1/6 处确定近中舌尖点并标出"×"；在冠长的 1/4 与冠厚的 1/2 交界处确定𬌗面最低点（沟底）并标出"×"；根据近中颈曲度的数据，在近中颈曲线与中线的交点处标出"×"；在冠厚的 1/2 处确定近远中根的根尖点并标出"×"。

3）绘出近中面的冠根外形：根据右下颌第一磨牙的外形特点，连接标记点并完善冠根轮廓线（实训图 4-23）。

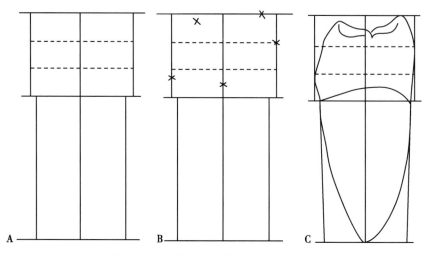

实训图 4-23 描绘下颌第一磨牙近中面形态

（4）描绘远中面形态：远中面形态的描绘方法与近中面大致相同，不同之处为远中颊尖点在冠厚的近颊 1/4 处，远中舌尖点在冠厚的近舌 1/8 处；远中颈曲度为 0.0mm，远中面较近中面小而圆凸（实训图 4-24）。

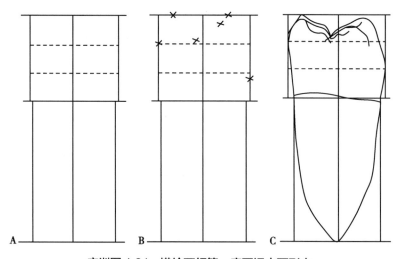

实训图 4-24 描绘下颌第一磨牙远中面形态

（5）描绘𬌗面形态

1）确定冠宽、冠厚及外形高点：先作出互相垂直的两条线，根据冠宽、冠厚数据画出长方形轮廓；近中接触区位于冠厚的 1/3 处（偏颊侧），远中接触区位于冠厚的 1/2 处；颊舌侧外形高点位于冠宽的 1/2 处。

2）绘出𬌗面形态：根据右下颌第一磨牙的外形特点，描绘出𬌗面的轮廓，颊沟、舌沟、近中沟、远中沟、三角嵴、边缘嵴等（实训图 4-25）。

（6）完成描绘：各面形态初步完成后，对照模型、线图或浮雕图检查各部分的尺寸并进行修整完善。

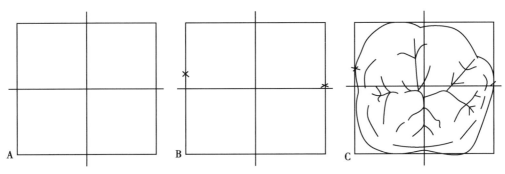

实训图 4-25　描绘下颌第一磨牙骀面形态

（孙　华）

实训五　标准放大三倍石膏牙牙体雕刻

一、标准放大三倍右上颌中切牙石膏牙雕刻

【目的要求】

1．通过对放大三倍右上颌中切牙牙体外形的雕刻，牢固掌握该牙的解剖形态、体会平衡感及协调感。

2．熟悉三倍大牙体形态描绘的方法和步骤，掌握外形高点的确定方法。

3．熟悉上颌中切牙雕刻的方法、步骤，学会正确使用操作工具。

【实训用品】

石膏块（70mm×26mm×22mm）、三倍大牙体线图（实训图 5-1）、三倍大牙体浮雕图（实训图 5-2）、石膏切刀（实训图 5-3）、雕刻刀（实训图 5-4）、直尺、铅笔、橡胶垫板。

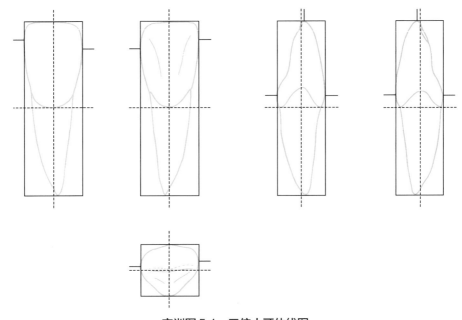

实训图 5-1　三倍大牙体线图

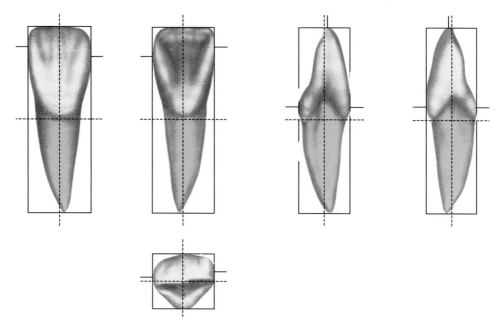

实训图 5-2　三倍大牙体浮雕图

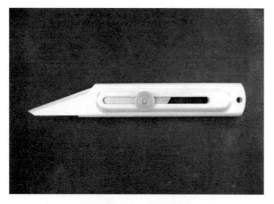

实训图 5-3　石膏切刀

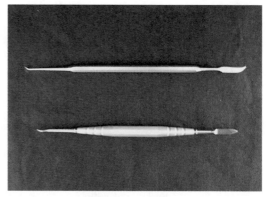

实训图 5-4　雕刻刀

【步骤与方法】

1. 雕刻器具的握持方法

（1）直握式：是最常用的一种方法。主要握刀的手指是拇指、示指和中指，无名指和小指在雕刻时起支持作用，此法用于细雕（实训图 5-5）。

（2）横握式：将刀柄全部握在右手第二、三、四、五指内，用刀时刃部对着雕刻物，刃部向着外侧，同时左手握着雕刻物，并用示指顶着雕刻物作为支点。用左手拇指按压在右手拇指上推动其沿斜面切割。此法多用于粗雕（实训图 5-6）。

（3）按切式：右手握着刀柄，右手拇指或中指作为支点，同时左手手指按压刀背切割雕刻物。此法用于大面积的切削（实训图 5-7）。

2. 雕刻步骤

（1）描绘上颌中切牙近、远中面初步形态：按三倍大牙体线图（实训图 5-1）测量的外框数值，依次确定石膏块的近、远中面和唇、舌面，在石膏块的近、远中面上描绘根冠分界线（a）、中轴（b）、唇、舌面外形高点（c、d），描绘近、远中面根冠外形轮廓（实训图5-8，实训图5-9）。

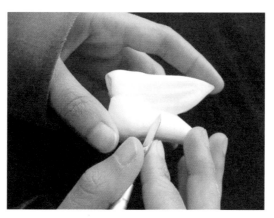

实训图 5-5　直握式

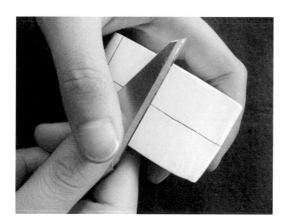

实训图 5-6　横握式

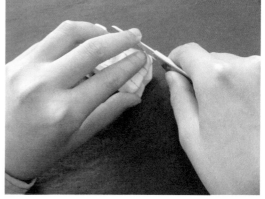

实训图 5-7　按切式

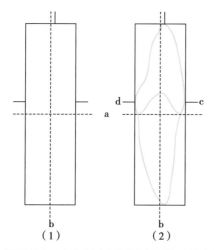

实训图 5-8　右上颌中切牙近中面外形轮廓图

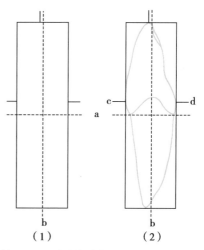

实训图 5-9　右上颌中切牙远中面外形轮廓图

（2）描绘近、远中面的外形高点：根据实训图 5-2，近中面外形高点（C）的横坐标为唇、舌面与近中接触点连线的延长线，纵坐标为切缘观唇侧近中面外形高点到中轴的数值；远中面外形高点（D）的横坐标为唇、舌面与远中接触点连线的延长线，纵坐标为切缘观唇侧远中面外形高点到中轴的数值（实训图 5-10、实训图 5-11）。将 C、D 两点坐标转移到石膏块上。

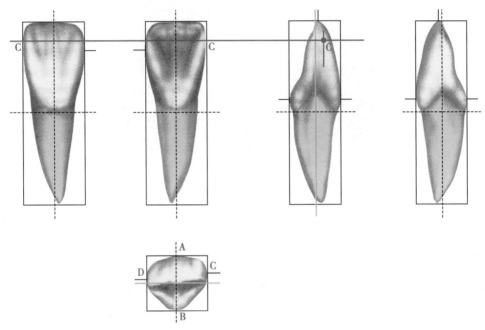

实训图 5-10　右上颌中切牙近中面外形高点描绘图

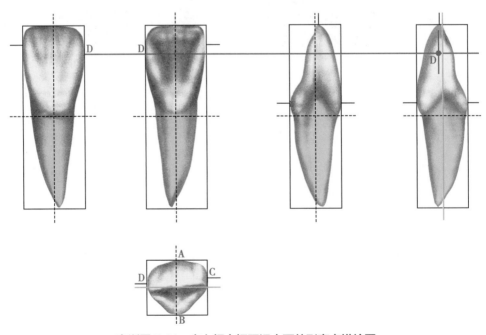

实训图 5-11　右上颌中切牙远中面外形高点描绘图

（3）形成近、远中面外形：按描绘好的右上颌中切牙近、远中面（实训图 5-12），用石膏切刀切削石膏块描绘线的外侧部分，形成近、远中面的初步轮廓（实训图 5-13）。

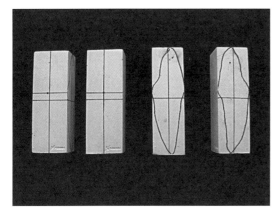

实训图 5-12　右上颌中切牙近、远中面绘图后

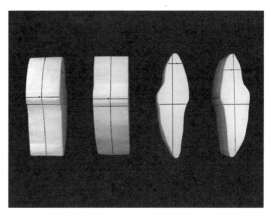

实训图 5-13　右上颌中切牙的近中和远中切削后

（4）描绘唇、舌面初步形态：参照实训图 5-1，在石膏块的唇、舌面描绘根冠分界线（a）、中轴（b）、近、远中面接触点（c、d），描绘唇、舌面根冠外形轮廓（实训图 5-14，实训图 5-15）。

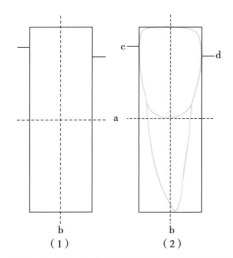

实训图 5-14　右上颌中切牙唇面外形轮廓图

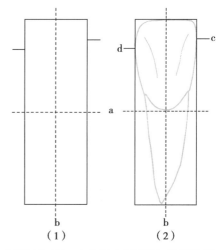

实训图 5-15　右上颌中切牙舌面外形轮廓图

（5）描绘唇、舌面的外形高点：根据实训图 5-2，唇面外形高点（A）的横坐标为近、远中面与唇侧接触点连线的延长线，纵坐标为切缘观近中侧唇面外形高点到中轴的数值；舌面外形高点（B）的横坐标为近、远中面与舌侧接触点连线的延长线，纵坐标为切缘观远中侧舌面外形高点到中轴的数值（实训图 5-16、实训图 5-17）。将 A、B 两点坐标转移到石膏块上。

（6）形成唇、舌面外形：按描绘好的右上颌中切牙唇、舌面（实训图 5-18），用石膏切刀切削石膏块的唇舌面，形成唇、舌面的初步轮廓（实训图 5-19）。

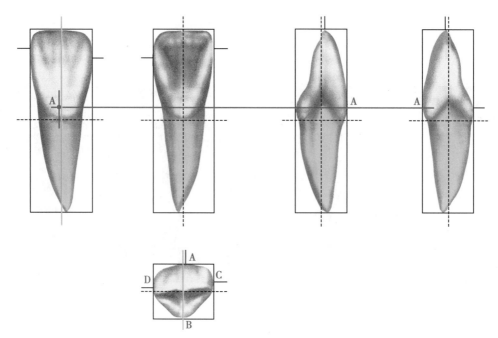

实训图 5-16 右上颌中切牙唇面外形高点描绘图

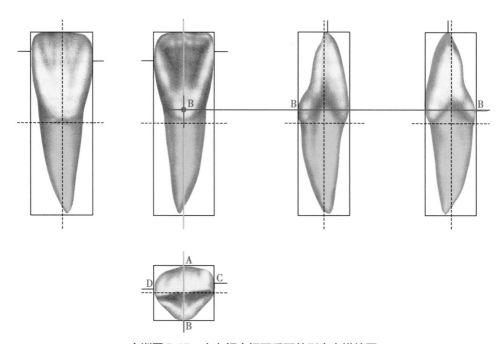

实训图 5-17 右上颌中切牙舌面外形高点描绘图

（7）描绘各轴面最突出部分：参照实训图 5-2，用铅笔绘出石膏牙各轴面最突出部分（实训图 5-20）。

（8）描绘第一次 1/2 等分线：用铅笔在各轴面最突出部分与外形边缘间画出第一次 1/2 等分线（实训图 5-21）。

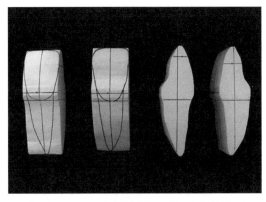

实训图 5-18 右上颌中切牙唇、舌面绘图后

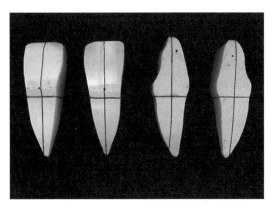

实训图 5-19 右上颌中切牙的唇、舌面切削后

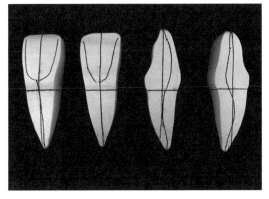

实训图 5-20 四个轴面图绘出最突出部分后

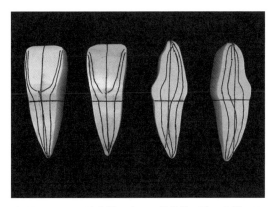

实训图 5-21 绘出第一次 1/2 等分线后的四个轴面图

（9）切除多余部分：用石膏切刀切除各轴面角即相邻两条等分线之间的多余部分（实训图 5-22）。

（10）描绘第二次 1/2 等分线：在各轴面最突出部分与第一次 1/2 等分线间，以及相邻两条等分线之间描绘第二次 1/2 等分线（实训图 5-23）。

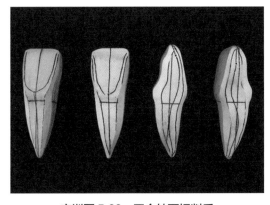

实训图 5-22 四个轴面切削后

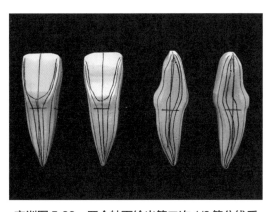

实训图 5-23 四个轴面绘出第二次 1/2 等分线后

（11）多面体成形：用石膏切刀切除相邻的两条等分线之间的多余部分（实训图 5-24）。

（12）牙颈成形

1）描绘、勾勒牙颈线：参照实训图 5-1，在石膏牙雏形上描绘牙颈线。检查合格后，用雕刻刀将牙颈线勾勒一周，注意深度要适宜（实训图 5-25）。

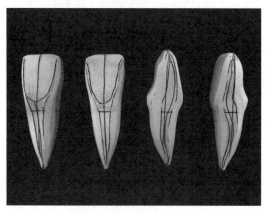

实训图 5-24　四个轴面多面体成形后

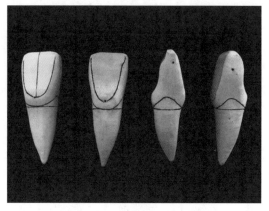

实训图 5-25　牙颈线的四个轴面图

2）形成台阶：在牙颈线下方 1mm 处画线，用雕刻刀沿该线从根方向冠方顺着牙颈线方向轻轻雕刻，形成浅的台阶。

3）消除台阶：在牙颈线上方 1mm 处画线，用雕刻刀沿该线从冠方向根方顺着牙颈线方向轻轻雕刻，消除台阶。

4）形成牙颈线：用雕刻刀轻轻勾勒出清晰的牙颈线。

5）形成牙根：参照实训图 5-2，用雕刻刀形成牙根。

（13）四个轴面成形：参照实训图 5-2 的各轴面图形，修整各轴面外形，使其与图形的轮廓一致，并流畅衔接（实训图 5-26）。

（14）切缘成形：参照实训图 5-2 的唇、舌面和切端形态，用雕刻刀形成切端形态，并使其与各面流畅地衔接（实训图 5-27）；参照实训图 5-2 的唇、舌、切端发育沟的位置及形态，用雕刻刀形成由深逐渐变浅的发育沟（实训图 5-28）。

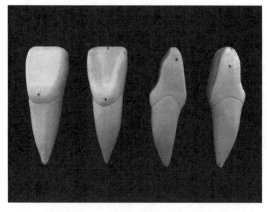

实训图 5-26　四个轴面成形后的图片

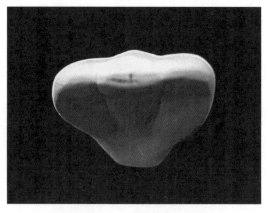

实训图 5-27　切端成形后的图片

（15）修整完成（实训图5-29）

1）润饰牙体表面：用雕刻刀的刀刃、刀背及勺润饰牙体表面，使各面流畅衔接。

2）勾勒牙颈线：用雕刻刀勾勒出清晰的牙颈线。

3）检查流畅性：按实训图5-2检查石膏牙各轴面的外形高点、邻接点、凹凸衔接程度。

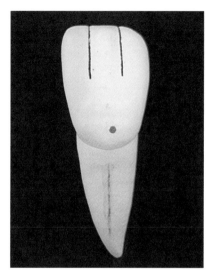

实训图5-28 发育沟成形后的图片

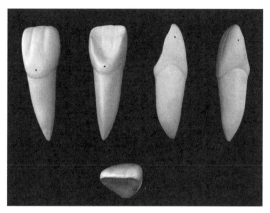

实训图5-29 标准放大三倍右上颌中切牙石膏牙成品图片

【注意事项】

1. 必须熟悉上颌中切牙的解剖形态，并按比例雕刻。

2. 使用雕刻工具时，应注意支点的掌握，只有支点稳定，才能有节制地用力，并防止雕刻刀滑脱误伤手和石膏牙。

3. 整个雕刻过程，均应在垫板上操作，以免损坏桌面，并应养成不用嘴吹粉末的良好习惯。如粉尘过多，有碍操作视野，可备牙刷，去除粉末。

4. 桌面及各种工具均应保持清洁，去除的碎屑应放在指定位置，实验结束后应将桌面及工具擦净。

5. 为便于自我检查，可用透明薄膜复印线图和浮雕图，在其上描绘中轴、根冠分界线、外形高点、邻接点后塑封。

二、标准放大三倍右上颌尖牙石膏牙雕刻

【目的要求】

1. 通过对放大三倍体右上颌尖牙牙体外形的雕刻，牢固掌握该牙的解剖形态、训练平衡感及协调感。

2. 熟悉上颌尖牙雕刻的方法、步骤，熟练操作工具的使用。

【实训用品】

三倍大牙体线图（实训图5-30）、三倍大牙体浮雕图（实训图5-31）、石膏块（76.5mm×24mm×25mm）、石膏切刀、雕刻刀、直尺、铅笔、橡胶垫板。

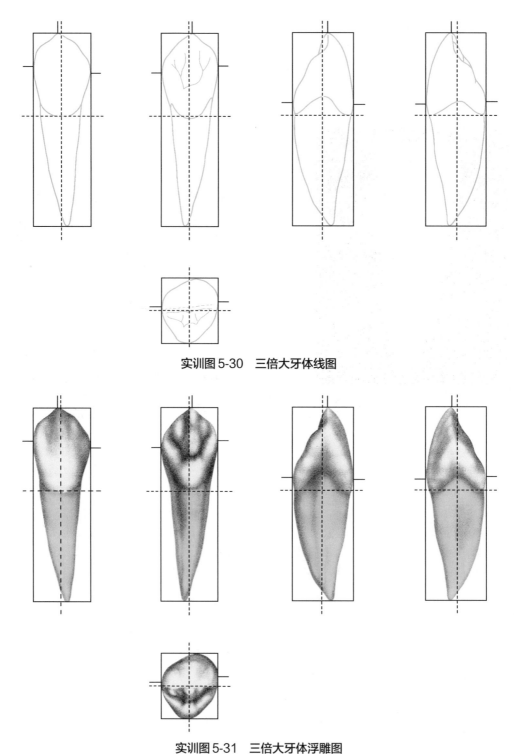

实训图 5-30 三倍大牙体线图

实训图 5-31 三倍大牙体浮雕图

【步骤与方法】

1. 在石膏块上描绘邻面初步形态 按实训五中标准放大三倍右上颌中切牙石膏牙雕刻的方法和实训图 5-30，在线图的近、远中面描绘根冠分界线、中轴、邻接点、外形高点，并转移到石膏块上,在石膏块上描绘近、远中面初步形态(实训图 5-32)。

2. 唇舌面初步形态的成形 用石膏切刀切削石膏块的邻面,形成唇、舌面的初步轮廓(实训图 5-33)。

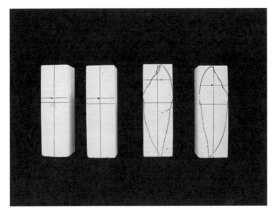 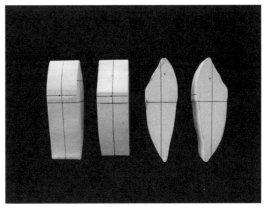

实训图 5-32 石膏块的近中和远中绘图后　　　实训图 5-33 石膏块的近远中切削后

3. 在石膏块上描绘唇舌面的初步形态 参照实训图 5-30,在石膏块的唇、舌面描绘初步形态(实训图 5-34)。

4. 邻面初步形态的成形 用石膏切刀切削石膏块的唇舌面,形成邻面的初步轮廓(实训图 5-35)。

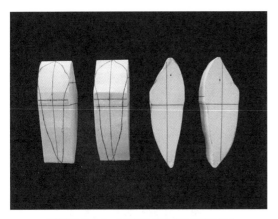 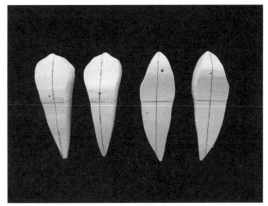

实训图 5-34 石膏块的唇舌面绘图后　　　实训图 5-35 石膏块的唇舌面切削后

5. 描绘各轴面最突出部分 参照实训图 5-31,用铅笔绘出石膏牙各轴面最突出部分(实训图 5-36)。

6. 描绘第一次 1/2 等分线 用铅笔在各轴面最突出部分与外形边缘间画出第一次 1/2 等分线(实训图 5-37)。

7. 切除多余部分 用石膏切刀切除各轴面最突出部分与第一次 1/2 等分线之间的多余部分(实训图 5-38)。

8. 描绘第二次 1/2 等分线 在各轴面最突出部分与第一次 1/2 等分线间,以及相邻两条等分线之间描绘第二次 1/2 等分线(实训图 5-39)。

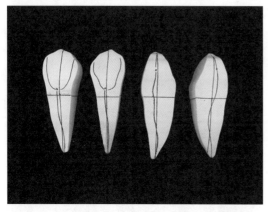

实训图 5-36 四个轴面图绘出最突出部分后

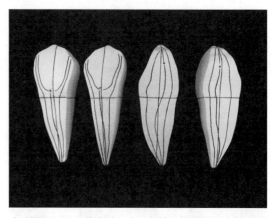

实训图 5-37 绘出第一次 1/2 等分线后的四个轴面图

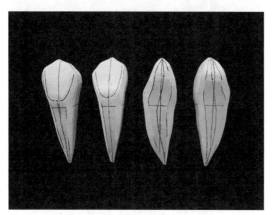

实训图 5-38 四个轴面切削后

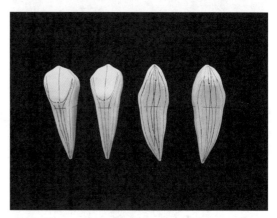

实训图 5-39 四个轴面描绘第二次 1/2 等分线后

9. 多面体成形 用石膏切刀切除相邻的两条等分线之间的多余部分（实训图 5-40）。

10. 四面成形 参照实训图 5-31 的各轴面图形，修整各轴面外形，使其与图形的轮廓一致，并流畅衔接（实训图 5-41）。

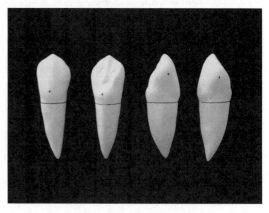

实训图 5-40 四个轴面多面体成形后

实训图 5-41 四个轴面成形后

11. 牙尖成形　参照实训图 5-31 的唇面和牙尖形态，用雕刻刀形成近远中斜缘的形态，并使其与各面流畅的衔接（实训图 5-42）。

参照（实训图 5-31）的舌面和牙尖形态，用雕刻刀形成近远中牙尖嵴的形态，并使其与各面流畅的衔接（实训图 5-43）。

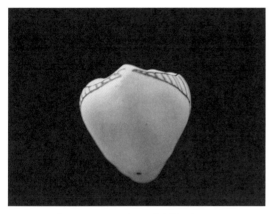

实训图 5-42　近远中斜缘成形后

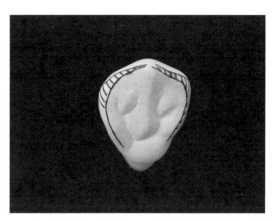

实训图 5-43　近远中牙尖嵴成形后

12. 牙颈成形

（1）描绘、勾勒牙颈线：参照实训图 5-30，在石膏牙雏形上描绘牙颈线。检查合格后，用雕刻刀将牙颈线勾勒一周，注意深度要适宜（实训图 5-44）。

（2）形成台阶：在牙颈线下方 1mm 处画线，用雕刻刀沿该线从根方向冠方顺着牙颈线方向轻轻雕刻，形成浅的台阶。

（3）消除台阶：在牙颈线上方 1mm 处画线，用雕刻刀沿线从冠方向根方顺着牙颈线方向轻轻雕刻，消除台阶。

（4）用雕刻刀轻轻勾勒出清晰的牙颈线。

（5）参照实训图 5-31，用雕刻刀形成牙根。

13. 修整完成（实训图 5-45）

（1）牙体表面的润饰：用雕刻刀的刀刃、刀背及勺润饰牙体表面，使各面流畅衔接。

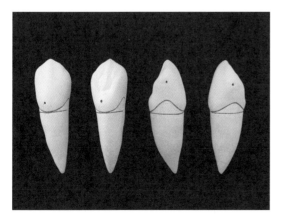

实训图 5-44　牙颈线的四个轴面图

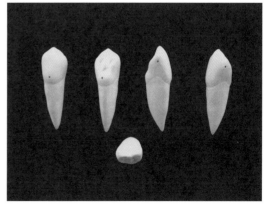

实训图 5-45　标准放大三倍右上颌尖牙石膏牙成品图片

（2）勾勒牙颈线：用雕刻刀勾勒出清晰的牙颈线。

（3）检查流畅性：按实训图 5-31 检查石膏牙各轴面的外形高点、邻接点、凹凸衔接程度。

【注意事项】

1．必须熟悉上颌尖牙的解剖形态，并按比例雕刻。

2．使用雕刻工具时，应注意支点的掌握，只有支点稳定，才能有节制的用力，需防止雕刻刀滑脱误伤手和石膏牙。

3．整个雕刻过程，均应在垫板上操作，以免损坏桌面，并应养成不用嘴吹粉末的良好习惯。如粉尘过多，有碍操作视野，可备牙刷，去除粉末。

4．桌面及各种工具均应保持清洁，去除的碎屑，应放在指定位置，实验结束后应将桌面及工具擦净。

5．为便于自我检查，可用透明薄膜复印线图和浮雕图，在其上描绘中轴、根冠分界线、外形高点、邻接点后塑封。

三、标准放大三倍右上颌第一前磨牙石膏牙雕刻

【目的要求】

1．通过对放大三倍体右上颌第一前磨牙牙体外形的雕刻，牢固掌握该牙的解剖形态，训练平衡感及协调感。

2．熟悉上颌第一前磨牙雕刻的方法、步骤，熟练操作工具的使用。

【实训用品】

三倍大牙体线图（实训图 5-46）、三倍大牙体浮雕图（实训图 5-47）、石膏块（62mm×22mm×29mm）、石膏切刀、雕刻刀、直尺、铅笔、橡胶垫板。

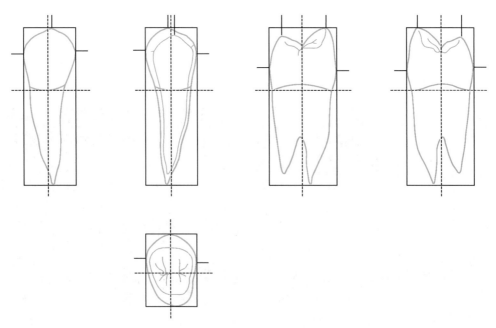

实训图 5-46　三倍大牙体线图

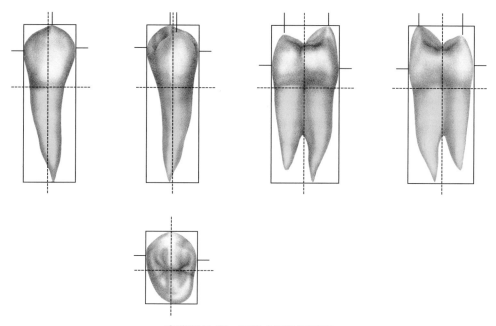

实训图 5-47 三倍大牙体浮雕图

【步骤与方法】

1. 在石膏块的邻面描绘初步形态 按实训五中标准放大三倍右上颌中切牙石膏牙雕刻的方法和实训图 5-46，在石膏块上描绘根冠分界线、中轴、邻接点、外形高点、牙尖的位置，并在石膏块上描绘近远中面初步形态（实训图 5-48）。

2. 颊舌面初步形态的成形 用石膏切刀切削石膏块的邻面，形成颊舌面的初步轮廓（实训图 5-49）。

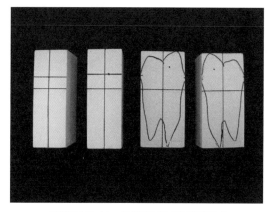

实训图 5-48 石膏块的邻面绘图后

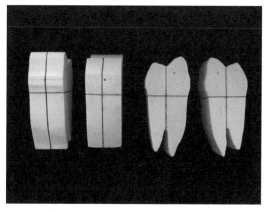

实训图 5-49 石膏块的邻面切削后

3. 在石膏块的颊舌面描绘初步形态 参照实训图 5-46，在石膏块的颊舌面描绘牙尖的位置和邻面的初步形态（实训图 5-50）。

4. 邻面初步形态的成形 用石膏切刀切削石膏块的颊舌面，形成邻面的初步轮廓（实训图 5-51）。

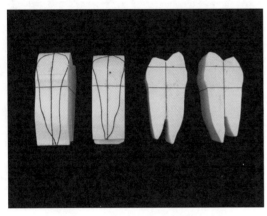

实训图 5-50　石膏块的颊舌面描绘后

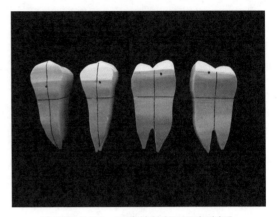

实训图 5-51　石膏块的颊舌面切削后

5. 描绘各轴面最突出部分　参照实训图 5-47，用铅笔在石膏牙各轴面最突出部分（实训图 5-52）。

6. 描绘第一次 1/2 等分线　用铅笔在各轴面最突出部分与外形边缘间画出第一次 1/2 等分线（实训图 5-53）。

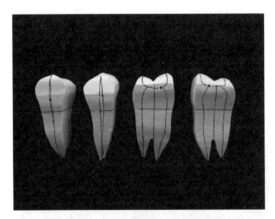

实训图 5-52　四个轴面图绘出最突出部分后

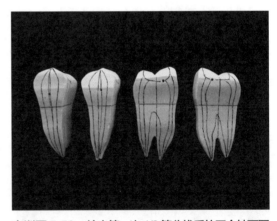

实训图 5-53　绘出第一次 1/2 等分线后的四个轴面图

7. 切除多余部分　用石膏切刀切除各轴面最突出部分与外形边缘间画出第一次 1/2 等分线之间的多余部分（实训图 5-54）。

8. 描绘第二次 1/2 等分线　在各轴面最突出部分与第一次 1/2 等分线间以及相邻两条等分线之间描绘第二次 1/2 等分线（实训图 5-55）。

9. 多面体成形　用石膏切刀切除相邻的两条等分线之间的石膏（实训图 5-56）。

10. 四面成形　参照实训图 5-47 的各轴面图形，修整各轴面外形，并于图形的轮廓一致，使其流畅衔接（实训图 5-57）。

11. 牙颈线成形

（1）描绘、勾勒牙颈线：参照实训图 5-46，在石膏块上描绘牙颈线。检查合格后，用雕刻刀将描绘出的牙颈线勾勒一周，注意深度要适宜（实训图 5-58）。

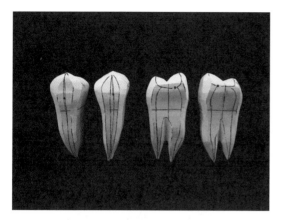

实训图 5-54　四个轴面切削后

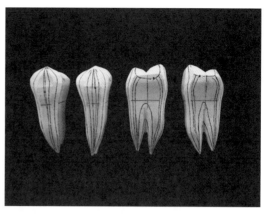

实训图 5-55　四个轴面描绘第二次 1/2 等分线后

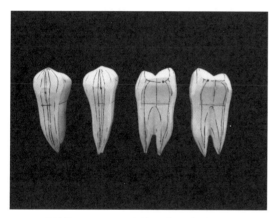

实训图 5-56　四个轴面多面体成形后

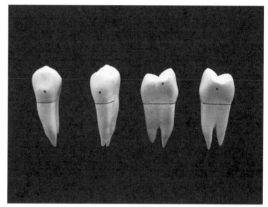

实训图 5-57　四面成形后的四个轴面

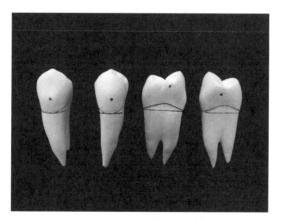

实训图 5-58　牙颈线的四个轴面图

（2）形成台阶：在牙颈线下方 1mm 处画线，用雕刻刀沿该线从根方向冠方顺着牙颈线轻轻雕刻，形成台阶。

（3）消除台阶：在牙颈线上方 1mm 处画线，用雕刻刀沿该线从冠方向根方顺着牙颈线轻轻雕刻，消除台阶。

（4）用雕刻刀轻轻勾勒出清晰的牙颈线。

12. 𬌗面成形

（1）修整牙尖斜度：参照实训图 5-46 形成牙尖斜度（实训图 5-59），并进一步修整成形（实训图 5-60）。

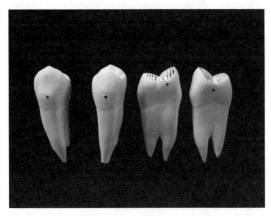

实训图 5-59　在石膏块的四个轴面描绘牙尖斜度

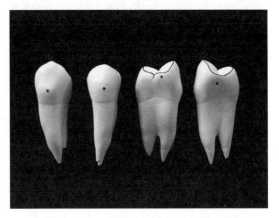

实训图 5-60　修整完牙尖斜度的四个轴面

（2）确定各个牙尖的大小：参照实训图 5-46，在石膏牙上画出主沟，用雕刻刀勾勒（实训图 5-61）。

（3）近中点隙、远中窝的转移：按照中央窝最深、近中点隙最浅的原则，用雕刻刀形成窝、沟、点隙（实训图 5-62）。

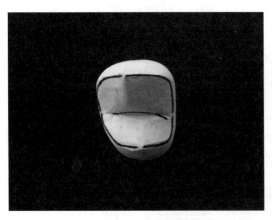

实训图 5-61　画出主沟

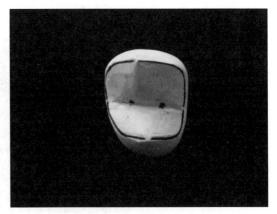

实训图 5-62　刻好窝、沟、点隙的图

（4）确定三角嵴的走向与形态：按实训图 5-47，绘各个三角嵴的走向。按照由二个斜面构成一个三角嵴的原则，用雕刻刀形成三角嵴。把刀刃置于副沟，刀刃卧在三角嵴的最突处附近，分别从𬌗缘向主沟方向用刀。

（5）副沟的雕刻：按主沟深于副沟的原则，用雕刻刀的刀尖勾勒副沟。副沟的长度应为实训图 5-46 中副沟长度的一半，靠近𬌗缘另一半副沟，需用刀勺形成凹陷（实训图 5-63）。

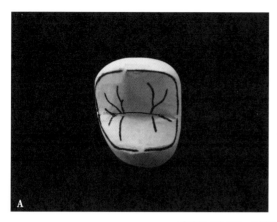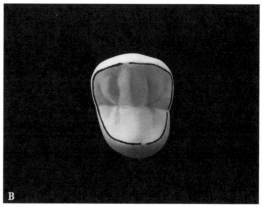

实训图 5-63　殆面副沟的描绘与雕刻

A. 画好殆面副沟的图　B. 副沟雕刻完成后

13. 修整完成（实训图 5-64）

（1）牙体表面的润饰：用雕刻刀的刀刃、刀背及勺润饰牙体表面，使各面流畅衔接。

（2）勾勒牙颈线：用雕刻刀勾勒出清晰的牙颈线。

（3）检查流畅性：按实训图 5-47 检查石膏牙各轴面的外形高点、邻接点、凹凸衔接程度。

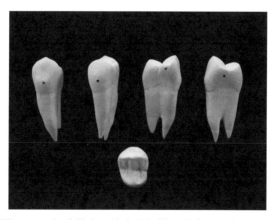

实训图 5-64　标准放大三倍右上颌第一前磨牙石膏牙成品图片

【注意事项】

1. 颊面的颊轴嵴和斜面的形成同上颌尖牙唇面的唇轴嵴形成方法，可颊轴嵴不如上颌尖牙唇轴嵴明显。

2. 殆面雕刻时一定要参照图纸或模型，掌握好颊舌尖、三角嵴、近远中窝及沟的大小、长宽以及同各个轴角、近远中边缘嵴的关系。

3. 殆面窝及沟的深度一定要适当，颊舌尖三角嵴连接处应低于边缘嵴。

4. 雕刻过程中自始至终要保持颈缘线。当雕刻过程中有削去的情况时，要立刻重建，才不会失去颈曲线。

（王　辉）

四、标准放大三倍右上颌第一磨牙石膏牙雕刻

【实训内容】

1. 完成标准放大三倍右上颌第一磨牙牙体外形雕刻。

2. 对照评分标准进行评价,对不合格的雕刻作品有针对性地进行修改和再评价,直到合格。

3. 完成实训报告。

【目的要求】

1. 通过对放大三倍右上颌第一磨牙牙体外形的雕刻,牢固掌握其解剖形态和生理特点,体会牙体雕刻的平衡性和协调性。

2. 回顾三倍大牙体形态的描绘方法,能熟练描绘于石膏块上,并掌握外形高点的确定方法。

3. 熟悉上颌磨牙雕刻的基本方法和步骤,能熟练使用操作工具,正确应用操作技术。

【实训用品】

石膏块(60mm×32mm×36mm)、三倍大牙体线图(实训图 5-65)、右上颌第一磨牙标准模型、游标卡尺(或圆规)、直尺、耐水铅笔、记号笔、切削刀、雕刻刀、垫板、小毛刷。

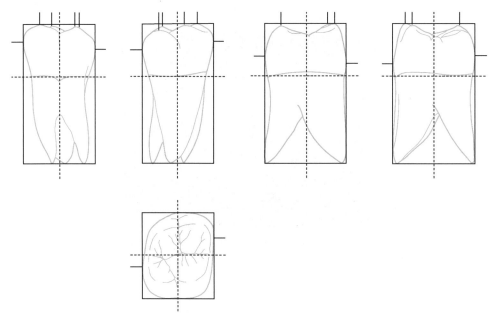

实训图 5-65 三倍大牙体线图

【方法与步骤】

1. 修整石膏块,确定基准平面,并在石膏块上确定四个轴面。

2. 形成二面体 回顾关于右上颌第一磨牙牙体描绘的步骤,按照数据,在石膏块上描绘出近、远中面的初步形态,并确定外形高点及牙尖顶点。然后从垂直方向逐渐消除牙冠与牙根颊、舌面多余的石膏,初步形成二面体(实训图 5-66,实训图 5-67)。

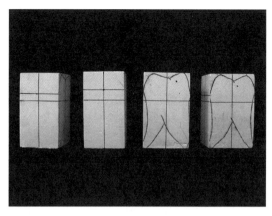

实训图 5-66　右上颌第一磨牙邻面描绘完成

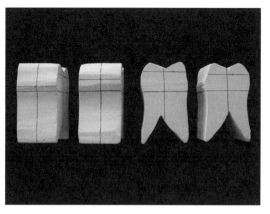

实训图 5-67　右上颌第一磨牙二面体形成

3．形成四面体　按照数据在已形成二面体的石膏块上描绘出颊、舌面的初步形态，并确定外形高点及牙尖顶点。从垂直方向逐渐消除牙冠和牙根近、远中面多余的石膏，初步形成四面体（实训图 5-68，实训图 5-69）。

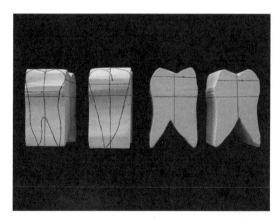

实训图 5-68　右上颌第一磨牙颊、舌面描绘完成

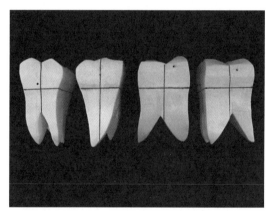

实训图 5-69　右上颌第一磨牙四面体形成

4．形成多形多面体

（1）描绘各轴面最突出部分：用耐水铅笔在石膏上描绘各轴面最突出的部分（实训图 5-70）。

（2）描绘第一次 1/2 等分线：用铅笔在各轴面最突出部分与外形边缘间画出第一次 1/2 等分线（实训图 5-71）。

（3）切除多余部分：用石膏切刀切除各轴面角即相邻两条等分线之间的多余部分（实训图 5-72）。

（4）描绘第二次 1/2 等分线：用铅笔在各轴面最突出部分与第一次 1/2 等分线间以及相邻两条等分线之间描绘第二次 1/2 等分线（实训图 5-73）。

（5）多形多面体形成：用石膏切刀切除相邻的两条等分线之间的石膏（实训图 5-74）。

5．四面成形　参照右上颌第一磨牙标准模型和牙体描绘实训中的各轴面形态，修整各轴面外形，并与参照模型的轮廓一致，且各部分衔接流畅。修整后，使舌面稍小于颊面，颊面远中向舌侧倾斜，远中面较近中面略小而突；牙冠𬌗面初步呈斜方形，各轴面相交线角圆钝，外形高点及接触点适宜（实训图5-75）。

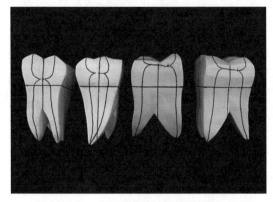

实训图 5-70　四个轴面最突出部分描绘完成

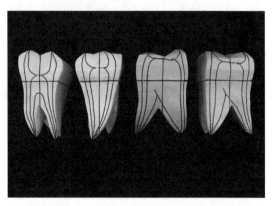

实训图 5-71　四个轴面第一次 1/2 等分线描绘完成

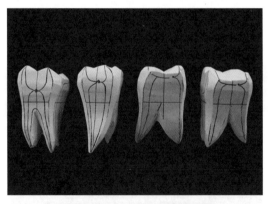

实训图 5-72　四个轴面切削完成

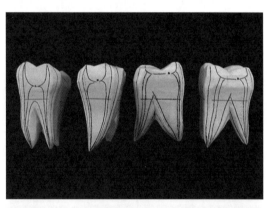

实训图 5-73　四个轴面第二次 1/2 等分线描绘完成

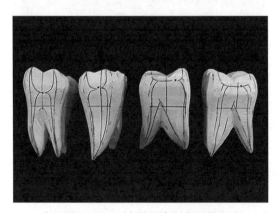

实训图 5-74　四个轴面多形多面体形成

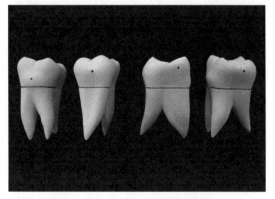

实训图 5-75　四个轴面完成四面成形

6. 牙颈成形（实训图 5-76）

（1）描绘、勾勒牙颈线：参照牙体描绘图，描绘牙颈线，对照颈曲度进行检查，合格后，用雕刻刀将描绘出的牙颈线勾勒一圈，注意深度适宜。

（2）形成台阶：在牙颈线根方 1mm 处画线，用雕刻刀沿该线从根方向冠方顺着牙颈线轻轻切削，形成台阶。

（3）消除台阶：在牙颈线冠方 1mm 处画线，用雕刻刀沿该线从冠方向根方顺着牙颈线轻轻切削，消除台阶。

（4）形成牙颈线：用雕刻刀轻轻勾勒出清晰的牙颈线，使牙冠在颈缘处略凸于根部。

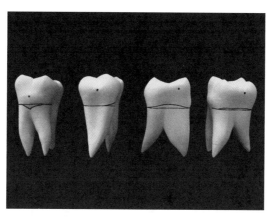

实训图 5-76　四个轴面牙颈线形成

7. 牙根成形　用雕刻刀形成牙根。

8. 殆面成形　殆面观察要求：殆面初步外形为斜方形，颊面由近中至远中向舌侧倾斜。近远中边缘直，且彼此平行，近颊殆点角与远舌殆点角为锐角，近舌殆点角与远颊殆点角为钝角。颊侧高于舌侧，近中高于远中。

（1）初步描绘发育沟：观察已完成石膏的邻面，可见殆缘呈"V"字形，其表示近远中沟的形状，沟底位于至颊侧边缘与至舌侧边缘的距离约为 2∶3，沟底深度不超过殆 1/3 的 2/3。在殆面描绘出中央沟、颊沟和舌沟，其中颊沟将颊侧殆缘基本平分，近中颊尖稍大于远中颊尖；舌沟将舌侧殆缘分为近中舌尖占殆缘的 2/3，远中舌尖占殆缘的 1/3。初步描绘完成发育沟走行如实训图 5-77。

（2）初步形成殆面轮廓：在殆面上再次确定四个牙尖的大小位置（颊尖靠近颊侧边缘），标出三角嵴的走行线。在近远中边缘处，留出近远中边缘嵴宽度，用雕刻刀雕出斜面，此斜面将与颊舌侧三角嵴斜面形成近远中窝，其中中央点隙最深、近中点隙最浅。然后根据所画的三角嵴及发育沟标志线，用雕刻刀分别沿三角嵴走行线向两旁雕刻出斜面，两斜面相交处的凸起部分为三角嵴，凹下部分为发育沟，至此初步形成殆面形态（实训图 5-77）。

（3）雕刻牙尖：牙尖顶端是由四条嵴汇合而成，每条嵴又是由两个斜面相交而成，只要雕刻出斜面，嵴便可自然形成。现牙尖三角嵴已形成，在此基础上要形成颊尖的颊轴嵴和牙尖嵴；舌尖的舌轴嵴和牙尖嵴。在颊面和舌面上，参照殆面每个牙尖的大小和位置分别画出 4 个牙尖的牙尖嵴、颊轴嵴和舌轴嵴的标志线。用雕刻刀按照标志线由牙尖顶向下雕刻，依次形成斜面。颊面的两斜面相交的突起部分为颊轴嵴，两颊轴嵴间的凹陷处为颊沟；舌面亦相同。至此各个牙尖初步形成（实训图 5-78）。

（4）完成殆面雕刻：参照右上颌第一磨牙标准模型的殆面形态，用雕刻刀仔细修改殆面的尖、窝、沟、嵴，并将相交的棱角修整圆钝（实训图 5-79），同时，按照发育沟深于副沟的原则，用雕刻刀的刀尖勾勒副沟。刀尖勾勒时长度应为实训图 5-80A 中所描绘副沟长度的一半，靠近殆缘另一半副沟，需用刀勺形成凹陷（实训图 5-80B）。殆面各部位应光滑，殆面雕刻完成。

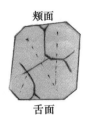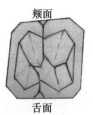

颊面　颊面
舌面　舌面

实训图 5-77　初步描绘发育沟及三角嵴走行，初步形成殆面形态

颊面　舌面

实训图 5-78　雕刻牙尖

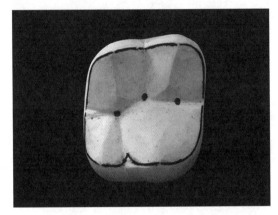

实训图 5-79　殆面尖、窝、沟、嵴初步形成

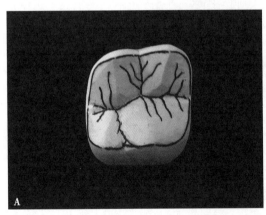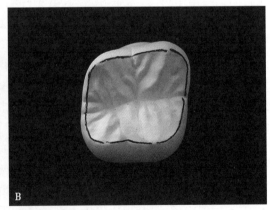

A　　　　B

实训图 5-80　殆面副沟成形
A. 殆面描绘副沟完成　B. 殆面副沟形成

9. 修整完成（实训图 5-81）

（1）牙体雕刻完成后，对照牙体数据检查各部位尺寸，如准确无误，则用雕刻刀将牙体表面各处修整光滑，并使各面流畅衔接。检查石膏牙各轴面的外形高点、邻接点、凹凸衔接程度。

（2）勾勒牙颈线：用雕刻刀勾勒出清晰的牙颈线。

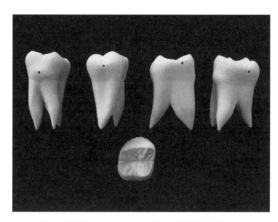

实训图 5-81　右上颌第一磨牙雕刻完成

【注意事项】

1．必须熟悉上颌第一磨牙的解剖形态，严格按照比例进行描绘和雕刻，每一步均需对照数据进行检查。

2．牙冠𬌗面应为斜方形，冠厚稍大于冠宽，颊面由近中至远中向舌侧倾斜。

3．四个轴面的外形高点、牙尖顶点要求精确标出，并保留到牙体雕刻完成。

4．雕刻应注意三角嵴的走行。各牙尖三角嵴的方向并非向𬌗面中心点处集中，应按嵴的方向和沟的位置关系来雕刻嵴的各个斜面。雕刻斜嵴时，注意斜嵴的连接位置，是由远中颊尖三角嵴与近中舌尖三角嵴主嵴斜行相连形成，斜嵴的近远中形态不同，近中斜面斜度较小，远中斜面斜度较大。

5．雕刻𬌗面时，应留出𬌗面边缘嵴的宽度。

6．𬌗面窝及沟的深度应适当，𬌗面的雕刻应参照标准模型，掌握好颊舌尖、三角嵴、近远中窝的大小、沟的长短以及近远中边缘嵴的形态。

7．使用雕刻器械时应注意正确使用支点。

8．雕刻过程均应在垫板上完成，养成不用口吹石膏粉末的习惯，可用毛刷去除石膏屑。

9．实训结束应将桌面、工具清洁干净。

五、标准放大三倍右下颌第一磨牙石膏牙雕刻

【实训内容】

1．完成标准放大三倍右下颌第一磨牙牙体外形雕刻。

2．对照评分标准进行评价，对不合格的雕刻作品有针对性地进行修改和再评价，直到合格。

3．完成实训报告。

【目的要求】

1．通过对放大三倍右下颌第一磨牙牙体外形的雕刻，牢固掌握其解剖形态和生理特点，体会牙体雕刻的平衡性和协调性。

2. 回顾三倍大牙体形态的描绘方法，能熟练描绘于石膏块上，并掌握外形高点的确定方法。

3. 熟悉下颌磨牙雕刻的基本方法和步骤，能熟练使用操作工具，正确应用操作技术。

【实训用品】

石膏块（60mm×32mm×36mm）、三倍大牙体线图（实训图 5-82）、右下颌第一磨牙标准模型、游标卡尺（或圆规）、直尺、耐水铅笔、记号笔、切削刀、雕刻刀、垫板、小毛刷。

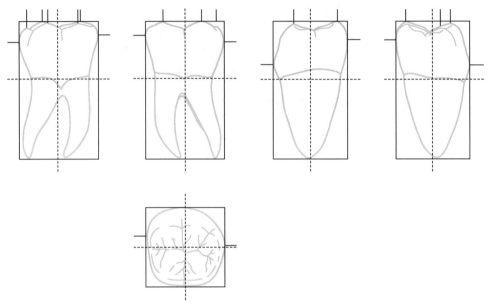

实训图 5-82　三倍大牙体线图

【方法与步骤】

1. 修整石膏块，确定基准平面，并在石膏块上确定四个轴面。

2. 形成二面体　回顾关于右下颌第一磨牙牙体描绘的步骤，按照数据，在石膏块上描绘出近、远中面的初步形态，并确定外形高点及牙尖顶点。然后从垂直方向逐渐消除牙冠和牙根颊、舌面多余的石膏，初步形成二面体（实训图 5-83，实训图 5-84）。

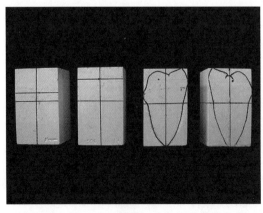

实训图 5-83　右下颌第一磨牙邻面描绘完成

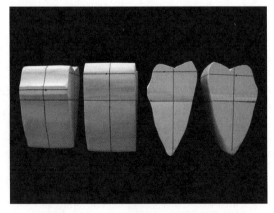

实训图 5-84　右下颌第一磨牙二面体形成

3. 形成四面体　按照数据在已形成二面体的石膏块上描绘出颊、舌面的初步形态，并确定外形高点及牙尖顶点。从垂直方向逐渐消除牙冠和牙根近、远中面多余的石膏，初步形成四面体（实训图 5-85，实训图 5-86）。

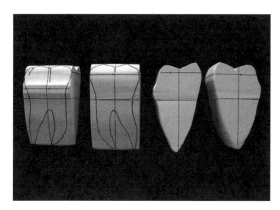 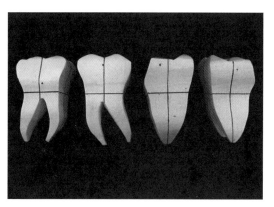

实训图 5-85　右下颌第一磨牙颊、舌面描绘完成　　　实训图 5-86　右下颌第一磨牙四面体形成

4. 形成多形多面体

（1）描绘各轴面最突出部分：用耐水铅笔在石膏上描绘各轴面最突出的部分（实训图 5-87）。

（2）描绘第一次 1/2 等分线：用铅笔在各轴面最突出部分与外形边缘间画出第一次 1/2 等分线（实训图 5-88）。

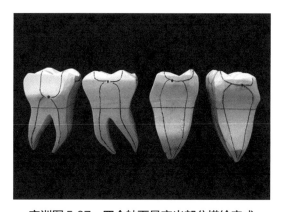 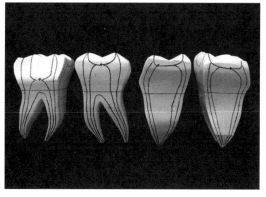

实训图 5-87　四个轴面最突出部分描绘完成　　　实训图 5-88　四个轴面第一次 1/2 等分线描绘完成

（3）切除多余部分：用石膏切刀切除各轴面角即相邻两条等分线之间的多余部分（实训图 5-89）。

（4）描绘第二次 1/2 等分线：用铅笔在各轴面最突出部分与第一次 1/2 等分线间以及相邻两条等分线之间描绘第二次 1/2 等分线（实训图 5-90）。

（5）多形多面体形成：用石膏切刀切除相邻的两条等分线之间的石膏（实训图 5-91）。

5. 四面成形　参照右下颌第一磨牙标准模型和牙体描绘实训中的各轴面形态，修整各轴面外形，并与参照模型的轮廓一致，各部分衔接流畅。修整后，使颊面宽于舌面，颊面向远中舌侧倾斜，远中面较近中面略小而突。牙冠𬌗面形似长方形，各轴面相交线角圆钝，外形高点及接触点适宜（实训图 5-92）。

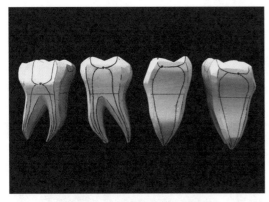

实训图 5-89　四个轴面切削完成

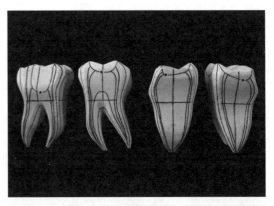

实训图 5-90　四个轴面第二次 1/2 等分线描绘完成

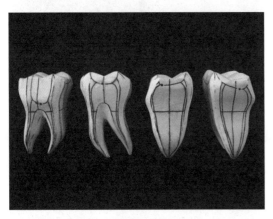

实训图 5-91　四个轴面多形多面体形成

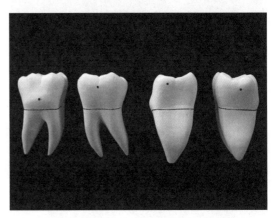

实训图 5-92　四个轴面完成四面成形

6. 牙颈成形（实训图 5-93）

（1）描绘、勾勒牙颈线：参照牙体描绘图，描绘牙颈线，对照颈曲度进行检查，合格后，用雕刻刀将描绘出的牙颈线勾勒一圈，注意深度适宜。

（2）形成台阶：在牙颈线根方 1mm 处画线，用雕刻刀沿该线从根方向冠方顺着牙颈线轻轻切削，形成台阶。

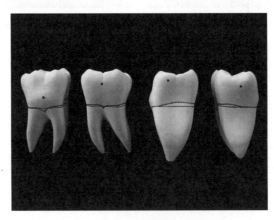

实训图 5-93　四个轴面牙颈线形成

（3）消除台阶：在牙颈线冠方1mm处画线，用雕刻刀沿该线从冠方向根方顺着牙颈线轻轻切削，消除台阶。

（4）形成牙颈线：用雕刻刀轻轻勾勒出清晰的牙颈线，使牙冠在颈缘处略凸于根部。

7．牙根成形　用雕刻刀形成牙根。

8．𬌗面成形　𬌗面观察要求：𬌗面初步外形似长方形，颊面向远中向舌侧倾斜。颊缘宽于舌缘，近中边缘长直，远中边缘短突。远颊𬌗点角较其他点角圆钝。舌侧高于颊侧，近中高于远中。

（1）初步描绘发育沟：观察已完成石膏的邻面，可见𬌗缘呈"V"字形，其表示近远中沟的形状，沟底位于至颊侧边缘与至舌侧边缘的距离约为3∶2，沟底深度不超过𬌗1/3的2/3。在𬌗面描绘出颊沟、远颊沟、舌沟、近中沟和远中沟，其中舌沟将舌侧𬌗缘基本平分，近中舌尖稍大于远中舌尖；颊沟和远颊沟将颊侧𬌗缘由近中向远中以近似3∶2∶1的比例分为三部分，其中近中颊尖最大。初步描绘完成发育沟，似"大"字形（实训图5-94）。

（2）初步形成𬌗面轮廓：在𬌗面上再次确定五个牙尖的大小、位置，标出三角嵴的走行。注意因下颌后牙舌倾（邻面观），故颊尖接近牙体长轴，且颊侧三个牙尖的排列呈弧线，其中远中颊尖向颊侧突出，远中尖位于颊面与远中面交界处；舌尖接近舌侧边缘。颊沟位于颊面中央偏近中，舌沟基本位于舌面中央处。远中颊尖的三角嵴最长，远中尖的三角嵴最短。

在近远中边缘处，留出近远中边缘嵴宽度，用雕刻刀雕出斜面，此斜面将与颊舌侧三角嵴斜面形成近远中窝。然后根据所画的三角嵴及发育沟标志线，用雕刻刀分别沿三角嵴走行线向两旁雕刻出斜面，两斜面相交处突起部分为三角嵴，凹下部分为发育沟，至此初步形成𬌗面形态（见实训图5-53）。

（3）雕刻牙尖：参照右下颌第一磨牙标准模型𬌗面上每个牙尖的大小和位置，在颊面和舌面上分别画出5个牙尖的牙尖嵴、颊轴嵴、舌轴嵴的标志线，用雕刻刀按照标志线由牙尖顶向下雕刻，依次形成斜面。颊面的两两斜面相交突起部分为颊轴嵴，两颊轴嵴间凹陷处分别为颊沟和远颊沟；舌面亦相同，形成舌沟。至此各个牙尖初步形成（实训图5-95）。

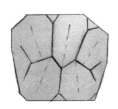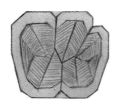

实训图 5-94　初步描绘发育沟及三角嵴走形，初步形成𬌗面形态

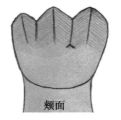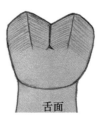

颊面　　　　舌面

实训图 5-95　雕刻牙尖

（4）完成𬌗面雕刻：参照右下颌第一磨牙标准模型的𬌗面形态，用雕刻刀仔细修改𬌗面的尖、窝、沟、嵴，并将相交的棱角修整圆钝（实训图5-96），同时，按照发育沟深于副沟的原则，用雕刻刀的刀尖勾勒副沟。刀尖勾勒时长度应为实训图5-97A中所描绘副沟长度的一半，靠近𬌗缘另一半副沟，需用刀勺形成凹陷（实训图5-97B）。𬌗面各部位应光滑，𬌗面雕刻完成。

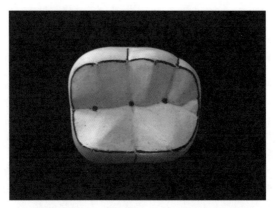

实训图 5-96 船面尖、窝、沟、嵴初步形成

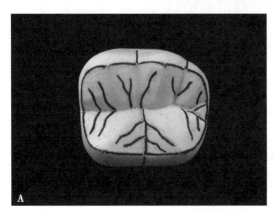

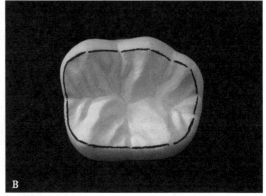

实训图 5-97 船面副沟成形

A.船面描绘副沟完成 B.船面副沟形成

9. 修整完成（实训图 5-98）

（1）牙体各面形态初步完成后，对照牙体数据检查各部位尺寸，如准确无误，则用雕刻刀将牙体表面各处修整光滑，并使各面流畅衔接。检查石膏牙各轴面的外形高点、邻接点、凹凸衔接程度。

（2）勾勒牙颈线：用雕刻刀勾勒出清晰的牙颈线。

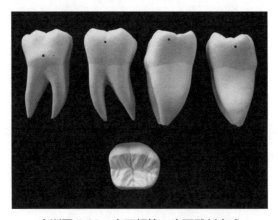

实训图 5-98 右下颌第一磨牙雕刻完成

【注意事项】

1. 必须熟悉下颌第一磨牙的解剖形态，严格按照比例进行描绘和雕刻，每一步均需对照数据进行检查。

2. 牙冠𬌗面似圆长方形，近远中径大于颊舌径，颊缘宽于舌缘，颊面由近中至远中向舌侧倾斜。

3. 牙冠向舌侧倾斜，颊尖低而钝，舌尖高而锐。

4. 四个轴面的外形高点、牙尖顶点要求精确地标出，并保留到牙体雕刻完成。注意正确确定𬌗面 5 个牙尖顶点的位置，其从轴面外形高点处向𬌗缘的聚拢程度要适当。

5. 雕刻应注意三角嵴的走行。各牙尖三角嵴的方向并非向𬌗面中心点处集中，应按嵴的方向和沟的位置关系雕刻三角嵴的各个斜面。

6. 雕刻𬌗面时，应留出𬌗面边缘嵴的宽度。

7. 𬌗面窝及沟的深度应适当，𬌗面的雕刻应参照标准模型，掌握好颊舌尖、三角嵴、近远中窝的大小、沟的长短以及近远中边缘嵴的形态。

8. 使用雕刻器械时应注意正确使用支点。

9. 雕刻过程均应在垫板上完成，养成不用口吹石膏粉末的习惯，可用毛刷去除石膏屑。

10. 实训结束应将桌面、工具清洁干净。

（马晓丽）

实训六　牙　列　绘　图

一、标准一倍牙列近、远中向排列关系绘图

【实训内容】

观察和描绘标准一倍牙列模型近、远中向排列关系。

【目的要求】

通过观察和描绘标准一倍牙列模型的牙外形、牙排列关系及正常牙尖交错𬌗时牙的近、远中接触情况，能加强学生对牙体形态及牙近、远中向排列关系的掌握。

【实训用品】

标准一倍大小牙列模型 1 副、红蓝铅笔、三角尺、量角器、绘图铅笔、橡皮擦、绘图纸。

【步骤与方法】

1. 在绘图纸上确定牙列中线及上、下颌𬌗平面（实训图 6-1）。

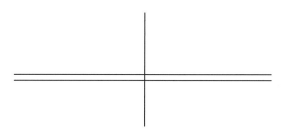

实训图 6-1　确定牙列中线及上、下颌𬌗平面

2.确定牙体长轴及冠宽点、冠长点 从牙列中线开始,以左上颌中切牙1/2的冠宽数据以及它与𬌗平面的关系确定牙列长轴所在的定点位置,如上颌中切牙与𬌗平面相接触,并根据牙体倾斜情况画出牙体长轴;在𬌗平面线上标注出标准一倍中切牙的冠宽,在代表中切牙的牙体长轴上标出标准一倍中切牙的冠长,此步骤建议用铅笔,方便完成后擦除(实训图6-2)。结合口腔解剖生理学对于牙近、远中向排列的描述以及口腔正畸学对牙冠轴数据的测量结果,推荐参考以下牙近、远中排列角度(实训表6-1,实训表6-2)。表中的数值是上、下颌牙的牙体长轴与牙列中线的夹角,取数值小的角度。

实训表6-1 上颌牙的牙体长轴与牙列中线的夹角 单位:°

	中切牙	侧切牙	尖牙	第一前磨牙	第二前磨牙	第一磨牙	第二磨牙	第三磨牙
角度数值	5	12	10	2	2	5	6	8

实训表6-2 下颌牙的牙体长轴与牙列中线的夹 单位:°

	中切牙	侧切牙	尖牙	第一前磨牙	第二前磨牙	第一磨牙	第二磨牙	第三磨牙
角度数值	2	2	5	2	2	4	5	6

3.描绘左上颌中切牙唇面外形 在牙体长轴上,按照实训四标准放大三倍牙体绘图中的方法,描绘出中切牙的唇面外形(实训图6-3)。

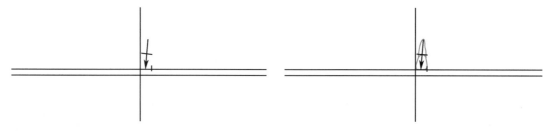

实训图6-2 确定左上颌中切牙牙体长轴及冠宽点、冠长点

实训图6-3 描绘左上颌中切牙唇面外形

4.描绘其他左上颌牙唇(颊)面外形 依次类推,重复步骤2、3,并按照实训四相关描绘牙的方法,描绘出左上颌牙的唇(颊)面外形,体现出它们近、远中向正常排列的规律(实训图6-4~实训图6-7)。

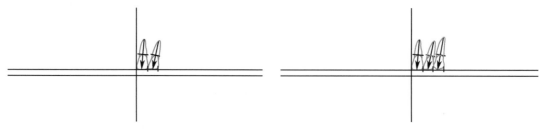

实训图6-4 描绘左上颌侧切牙唇面外形(上颌侧切牙的切缘离开𬌗平面约0.5mm)

实训图6-5 描绘左上颌尖牙唇面外形

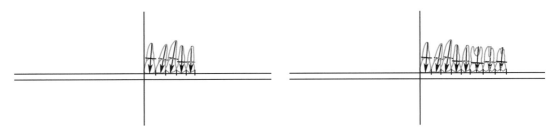

实训图 6-6 描绘左上颌第一、二前磨牙颊面外形　　实训图 6-7 描绘左上颌第一、二、三磨牙颊面外形

5. 完成左侧下颌牙的唇（颊）面外形的描绘 在左侧下颌𬌗平面下方，重复步骤 2、3、4，完成描绘左下颌牙的唇（颊）面外形（实训图 6-8）。

6. 完成描绘右侧上、下颌牙的唇（颊）面外形 分别在右侧上、下颌𬌗平面的上、下方，重复步骤 2、3、4，完成描绘右侧上、下颌牙的唇（颊）面外形（实训图 6-9）。擦除之前标注的牙体长轴、冠宽点、冠长点等标注（实训图 6-10）。

7. 若有素描基础的同学可以根据牙面的光影关系在牙体相关部位打上阴影，使得图形更加美观、立体、真实（实训图 6-11）。

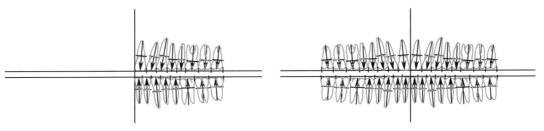

实训图 6-8 完成描绘左侧下颌牙的唇（颊）面外形　　实训图 6-9 完成描绘双侧上、下颌牙的唇（颊）面外形

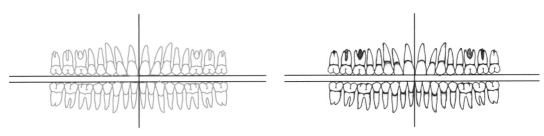

实训图 6-10 完成标准一倍牙列近、远中向排列关系的描绘　　实训图 6-11 加入素描效果的成品图

【注意事项】

1. 描绘下颌牙列时，应注意上、下颌牙应大致按中性咬合关系对位及下颌 Spee 曲线的存在。

2. 描绘右侧牙列时，要注意同名恒牙的对称性以及与𬌗平面的关系，以使得双侧牙列有良好的对称性和美观效果。

二、标准一倍牙列唇（颊）、舌向排列关系绘图

【实训内容】

观察和描绘标准一倍牙列模型唇（颊）、舌向排列关系。

【目的要求】

通过观察和描绘标准一倍牙列模型唇（颊）、舌向排列关系及正常牙尖交错𬌗的切缘（牙尖）接触情况，能加强学生对牙体形态、牙唇（颊）、舌向排列关系与咬合覆盖、覆𬌗关系的掌握。

【实训用品】

标准一倍大小牙列模型1副、红蓝铅笔、三角尺、量角器、绘图铅笔、橡皮擦、绘图纸。

【步骤与方法】

1. 确定上颌𬌗平面为参考平面（水平线），做垂线确定唇（颊）舌方向（实训图6-12）。

2. 确定上颌中切牙牙体长轴、冠长点、根长点、冠厚点　根据牙体倾斜情况画出上颌中切牙牙体长轴，并按照实训四标准放大三倍牙体绘图中的方法，确定标准一

实训图6-12　确定上颌𬌗平面为参考平面，做垂线确定唇（颊）舌方向

倍中切牙的冠长点、根长点、冠厚点（实训图6-13）。结合口腔解剖生理学对于牙唇（颊）舌向排列的描述以及口腔正畸学对牙唇面切线数据的测量结果，推荐以下牙唇（颊）舌向排列角度（实训表6-3、实训表6-4）。表中的数值是上、下颌牙的牙体长轴与垂直于上颌𬌗平面的垂线的夹角，取数值小的角度。

实训表6-3　上颌牙的牙体长轴与垂直于上颌𬌗平面的垂线的夹角　　　单位：°

	中切牙	侧切牙	尖牙	第一前磨牙	第二前磨牙	第一磨牙	第二磨牙	第三磨牙
角度数值	30	30	8	0	0	0	0	0

实训表6-4　下颌牙的牙体长轴与垂直于上颌𬌗平面的垂线的夹角　　　单位：°

	中切牙	侧切牙	尖牙	第一前磨牙	第二前磨牙	第一磨牙	第二磨牙	第三磨牙
角度数值	18	18	4	−6	−6	−6	−6	−6

注：表中正数代表牙体长轴唇倾，负数代表牙体长轴舌倾。

3. 按前面标准放大三倍牙体绘图的方法，描绘出上颌中切牙牙体的近中面外形（实训图6-14）。

4. 确定下颌中切牙牙体长轴、冠长点、根长点、冠厚点　根据下颌中切牙倾斜角度及正常的覆𬌗、覆盖等情况，画出相对应的下颌牙体长轴，并确定标准一倍下颌中切牙的冠长点、根长点、冠厚点（实训图6-15）。

5. 重复步骤3描绘下颌中切牙的近中面外形（实训图6-16）。

6. 重复步骤1、2、3、4、5，画出上、下颌尖牙、上、下颌第一前磨牙、上、下颌第一磨牙的唇（颊）舌向排列图（实训图6-17）。

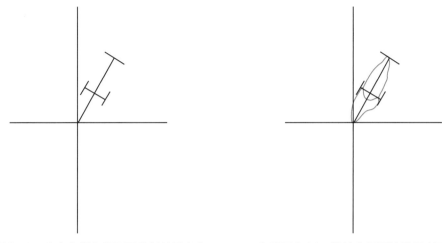

实训图 6-13　确定上颌中切牙牙体长轴及定点　　　　实训图 6-14　描绘上颌牙体的近中面外形

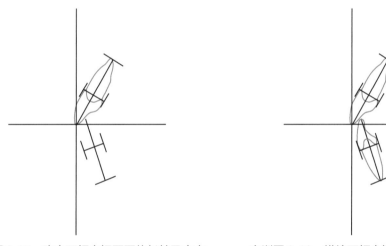

实训图 6-15　确定下颌中切牙牙体长轴及定点　　　　实训图 6-16　描绘下颌中切牙的近中面外形

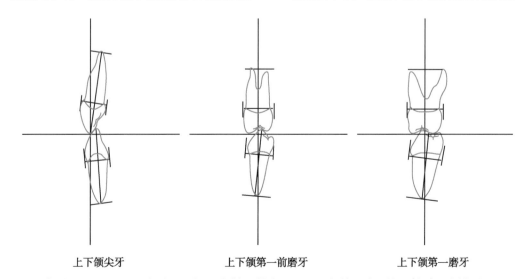

上下颌尖牙　　　　　　　上下颌第一前磨牙　　　　　　上下颌第一磨牙

实训图 6-17　上、下颌尖牙，上、下颌第一前磨牙，上、下颌第一磨牙的唇（颊）舌向排列图

【注意事项】

1. 描绘下颌牙时，应注意上下牙以正常的覆盖、覆𬌗关系咬合接触。

2. 应注意上下前牙牙体长轴稍唇倾，上颌后牙牙体长轴较正，下颌后牙牙体长轴稍舌倾。

三、标准一倍牙列切、𬌗面排列关系绘图

【实训内容】

观察和描绘标准一倍牙列模型切、𬌗面排列关系。

【目的要求】

通过观察和描绘标准一倍牙列模型切、𬌗面排列关系及牙与牙之间邻面接触情况，能加强学生对牙体切、𬌗面外形、牙列排列、牙的邻接关系、标准咬合对位关系的认识。

【实训用品】

标准一倍大小牙列模型 1 副、红蓝铅笔、三角尺、量角器、绘图铅笔、橡皮擦、绘图纸、正畸椭圆形标准弓形钢丝一副（含上、下颌）、圆规。

【步骤与方法】

1. 确定上颌牙列参考线　确定上颌牙列中线，并做上颌牙列接触区的连线（抛物线），可以借助正畸椭圆形标准弓形钢丝来绘制。以椭圆型牙弓形态牙列为例，接触点连线也为椭圆型（实训图 6-18）。

2. 确定标准观察角度下左上颌中切牙的冠宽点、牙体长轴、冠厚点　把上颌牙列模型平放于桌面，在牙列模型的正上方观察，在牙列模型接触区的连线上，从中线起始用圆规测量出左上颌中切牙的冠宽数据，把这个数据转移到绘图纸上的牙列接触区连线上，并在 1/2 冠宽处标出牙体长轴，再次用圆规测量左上颌中切牙唇面最突点距离牙列接触区连线的绝对距离，在牙体长轴上标出唇面最突点，用同样方法标出舌隆突最突点距牙列接触区连线的绝对距离。此步骤建议用铅笔，方便完成后擦除（实训图 6-19）。

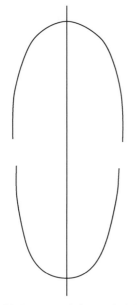

实训图 6-18　确定牙列参考线

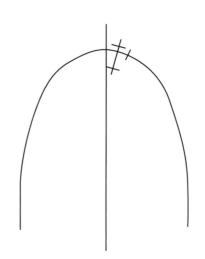

实训图 6-19　确定左上颌中切牙的牙体长轴及定点

3. 描绘标准观察角度下左上颌中切牙切端外形　按照实训四中标准放大三倍牙体绘图的方法,描绘左上颌中切牙切端外形(实训图6-20)。

4. 描绘标准观察角度下左上颌牙切端(殆面)外形　重复步骤2、3,依次描绘出左上颌侧切牙、尖牙、第一前磨牙、第二前磨牙、第一磨牙、第二磨牙、第三磨牙切端(殆面)外形(实训图6-21)。

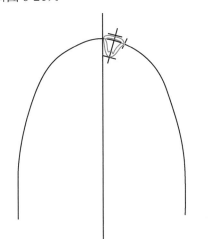 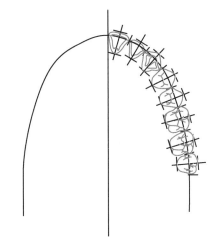

实训图6-20　描绘左上颌中切牙切端外形　　　实训图6-21　描绘左上颌牙切端(殆面)外形

5. 描绘标准观察角度下右上颌牙切端(殆面)外形　重复步骤2、3、4,依次描绘出右上颌牙列的切(殆)面外形(实训图6-22)。

6. 描绘标准观察角度下下颌牙切端(殆面)外形　重复步骤2、3、4、5,依次描绘出下颌牙列的切(殆)面外形。最后用橡皮擦把之前所有定点和辅助线条擦除,完成图形描绘(实训图6-23)。

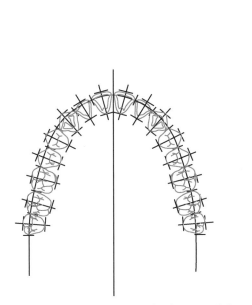 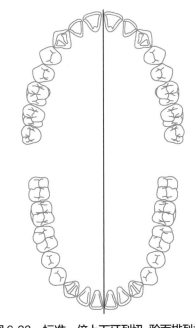

实训图6-22　完成上颌牙列切(殆)面外形描绘　　实训图6-23　标准一倍上下牙列切、殆面排列关系绘图

【注意事项】

1. 描绘同侧同颌牙列时，应注意在画的过程中注意牙与牙的邻接关系以及切缘、牙尖连线的协调性。

2. 描绘右侧牙列时，应注意与左侧同名恒牙形态的对称性以及牙弓形态的对称性，以使得双侧牙列有良好的美观效果。

3. 描绘下颌牙列时，应注意上颌牙列后牙舌尖连线应与下颌牙列后牙中央窝连线能大致重合，下颌牙列切缘、颊尖连线应与上颌后牙中央窝连线能大致重合；把画好的下颌弓形与上颌弓形按正常的覆盖关系重合，应大致能满足后牙、尖牙中线关系对位。

（余丽霞）

实训七 标准一倍部分牙列蜡牙冠雕刻

一、上颌前牙部分牙列的一倍蜡牙冠雕刻

【实训内容】

左右上颌中切牙、侧切牙部分牙列蜡牙冠雕刻。

【目的要求】

1. 通过对左右上颌中切牙、侧切牙的蜡牙冠雕刻，熟悉前牙部分牙列的形态、唇面凸度及上前牙冠外形，掌握邻牙之间的紧密接触和正常的前牙咬合关系，加深对楔状隙、邻间隙、接触点、覆𬌗、覆盖等概念的理解。

2. 学会前牙部分牙列雕刻的步骤方法。

3. 掌握基托蜡的性能及其使用方法。

【实训用品】

𬌗架、石膏、橡皮碗、石膏调刀、水盘、1:1全口石膏牙列模型、基托蜡、雕刻刀、切削刀、酒精灯、酒精喷灯、棉花、液状石蜡等。

【步骤与方法】

1. 确定颌位关系、上𬌗架 模型底部吸水5分钟，调拌石膏将模型固定于𬌗架上，上、下颌模型位于牙尖交错𬌗，中线对准切导针，上颌𬌗平面对准𬌗架正中线指针（实训图7-1）。

2. 预备牙列模型

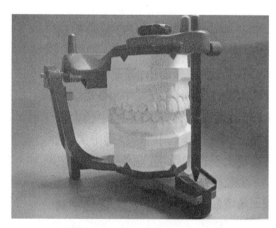

实训图 7-1 确定颌位关系、上𬌗架

（1）颈部预备：用雕刻刀沿左右上颌中切牙、侧切牙的颈缘向牙龈下均匀预备出1mm宽的光滑而连续的凹面，不破坏牙龈缘及龈乳头。

（2）轴面预备：用切削刀或雕刻刀分别去除各牙唇、舌面和近、远中面1/3模型石膏，保留中1/3部分，消除倒凹。注意不损伤两侧尖牙近中接触区，唇舌面及两邻面形成的颈部断面要与龈缘形态一致。

（3）切端预备：去除牙冠长1/2的模型石膏，切端形似中切牙及侧切牙。预备后的石膏

模型似居于牙位中部的 4 个固位桩。

（4）精修模型：固位桩由牙颈部至切端方向逐渐缩小，颈部为一圆滑连续且宽度一致的弧形凹面，固位桩各轴面与牙体长轴平行，并有共同就位道，便于蜡牙冠固位和在操作中随时摘戴蜡牙冠（实训图 7-2）。

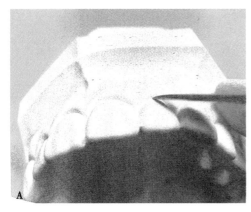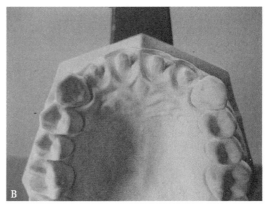

实训图 7-2　精修模型

A. 修整颈部　B. 形成固位桩

3. 雕刻冠部形态

（1）安插蜡块：取约 30mm×40mm 的基托蜡条，在酒精灯上加热均匀烤软，卷成蜡卷放入两侧尖牙之间的缺隙内，将雕刻刀烤热后插入蜡卷与模型的接触部位，使其与固位桩颈部断面及邻牙紧密接触（实训图 7-3）。

（2）模型对位闭合：趁蜡尚软时，使上、下颌模型对位闭合（实训图 7-4）。

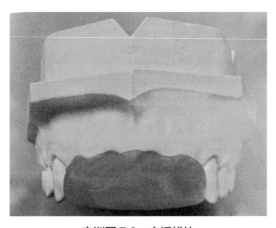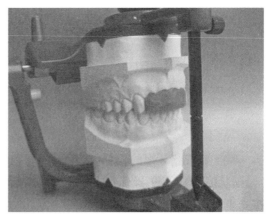

实训图 7-3　安插蜡块　　　　　**实训图 7-4　模型对位闭合**

（3）确定冠宽、冠厚及唇、舌楔状隙：以两侧尖牙之间的近远中径及龈乳头为界，削去多余的蜡，确定出 4 颗切牙的总冠宽；再依据中线及相对应的牙龈乳头为界，确定各牙的冠宽；参考牙弓外形及模型对位闭合后蜡型舌面的形状，削去唇、舌面多余的蜡定出冠厚。用雕刻刀初步形成唇、舌楔状隙（实训图 7-5）。

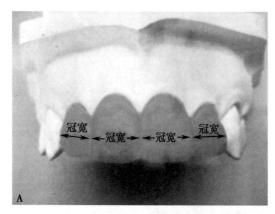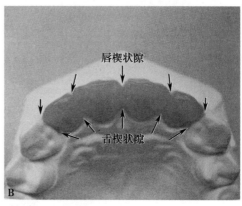

实训图 7-5 确定冠宽、冠厚及唇、舌楔状隙

A. 确定冠宽、冠厚 B. 确定唇、舌楔状隙

（4）确定冠长、切楔状隙和邻间隙：确定中切牙冠长，与两侧尖牙牙尖顶平齐，去除高出面牙尖顶以外的多余蜡，侧切牙冠长比中切牙冠长短 1mm 左右。初步形成各牙切楔状隙及邻间隙，邻牙间的接触区为圆突形（实训图 7-6）。

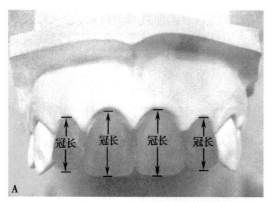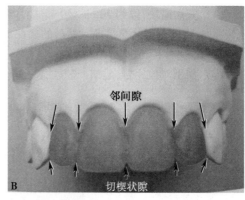

实训图 7-6 确定冠长、切楔状隙和邻间隙

A. 确定冠长 B. 确定切楔状隙和邻间隙

（5）蜡牙冠形成：按照上颌中切牙和侧切牙的解剖特点，初步形成蜡牙冠各面形态。

（6）蜡牙冠精修：精修牙冠形态，形成适当的唇、舌楔状隙和邻间隙，与上颌牙列形成一致的牙弓形态，并与对颌牙形成正常的覆𬌗、覆盖，精修完成后用酒精喷灯烤光滑蜡牙冠的表面，或者用棉花擦光表面。

【注意事项】

1. 注意左右上颌两中切牙和两侧切牙在石膏牙列中的对称性、协调性，如蜡牙冠在唇、舌向的位置及牙长轴的方向等。

2. 蜡牙冠颈部与石膏牙颈部断面要一致，不可有悬突或暴露断面。

3. 接触区的位置正确，有适当的楔状隙。

4. 与对颌牙有良好的覆𬌗、覆盖关系。

二、下颌后牙部分牙列的一倍蜡牙冠雕刻

【实训内容】

下颌第一前磨牙、第二前磨牙及第一磨牙部分牙列蜡牙冠雕刻。

【目的要求】

1. 通过对下颌第一前磨牙、第二前磨牙及第一磨牙的蜡牙冠雕刻，熟悉后牙部分牙列的形态、纵𬌗曲线的方向及后牙牙冠形态，掌握邻牙之间的紧密接触和正常的后牙咬合关系，加深对楔状隙、邻间隙、接触点、覆𬌗、覆盖等概念的理解。

2. 学会后牙部分牙列雕刻的步骤方法。

3. 掌握基托蜡的性能及其使用方法。

【实训用品】

𬌗架、石膏、橡皮碗、石膏调刀、水盘、1∶1 全口石膏牙列模型、基托蜡、雕刻刀、切削刀、酒精灯、酒精喷灯、棉花、红蓝铅笔、液状石蜡等。

【步骤与方法】

1. 确定颌位关系、上𬌗架　模型底部吸水 5 分钟，调拌石膏将模型固定于𬌗架上，上、下颌模型位于牙尖交错𬌗，中线对准切导针，上颌𬌗平面对准𬌗架正中线指针（实训图 7-1）。

2. 预备牙列模型

（1）颈部预备：用雕刻刀沿下颌第一前磨牙、第二前磨牙及第一磨牙的龈缘下均匀预备出 1mm 宽的光滑而连续的凹面，不破坏牙龈缘及龈乳头。

（2）轴面预备：用切削刀或雕刻刀分别去除各牙唇、舌面和近、远中面 1/3 模型石膏，保留中 1/3 部分，消除倒凹。注意不损伤两侧尖牙接触区，唇舌面及两邻面形成的颈部断面要与龈缘形态一致。

（3）𬌗面预备：去除牙冠长 1/2 的模型石膏，预备后的石膏模型似居于牙位中部的 3 个固位桩。

（4）精修模型：固位桩由牙颈部至𬌗面方向逐渐缩小，颈部为一圆滑连续且宽度一致的弧形凹面，固位桩各轴面与牙体长轴平行，并有共同就位道，便于蜡牙冠固位和在操作中随时摘戴蜡牙冠（实训图 7-7）。

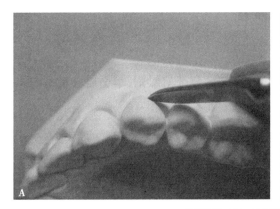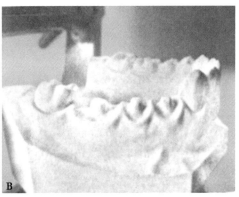

实训图 7-7　石膏牙列模型准备

A.修整颈部　B.形成固位桩

3. 雕刻冠部形态

（1）安插蜡块：取约 30mm×40mm 的基托蜡条，在酒精灯上加热均匀烤软，卷成蜡卷放入制备的缺隙内，将雕刻刀烤热后插入蜡卷与模型的接触部位，使与固位桩颈部断面及邻牙密切接触（实训图 7-8）。

（2）模型对位闭合：将对颌牙模型𬌗面涂上液状石蜡，趁蜡尚软时，使上、下颌模型对位闭合（实训图 7-9）。打开𬌗架，此时下颌第一前磨牙、第二前磨牙、第一磨牙𬌗面可见 4 条颊舌向的嵴，此 4 条嵴分别代表下颌第一前磨牙、第二前磨牙各 1 条颊舌尖三角嵴和下颌第一磨牙的 2 条颊舌尖三角嵴的部位；下颌第一磨牙的𬌗面可见一居中央的较大凹陷为中央窝，上颌第一磨牙的近中颊尖和远中颊尖分别对应下颌第一磨牙的颊沟和远颊沟；上颌第一磨牙的𬌗楔状隙和颊沟，分别对应着下颌第一磨牙的近中颊尖、远中颊尖和远中尖。这样可以初步确定下颌第一前磨牙、第二前磨牙、第一磨牙𬌗面的尖、沟、窝、嵴等解剖标志。

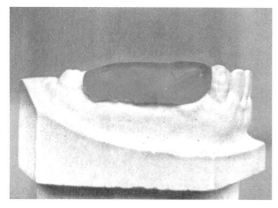

实训图 7-8　安插蜡块

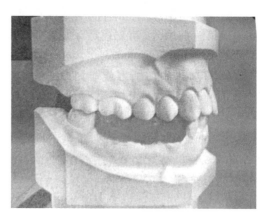

实训图 7-9　模型对位闭合

（3）确定冠宽、冠厚及颊、舌楔状隙：以制备缺隙的近远中径及龈乳头为界，削去多余的蜡定出 3 颗牙的总冠宽，再以对应的牙龈乳头为界，定出各牙的冠宽；以邻牙颊、舌面外形高点为参考，去除多余的蜡定出冠厚，注意下颌第一磨牙的冠厚大于下颌第二磨牙的冠厚。然后用雕刻刀初步形成颊、舌楔状隙（实训图 7-10）。

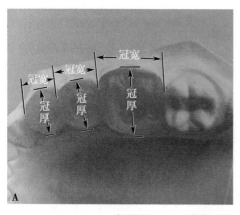

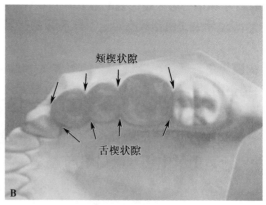

实训图 7-10　确定冠宽、冠厚，形成颊楔状隙、舌楔状隙
A. 确定冠宽、冠厚　B. 确定颊、舌楔状隙

（4）确定冠长及楔状隙和邻间隙：以邻牙面牙尖顶水平为参考，去除高出𬌗面牙尖顶以外的多余蜡，确定冠长，注意下颌后牙颊尖为功能尖，应与对颌牙形成良好的接触，舌尖为非功能尖，应与邻牙形成协调的𬌗曲线。然后初步形成各牙𬌗楔状隙和邻间隙（实训图7-11）。

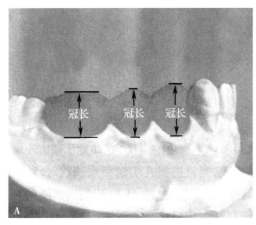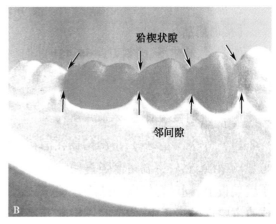

实训图 7-11　确定冠长，形成𬌗楔状隙和邻间隙

A. 确定冠长　B. 确定楔状隙和邻间隙

（5）确定牙冠解剖标志：根据模型对位闭合后形成的𬌗面解剖标志，并参照对侧同名牙的咬合关系，定出下颌第一前磨牙及第二前磨牙的颊舌尖、下颌第一磨牙的近中颊尖、远中颊尖、远中尖、近中舌尖、远中舌尖、颊沟、远颊沟、近中沟、远中沟及舌沟的位置，以此标志为准再进行冠部形态雕刻（实训图7-12）。

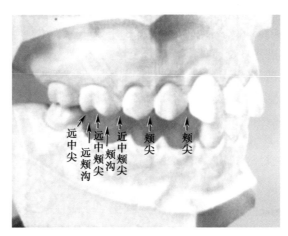

实训图 7-12　确定牙冠解剖标志、雕刻冠部形态

（6）蜡牙冠形成：参照对颌同名牙解剖形态，初步形成蜡牙冠形态，然后取下蜡牙冠雕刻邻面，将两侧石膏牙接触区以下部分修整完成，再插回蜡牙冠，检查邻间隙的形状。

（7）蜡牙冠精修：精修牙冠形态，与对颌牙有适当的接触，形成正常的覆𬌗、覆盖，形成适当的颊、舌楔状隙、𬌗楔状隙和邻间隙，与下颌牙列形成一致的牙弓形态，精修完成后用酒精喷灯烤光滑蜡牙冠的表面，或者用棉花擦光表面。

【注意事项】

1. 注意下颌第一前磨牙、第二前磨牙和第一磨牙在石膏牙列中的对称性、协调性，如蜡牙冠在颊、舌方向的位置及牙长轴的方向等。

2. 蜡牙冠颈部与石膏牙颈部断面要一致，不可有悬突或暴露断面。

3. 接触区的位置正确，有适当的楔状隙。

4. 与对颌牙有良好的咬合关系，并有正常的覆𬌗、覆盖。

（韩 梅）

实训八 一倍大牙冠滴蜡塑形

一、标准一倍右上颌中切牙滴蜡塑形

【实训内容】

用蜡堆塑标准一倍右上颌中切牙牙冠，掌握其外形特征。

【目的要求】

1. 通过对上颌中切牙的滴蜡塑形，进一步掌握该牙的解剖形态。

2. 掌握上颌中切牙堆蜡的步骤方法，并能熟练应用堆蜡工具。

【实训用品】

嵌体蜡、堆蜡器、雕刻刀（46#、48#）、切削刀、酒精灯、1∶1全口石膏牙列模型、红蓝铅笔、玻璃板。

【步骤与方法】

1. 滴蜡塑形练习

（1）牙尖堆塑练习：将堆蜡器在酒精灯的外焰上烤至合适的温度，立即置于蜡上并粘带适量的蜡液，然后将堆蜡器竖直使蜡液缓缓往尖端流，当液态蜡在尖端呈水滴状时，立即置于玻璃板上，同时轻轻做小圆圈运动，待蜡凝固前移开堆蜡器，蜡堆形成，形似圆锥体。在形成直立蜡堆的过程中，应适时掌握移开堆蜡器的时机，太快蜡堆高度不够，太慢则蜡堆顶部残缺。

（2）嵴堆塑练习：方法同上，使液态蜡在尖端呈水滴状时，立即置于玻璃板上，移动堆蜡器使其形成长条状隆起。在形成嵴的过程中，应适时掌握移动堆蜡器的时机，太快蜡嵴过细，太慢则无法形成完整的嵴状（实训图8-1）。

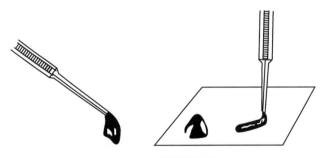

实训图8-1 滴蜡塑形练习

2. 模型制备

（1）舌面制备：首先从舌侧切缘到舌隆突，用切削刀按舌面外形均匀切去 1.2～1.5mm 的间隙，然后自舌隆突顶至龈缘上 1.0mm 均匀切去 1.2～1.5mm 的间隙，其方向尽量与牙体长轴平行（实训图 8-2）。

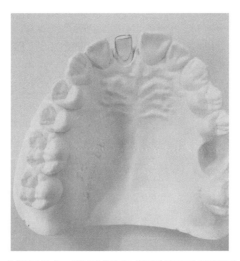

实训图 8-2　模型制备完成后的舌面和切斜面

（2）唇面制备：首先从切端的唇缘到龈缘上 1.0mm，用切削刀按唇面外形均匀切去 1.2～1.5mm 的间隙（实训图 8-3，实训图 8-4）。

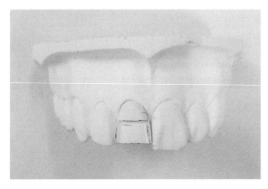 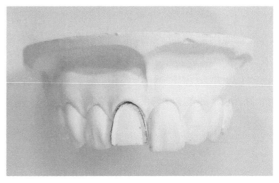

实训图 8-3　模型制备过程中的唇面　　　　实训图 8-4　模型制备过程中的唇面

（3）邻面制备：用切削刀自上颌中切牙切端向龈方顺邻面外形切削，并自唇面至舌面向中线倾斜，但不能损伤舌隆突，唇侧边缘应切削至自洁区，但应尽量保留唇面的牙体组织，以免唇面切削过多，影响美观，邻面切削的厚度为 1.5～2.0mm（实训图 8-5）。龈缘垂直延伸 1.0mm，切削时支点要稳，不要伤及邻牙。预备后两邻面轴壁方向相互平行或向切端聚合 2°～5°。

（4）切斜面制备：用切削刀沿切端舌侧从近远中方向切削，形成一个倾斜的平面，此斜面与牙体长轴成 45°角（实训图 8-6），注意不要损伤切端，以免影响唇面的美观，舌侧切缘的切削量为 2.0mm。切削时要随时检查牙尖交错𬌗及前伸𬌗，保证制备出约 2.0mm 的间隙。

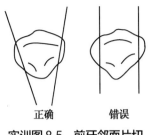

正确　　　　错误

实训图 8-5　前牙邻面片切

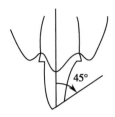

实训图 8-6　上颌切牙磨成斜向舌面成 45°角

（5）牙体修整：用雕刻刀修整各轴面，使之连续，避免形成过锐棱角（实训图 8-7）。

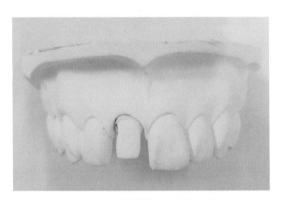

实训图 8-7　模型制备完成后的唇面

3. 滴蜡塑形

（1）堆塑切端：参照对侧上颌中切牙的切端高度与方向，自切斜面堆塑出蜡嵴。

（2）堆塑唇面：在预备好的唇面，用嵌体蜡按唇面牙体外形用堆蜡法加出唇面外形，恢复外形高点唇颈嵴、发育沟的形态，厚度为 1.2～1.5mm（实训图 8-8）。

（3）堆塑舌面：在预备好的舌面，用嵌体蜡按舌面牙体外形用堆蜡法加出舌面近远中边缘嵴、舌隆突的外形，厚度约 1.2～1.5mm（实训图 8-9）。

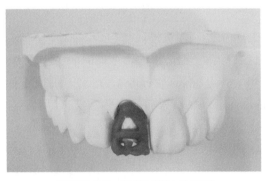

实训图 8-8　堆蜡过程中的唇面

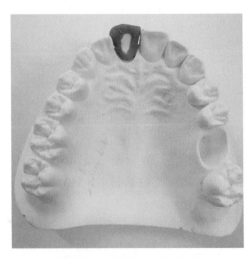

实训图 8-9　堆蜡过程中的舌面

（4）堆塑邻面：根据对侧上颌中切牙邻面的特点用嵌体蜡滴出邻面形态，注意形成良好的邻间隙形态。

4. 完成蜡塑　用嵌体蜡形成唇面、舌面、切端、近中面、远中面，参照对侧上颌中切牙的形态特点，完成各面的外形雕刻，精修完成牙体表面应光滑圆钝。应反复检查修整，使之完全符合上颌中切牙的解剖特点，并保持牙尖交错𬌗及前伸𬌗时良好的咬合关系（实训图 8-10，实训图 8-11）。

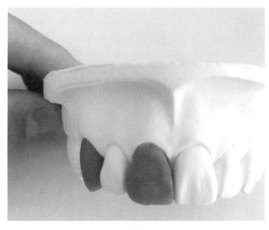

实训图 8-10　蜡塑完成后的唇面

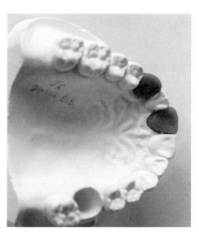

实训图 8-11　蜡塑完成后的舌面

【注意事项】

1. 在进行实训以前，应按照实训步骤结合图谱，熟悉实训教程的内容。

2. 在教师的指导下学会正确使用堆蜡器加蜡、堆蜡、修整蜡型，时刻注意支点的应用。

3. 在玻璃板上反复练习用蜡堆塑形成牙尖、三角嵴、边缘嵴的步骤方法。熟练以后，再在全口石膏牙列模型上操作。

4. 该牙应具备的解剖特点　唇面为梯形，切 1/3 有两条发育沟，外形高点在颈 1/3；舌面较唇面小，舌面中央凹陷成舌窝，四周有切嵴、近远中边缘嵴、舌隆突为外形高点。

5. 应具有良好的咬合接触关系。

【思考题】

1. 如何正确把控堆蜡器的合适温度及蜡滴的流动性？

2. 如何恢复与邻牙的接触关系及接触面的形态？

3. 在塑牙的过程中，如何注意上颌中切牙舌面与下颌中切牙切嵴之间的关系？

二、标准一倍右下颌中切牙滴蜡塑形

【实训内容】

用蜡堆塑标准一倍右下颌中切牙牙冠，掌握其外形特征。

【目的要求】

1. 通过对下颌中切牙的滴蜡塑形，进一步掌握该牙的解剖形态。

2. 掌握下颌中切牙堆蜡的步骤方法，并能进一步熟练应用堆蜡工具。

【实训用品】

嵌体蜡、堆蜡器、雕刻刀（46#、48#）、切削刀、酒精灯、1∶1全口石膏牙列模型、红蓝铅笔、玻璃板。

【步骤与方法】

1. 模型制备

（1）舌面制备：首先从舌侧切缘到舌隆突，用切削刀按舌面外形均匀切去1.2～1.5mm的间隙，然后自舌隆突顶至龈缘上1.0mm均匀切去1.2～1.5mm的间隙，其方向尽量与牙体长轴平行（实训图8-12）。

（2）唇面制备：首先从切端的唇缘到龈缘上1.0mm，用切削刀按唇面外形均匀切去1.2～1.5mm的间隙（实训图8-13）。

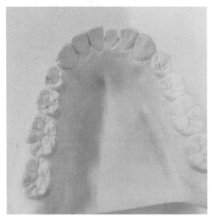

实训图8-12 模型制备完成后的舌面

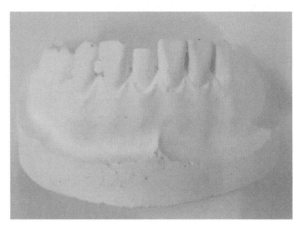

实训图8-13 模型制备完成后的舌面

（3）邻面制备：用切削刀自下颌中切牙切端向龈方顺邻面外形切削，并自唇面至舌面向中线倾斜，但不能损伤舌隆突，唇侧边缘应切削至自洁区，但应尽量保留唇面的牙体组织，以免唇面切削过多，影响美观，邻面切削的厚度为1.0～1.5mm。龈缘垂直延伸1.0mm，切削时支点要稳，不要伤及邻牙。预备后两邻面轴壁方向相互平行或向切端聚合2°～5°。

（4）切斜面制备：用切削刀沿切端舌侧从近远中方向切削，形成一个倾斜的平面，此斜面与牙体长轴成45°角，注意不要损伤切端，以免影响唇面的美观，舌侧切缘的切削量为2.0mm。切削时要随时检查牙尖交错𬌗及前伸𬌗，保证制备出约2.0mm的间隙。

（5）牙体修整：用雕刻刀修整各轴面，使之连续，避免形成过锐棱角。

2. 滴蜡塑形

（1）堆塑切端：参照对侧下颌中切牙的切端高度与方向，自切斜面堆塑出蜡嵴。

（2）堆塑唇面：在预备好的唇面，用嵌体蜡按唇面牙体外形用堆蜡法加出唇面外形，恢复外形高点唇颈嵴、发育沟的形态，厚度为1.2～1.5mm（实训图8-14）。

（3）堆塑舌面：在预备好的舌面，用嵌体蜡按舌面牙体外形用堆蜡法加出舌面近远中边缘嵴、舌隆突的外形，厚度约1.2～1.5mm（实训图8-15）。

（4）堆塑邻面：根据对侧下颌中切牙邻面的特点用嵌体蜡堆出邻面形态，注意形成良好的邻间隙形态。

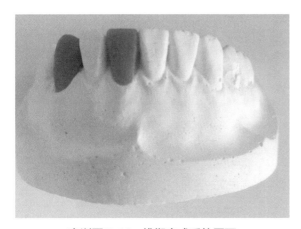

实训图 8-14 堆塑完成后的唇面

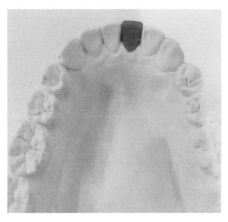

实训图 8-15 堆塑完成后的舌面

3．完成蜡塑 用嵌体蜡形成唇面、舌面、切端、近中面、远中面，参照对侧下颌中切牙的形态特点，完成各面的外形雕刻，精修完成牙体表面应光滑圆钝。应反复检查修整，使之完全符合下颌中切牙的解剖特点，并保持牙尖交错𬌗及前伸𬌗时良好的咬合关系。

【注意事项】

1．在进行实训以前，应熟悉下颌中切牙的解剖形态特点。

2．该牙应具备的解剖特点 唇面为狭长梯形，切 1/3 有两条发育沟不明显，外形高点在颈 1/3；舌面较唇面小，舌窝浅，舌窝与边缘嵴界限不明显，舌隆突窄而突为舌面外形高点。

3．应具有良好的咬合接触关系。

【思考题】

1．下颌中切牙邻面接触区的位置及如何恢复接触区的良好形态。

2．在堆塑的过程中，如何注意下颌中切牙唇面与上颌中切牙切嵴之间的关系？

三、标准一倍右上尖牙滴蜡塑形

【实训内容】

用蜡堆塑标准一倍右上尖牙牙冠，掌握其外形特征。

【目的要求】

1．通过对上颌尖牙的滴蜡塑形，更有效的掌握该牙解剖形态，以巩固和加强所学的理论知识。

2．掌握上颌尖牙堆蜡的步骤方法，并能熟练应用堆蜡工具堆塑各种解剖结构。

【实训用品】

嵌体蜡、堆蜡器、雕刻刀（46#、48#）、切削刀、酒精灯、1∶1 全口石膏牙列模型、红蓝铅笔、玻璃板。

【步骤与方法】

1．模型制备

（1）舌面制备：首先从舌侧切缘到舌隆突，用切削刀按舌面外形均匀切去 1.2～1.5mm 的间隙，然后自舌隆突顶至龈缘上 1.0mm 均匀切去 1.2～1.5mm 的间隙，其方向尽量与牙体长轴平行（实训图 8-16）。

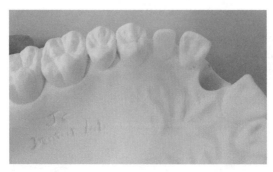

实训图 8-16 模型制备完成后的舌面

（2）唇面制备：首先从牙尖的唇缘到龈缘上 1.0mm，用切削刀按唇面外形均匀切去 1.2～1.5mm 的间隙（实训图 8-17）。

（3）邻面制备：用切削刀自上颌尖牙牙尖顶向龈方顺邻面外形切削，并自唇面至舌面向中线倾斜，但不能损伤舌隆突，唇侧边缘应切削至自洁区，但应尽量保留唇面的牙体组织，以免唇面切削过多，影响美观，邻面切削的厚度为 1.5～2.0mm。龈缘垂直延伸 1.0mm，切削时支点要稳，不要伤及邻牙。预备后两邻面轴壁方向相互平行或向切端聚合 2°～5°。

（4）牙尖斜面制备：用切削刀沿牙尖舌侧从近远中方向切削，形成一个倾斜的平面，此斜面与牙体长轴成 45° 角，舌侧的切削量为 2.0mm。切削时要随时检查牙尖交错𬌗及前伸𬌗，保证制备出约 2.0mm 的间隙（实训图 8-18）。

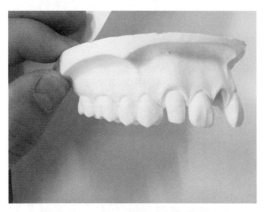

实训图 8-17 模型制备完成后的唇面

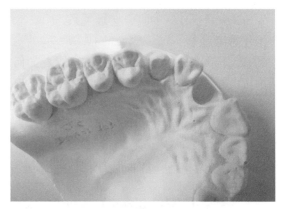

实训图 8-18 模型制备完成后的切端

（5）牙体修整：用雕刻刀修整各轴面，使之连续，避免形成过锐棱角。

2. 滴蜡塑形

（1）堆塑牙尖：参照对侧上颌尖牙的牙尖高度与方向，自牙尖斜面堆塑出蜡嵴。

（2）堆塑唇面：在预备好的唇面，用嵌体蜡按唇面牙体外形用堆蜡法加出唇面外形，恢复外形高点唇颈嵴、唇轴嵴、发育沟的形态，厚度为 1.5～2.0mm（实训图 8-19）。

（3）堆塑舌面：在预备好的舌面，用嵌体蜡按舌面牙体外形用堆蜡法加出舌面近远中边缘嵴、舌轴嵴、舌隆突的外形，厚度约 1.5～2.0mm（实训图 8-20）。

（4）堆塑邻面：根据对侧上颌尖牙邻面的特点用嵌体蜡堆出邻面形态，注意形成良好的邻间隙形态。

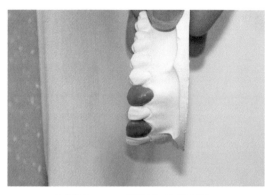
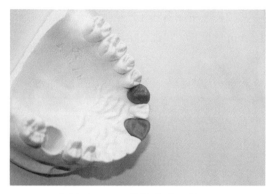

| 实训图 8-19 堆塑完成后的唇面 | 实训图 8-20 堆塑完成后的舌面 |

3．完成蜡塑　用嵌体蜡形成唇面、舌面、牙尖、近中面、远中面，参照对侧上颌尖牙的形态特点，完成各面的外形雕刻，精修完成牙体表面应光滑圆钝。并反复检查修整，使之完全符合上颌尖牙的解剖特点，并保持牙尖交错𬌗及前伸𬌗时良好的咬合关系。

【注意事项】

1．在进行实训以前，应熟悉上颌尖牙的解剖形态特点。

2．该牙应具备的解剖特点　唇面为圆五边形，牙尖顶略偏近中，切 1/3 有两条发育沟，外形高点在颈 1/3 与中 1/3 交界处的唇轴嵴上；舌面较唇面稍小，舌窝被舌轴嵴分为较小的近中舌窝和较大的远中舌窝，舌隆突显著为舌面外形高点。

3．应具有良好的咬合接触关系。

【思考题】

1．上颌尖牙牙尖和上颌侧切牙切缘垂直向高度如何处理比较恰当。

2．在堆塑的过程中，如何注意上颌尖牙舌面与下颌尖牙牙尖顶之间的关系？

四、标准一倍右下尖牙滴蜡塑形

【实训内容】

用蜡堆塑标准一倍右下尖牙牙冠，掌握其外形特征。

【目的要求】

1．通过对下颌尖牙的滴蜡塑形，更深刻的掌握该牙解剖形态，同时比较上、下颌尖牙解剖形态的区别。

2．掌握下颌尖牙堆蜡的步骤方法，并能熟练应用堆蜡工具尖牙的各类解剖结构。

【实训用品】

嵌体蜡、堆蜡器、雕刻刀（46#、48#）、切削刀、酒精灯、1∶1 全口石膏牙列模型、红蓝铅笔、玻璃板。

【步骤与方法】

1．模型制备

（1）舌面制备：首先从舌侧切缘到舌隆突，用切削刀按舌面外形均匀切去 1.2～1.5mm 的间隙，然后自舌隆突顶至龈缘上 1.0mm 均匀切去 1.2～1.5mm 的间隙，其方向尽量与牙体长轴平行（实训图 8-21）。

（2）唇面制备：首先从牙尖的唇缘到龈缘上 1.0mm，用切削刀按唇面外形均匀切去 1.2～1.5mm 的间隙（实训图 8-22）。

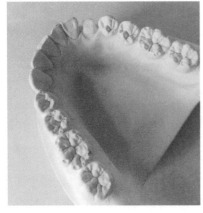

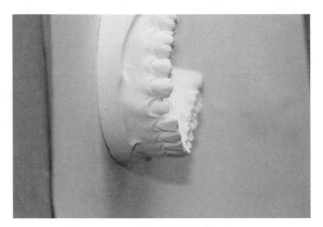

实训图 8-21　模型制备完成后的舌面　　　　实训图 8-22　模型制备完成后的唇面

（3）邻面制备：用切削刀自下颌尖牙牙尖顶向龈方顺邻面外形切削，并自唇面至舌面向中线倾斜，但不能损伤舌隆突，唇侧边缘应切削至自洁区，但应尽量保留唇面的牙体组织，以免唇面切削过多，影响美观，邻面切削的厚度为 1.5～2.0mm。龈缘垂直延伸 1.0mm，切削时支点要稳，不要伤及邻牙。预备后两邻面轴壁方向相互平行或向切端聚合 2°～5°。

（4）牙尖斜面制备：用切削刀沿牙尖舌侧从近远中方向切削，形成一个倾斜的平面，此斜面与牙体长轴成 45° 角，舌侧的切削量为 2.0mm。切削时要随时检查牙尖交错𬌗及前伸𬌗，保证制备出约 2.0mm 的间隙。

（5）牙体修整：用雕刻刀修整各轴面，使之连续，避免形成过锐棱角。

2. 滴蜡塑形

（1）堆塑牙尖：参照对侧下颌尖牙的牙尖高度与方向，自牙尖斜面堆塑出蜡嵴。

（2）堆塑唇面：在预备好的唇面，用嵌体蜡按唇面牙体外形用堆蜡法加出唇面外形，恢复外形高点唇颈嵴、唇轴嵴、发育沟的形态，厚度为 1.5～2.0mm（实训图 8-23）。

（3）堆塑舌面：在预备好的舌面，用嵌体蜡按舌面牙体外形用堆蜡法加出舌面近远中边缘嵴、舌轴嵴、舌隆突的外形，厚度约 1.5～2.0mm（实训图 8-24）。

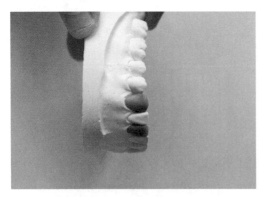

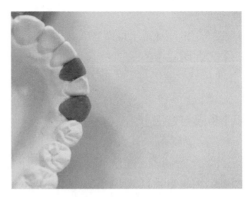

实训图 8-23　堆塑完成后的唇面　　　　实训图 8-24　堆塑完成后的舌面

（4）堆塑邻面：根据对侧下颌尖牙邻面的特点用嵌体蜡堆出邻面形态，注意形成良好的邻间隙形态。

3．完成蜡塑　用嵌体蜡形成唇面、舌面、牙尖、近中面、远中面，参照对侧下颌尖牙的形态特点，完成各面的外形雕刻，精修完成牙体表面应光滑圆钝。并反复检查修整，使之完全符合下颌尖牙的解剖特点，并保持牙尖交错𬌗及前伸𬌗时良好的咬合关系。

【注意事项】

1．在进行实训以前，应熟悉上颌尖牙的解剖形态特点。

2．该牙应具备的解剖特点　唇面为窄长五边形，牙尖顶明显偏近中，唇颈嵴、唇轴嵴、发育沟不如上颌尖牙明显；舌面小于唇面，舌轴嵴不如上颌尖牙明显，舌隆突为舌面外形高点；邻面冠与根的唇缘相连约呈弧形。

3．应具有良好的咬合接触关系。

【思考题】

在堆塑的过程中，如何注意下颌尖牙唇面与上颌尖牙牙尖顶之间的关系？

五、标准一倍右上颌第一前磨牙𬌗面滴蜡塑形

【实训内容】

用蜡堆塑标准一倍右上颌第一前磨牙牙冠𬌗面，掌握其外形特征。

【目的要求】

1．通过对上颌第一前磨牙的滴蜡塑形，进一步掌握该牙的解剖形态。

2．掌握上颌第一前磨牙𬌗面滴蜡塑形的步骤方法，并能熟练应用堆蜡工具。

【实训用品】

嵌体蜡、堆蜡器、雕刻刀（46#、48#）、切削刀、酒精灯、1:1全口石膏牙列模型、红蓝铅笔、玻璃板。

【步骤与方法】

1．𬌗面牙尖滴蜡塑形的基本练习方法　同上颌中切牙滴蜡塑形。

2．模型准备　将石膏牙列模型上的上颌第一前磨牙𬌗面均匀削去 1/3 高度，参照对侧上颌第一前磨牙𬌗面解剖特点，用红蓝铅笔画出牙尖顶、边缘嵴和三角嵴的位置。形成的𬌗面为轮廓显著的六边形，颊尖偏远中、舌尖偏近中（实训图 8-25）。

3．堆筑牙尖　在所定的上颌第一前磨牙的牙尖位置上，用嵌体蜡直立堆高牙尖，其形状似圆锥体形。一般先堆颊尖后堆舌尖，修去多余部分，使颊尖较舌尖高，颊尖偏远中、舌尖偏近中，形成锥状牙尖（实训图 8-26）。

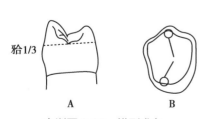

实训图 8-25　模型准备

A．切去𬌗 1/3 石膏　B．牙尖顶位置

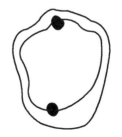

实训图 8-26　堆筑牙尖

4. 堆筑三角嵴和轴嵴　仔细观察对侧上颌第一前磨牙的颊尖三角嵴和舌尖三角嵴的高度、方向等解剖外形后,沿所定三角嵴的位置加蜡形成各三角嵴,并雕刻完成。完成颊舌面轴嵴的堆塑,使其与牙体长轴方向一致(实训图 8-27)。

5. 堆筑牙尖嵴　在所定的上颌第一前磨牙的牙尖嵴位置上,由颊尖的近中牙尖嵴开始堆加蜡,到颊尖的远中牙尖嵴,然后再堆加舌尖的近远中牙尖嵴。参照对侧上颌第一前磨牙的牙尖嵴形态特点修整完成其外形(实训图 8-28)。

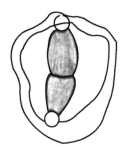

实训图 8-27　堆筑三角嵴和轴嵴

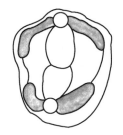

实训图 8-28　堆筑牙尖嵴

6. 堆筑边缘嵴　在所定的上颌第一前磨牙的边缘嵴位置上,用嵌体蜡由近中到远中,由颊侧到舌侧形成蜡嵴,参照对侧上颌第一前磨牙𬌗面边缘嵴形态进行修整,完成𬌗面和邻面外形。

7. 窝与沟的形成　用烧热的雕刻刀蘸微量蜡液,让其缓慢流到窝、沟的正确位置上。参照对侧上颌第一前磨牙的窝、沟的走行方向,修整完成(实训图 8-29)。

8. 修整完成　用嵌体蜡堆加颊面、舌面、近中面、远中面,参照对侧上颌第一前磨牙的形态特点完成各面的外形雕刻。此时已完成牙尖、边缘嵴、三角嵴、窝、沟和各轴面的雕刻,应反复检查修整,使之完全符合该牙的解剖特点(实训图 8-30)。

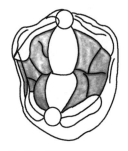

实训图 8-29　堆筑边缘嵴及窝沟形成

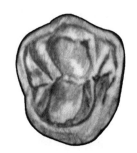

实训图 8-30　修整完成

【注意事项】

1. 堆塑牙尖时,注意牙尖顶端的位置要正确。在堆边缘嵴和三角嵴时,不要破坏牙尖顶的位置。

2. 整个𬌗面的聚合度要适合,不要过大或过小。

3. 近远中边缘嵴应有一定的高度,否则将使牙尖显得突兀,𬌗面窝过浅。

4. 该牙应具备的解剖特点　𬌗面为轮廓显著的六边形,颊尖长而尖锐、舌尖低而圆钝,颊尖偏远中、舌尖偏近中,中央窝位于𬌗面的中央、发育沟清晰,近中沟越过近中边缘嵴到达近中面。

5. 注意牙列的纵𬌗曲线,并参照对颌牙进行必要的咬合调整。

【思考题】

1. 如何正确定点颊舌尖的位置?

2. 如何恢复与邻牙的接触关系及接触面的形态?

3. 应如何注意与对颌牙之间的尖窝对应关系?

六、标准一倍右上颌第一磨牙𬌗面滴蜡塑形

【实训内容】

用蜡堆塑标准一倍右上颌第一磨牙牙冠𬌗面,掌握其外形特征。

【目的要求】

1. 通过对上颌第一磨牙的滴蜡塑形,进一步掌握该牙的解剖形态。

2. 掌握上颌第一磨牙𬌗面滴蜡塑形的步骤方法,并能熟练应用堆蜡工具。

【实训用品】

嵌体蜡、堆蜡器、雕刻刀(46#、48#)、切削刀、酒精灯、1∶1全口石膏牙列模型、红蓝铅笔、玻璃板。

【步骤与方法】

1. **模型准备** 将石膏牙列模型上的上颌第一磨牙𬌗面均匀削去 1/3 高度,参照对侧上颌第一磨牙的𬌗面解剖特点,用红蓝铅笔画出该牙𬌗面牙尖顶、边缘嵴和三角嵴所在的位置(实训图 8-31)。

2. **堆筑牙尖** 在所定的上颌第一磨牙的牙尖位置上,用嵌体蜡直立堆高牙尖,其形状似圆锥体形。堆尖的顺序是从近中颊尖→远中颊尖→近中舌尖→远中舌尖。蜡堆完成后,检查位置高度是否合适,添加或者修整多余的部分,完成牙尖形态。注意颊尖距颊侧边缘较近。近中颊尖最高,远中颊尖、近中舌尖次之,远中舌尖最低(实训图 8-32)。

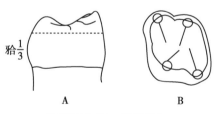

实训图 8-31 **模型准备**
A. 切去𬌗 1/3 石膏 B. 牙尖顶位置

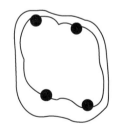

实训图 8-32 **堆筑牙尖**

3. **堆筑三角嵴和轴嵴** 仔细观察对侧上颌第一磨牙颊尖三角嵴的高度、方向等解剖外形,结合已形成的牙尖,从牙尖顶开始沿所画三角嵴方向位置向窝的方向堆蜡,形成三角嵴,添加或修整多余部分,使远中颊尖与近中舌尖三角嵴相连形成斜嵴。完成三角嵴和斜嵴的形态。完成颊舌面轴嵴的堆塑,使其与牙体长轴外形一致(实训图 8-33)。

4. **堆筑牙尖嵴** 在所定的上颌第一磨牙的牙尖嵴位置上,依次堆筑近中颊尖的近远中

牙尖嵴→远中颊尖的近远中牙尖嵴→近中舌尖的近远中牙尖嵴→远中颊尖的近远中牙尖嵴,参照对侧上颌第一磨牙牙尖嵴的形态特点修整完成其外形(实训图8-34)。

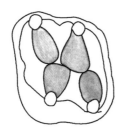

实训图8-33　堆筑三角嵴和轴嵴

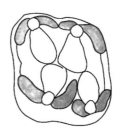

实训图8-34　堆筑牙尖嵴

5. 堆筑边缘嵴　在所定的上颌第一磨牙的边缘嵴位置上,用嵌体蜡由近中到远中,由颊侧到舌侧形成蜡嵴,参照对侧上颌第一磨牙𬌗面边缘嵴形态进行修整,完成𬌗面和邻面外形。

6. 窝与沟的形成　用烧热的雕刻刀蘸微量蜡液,让其缓慢流到窝、沟的正确位置上。参照对侧上颌第一磨牙发育沟的走行方向,修整完成颊沟、近中沟和远中舌沟的外形,在完成沟的雕刻时,勿伤及斜嵴(实训图8-35)。

7. 修整完成　用嵌体蜡堆加颊面、舌面、近中面、远中面,参照对侧上颌第一磨牙的形态特点完成各面的外形雕刻。此时已完成牙尖、边缘嵴、三角嵴、窝、沟和各轴面的雕刻,应反复检查修整,使之完全符合该牙的解剖特点(实训图8-36)。

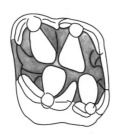

实训图8-35　堆筑边缘嵴及窝沟形成

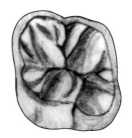

实训图8-36　修整完成

【注意事项】

1. 堆筑牙尖时,注意牙尖顶端的位置要正确。在堆边缘嵴和三角嵴时,不要破坏牙尖顶的位置。

2. 近远中边缘嵴应有一定的高度,否则将使牙尖显得突兀,𬌗面窝过浅。

3. 该牙应具备的解剖特点　𬌗面呈斜方形,颊舌径大于近远中径,近中舌尖 > 近中颊尖 > 远中颊尖 > 远中舌尖,近中颊角及远中舌角为锐角,远中颊角及近中舌角为钝角,颊侧牙尖较锐,舌侧牙尖较钝,𬌗面斜嵴将𬌗面分为近中窝和远中窝,近中窝较大,远中窝较小。发育沟包括颊沟、近中沟和远中舌沟。

4. 注意牙列的纵𬌗曲线,并参照对颌牙进行必要的咬合调整。

【思考题】

1. 如何正确定点近远中颊舌尖的位置?

2．如何正确堆筑各三角嵴的走向及斜嵴的形成？

3．如何注意与对颌牙之间的尖窝对应关系？

七、标准一倍右下颌第一磨牙𬌗面滴蜡塑形

【实训内容】

用蜡堆塑标准一倍右下颌第一磨牙牙冠𬌗面，掌握其外形特征。

【目的要求】

1．通过对下颌第一磨牙的滴蜡塑形，进一步掌握该牙的解剖形态。

2．掌握下颌第一磨牙𬌗面滴蜡塑形的方法和步骤，并能熟练应用堆蜡工具。

【实训用品】

嵌体蜡、堆蜡器、雕刻刀（46#、48#）、切削刀、酒精灯、1∶1全口石膏牙列模型、红蓝铅笔、玻璃板。

【步骤与方法】

1．模型准备 将石膏牙列模型上的下颌第一磨牙𬌗面均匀削去1/3高度，参照对侧下颌第一磨牙标本的𬌗面解剖特点，用红蓝铅笔画出该牙𬌗面牙尖顶、边缘嵴和三角嵴所在的位置（实训图8-37）。

2．堆筑牙尖 在所定的下颌第一磨牙的牙尖位置处，用嵌体蜡直立堆高牙尖，其形状似圆锥体形。堆尖的顺序：近中颊尖→远中颊尖→远中尖→近中舌尖→远中舌尖。蜡堆完成后，检查位置高度是否合适，添加或者修整多余的部分，完成牙尖形态。注意颊侧牙尖短而圆钝，近中颊尖最大，远中颊尖次之、远中尖最小，舌侧牙尖长而锐，近中舌尖稍大于远中舌尖（实训图8-38）。

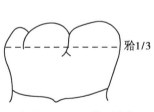

实训图8-37 模型准备

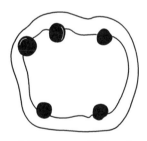

实训图8-38 堆筑牙尖

3．堆筑三角嵴和轴嵴 仔细观察对侧下颌第一磨牙颊尖三角嵴的高度、方向、解剖外形，结合已形成的牙尖，从牙尖顶开始沿所画三角嵴位置向窝的方向堆蜡，形成三角嵴，添加或修整多余部分，完成三角嵴的形态，注意远中颊尖三角嵴最长，远中尖三角嵴最短。完成颊舌面轴嵴的堆筑，使其与牙体长轴外形一致（实训图8-39）。

4．堆筑牙尖嵴 在所定的下颌第一磨牙的牙尖嵴位置上，依次堆筑近中颊尖的近远中牙尖嵴→远中颊尖的近远中牙尖嵴→远中尖的近远中牙尖嵴→近中舌尖的近远中牙尖嵴→远中舌尖的近远中牙尖嵴，参照对侧下颌第一磨牙的牙尖嵴形态特点修整完成其外形（实训图8-40）。

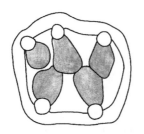

实训图 8-39　堆筑三角嵴和轴嵴

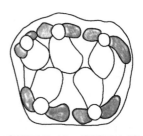

实训图 8-40　堆筑牙尖嵴

5. 堆筑边缘嵴　在所定的下颌第一磨牙的边缘嵴位置上，用嵌体蜡由近中到远中，由颊侧到舌侧形成蜡嵴，参照对侧下颌第一磨牙𬌗面边缘嵴形态进行修整，完成𬌗面和邻接面外形。

6. 窝与沟的形成　用烧热的雕刻刀蘸微量蜡液，让其缓慢流到窝、沟的正确位置上。参照对侧下颌第一磨牙发育沟的走行方向，修整完成颊沟、舌沟、近中沟、远中沟和远中颊沟的外形（实训图 8-41）。

7. 修整完成　用嵌体蜡堆加颊面、舌面、近中面、远中面，参照对侧下颌第一磨牙的形态特点完成各面的外形雕刻。此时已完成牙尖、边缘嵴、三角嵴、窝、沟和各轴面的雕刻，应反复检查修整，使之完全符合该牙的解剖特点（实训图 8-42）。

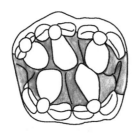

实训图 8-41　堆筑边缘嵴及窝沟形成

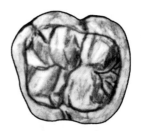

实训图 8-42　修整完成

【注意事项】

1. 在教师的指导下学会正确使用堆蜡器加蜡、堆蜡、修整蜡型，时刻注意支点的应用。

2. 堆筑牙尖时，注意牙尖顶端的位置要正确。在堆边缘嵴和三角嵴时，不要破坏牙尖顶的位置。

3. 该牙应具备的解剖特点　𬌗面呈长方形，近远中径大于颊舌径，近中颊尖＞远中颊尖＞远中尖，近中舌尖稍大于远中舌尖，颊侧牙尖较钝，舌侧牙尖较锐，远中颊尖三角嵴最长，远中尖三角嵴最短，有中央窝和近中窝，发育沟包括颊沟、舌沟、近中沟、远中沟、远中颊沟。

4. 注意牙列的纵𬌗曲线，并参照对颌牙进行必要的咬合调整。

【思考题】

1. 如何正确定点近远中颊舌尖的位置？

2. 如何正确堆筑形成三角嵴及各三角嵴的走向？

3. 如何注意与对颌牙之间的尖窝对应关系？

（孙　华）

实训九　颌面部骨观察

【实训内容】

观察颅面骨、上下颌骨模型各部分结构、形态特点及邻接关系。

【目的要求】

1. 掌握颅面骨的邻接关系，上、下颌骨的结构特点。

2. 掌握上、下颌骨表面重要骨性标志的位置及临床意义。

【实训用品】

1. 可拆分为单独骨块的颅骨模型。

2. 颅骨尸体标本。

3. 包括上，下颌骨详细解剖结构的图谱。

【实验内容】

1. 观察上颌骨一体四突的形态结构，认识上颌体的四个面及上颌窦的特点。明确眶下缘、眶下孔、眶下管、眶下沟、牙槽突、尖牙窝、颧牙槽嵴、上颌结节腭、腭大孔、鼻腭孔等的位置内容及临床意义。了解上颌后牙根尖与上颌窦的密切关系。

2. 观察下颌骨体与下颌支的结构特点，认识以下结构的位置和临床意义：颏孔、外斜线、内斜线、舌下腺窝、下颌下腺窝，牙槽缘、下颌下缘、喙突、髁突、乙状切迹、下颌孔、下颌小舌、下颌支外侧隆凸、翼肌粗隆、咬肌粗隆、下颌管、下颌角。

【步骤与方法】

1. 根据各校实际情况 2～4 人一套颅骨，按本实习内容要求分工对照颅骨及图谱，阅读教科书上的相关章节内容，在标本上找到相关的解剖结构。

2. 将观察内容相互讲解，要求边讲边指出其在颅骨的具体位置加强巩固所学的理论知识。

3. 最后画出观察到的上、下颌骨示意图，并标出解剖名称（要求看得清楚的草图）。

【注意事项】

1. 注意上、下颌骨的位置、形态，及其与周围骨的关系。

2. 注意绘图时大小比例的协调及重要解剖结构的位置的准确性。

实训十　颞下颌关节与颌面部肌观察

【实训内容】

观察颞下颌关节及颌面部肌的各部分结构、形态特点及邻接关系。

【目的要求】

1. 掌握颞下颌关节的解剖特点、毗邻关系及其临床意义。

2. 掌握口轮匝肌的走形、起止点及功能。

3. 掌握咀嚼肌的位置、走形、起止点及功能。

【实验用品】

1. 头颈尸体及颞下颌关节模型。

2. 有关内容的标本及图片。

【实验内容】

1. 观察颞下颌关节模型的关节组成及结构,关节囊、关节盘及关节韧带的解剖特点。观察模拟开闭口运动时,关节结构的位置关系。

2. 观察尸体上口轮匝肌的肌组成及走形。

3. 观察尸体上咀嚼肌的位置,肌走行方向,肌附着的位置。

【步骤与方法】

1. 根据各校实际情况,先以老师解剖演示为主,学生观察颞下颌关节,主要表情肌和咀嚼肌的结构特点。

2. 2~4 人一套颞下颌关节模型,按本实习内容要求分组进行关节运动的模拟。并相互讲解关节区的结构组成及运动特点。

3. 对照解剖演示及图谱,阅读教科书上的相关章节内容,绘制关节区示意图。

4. 将观察到的表情肌及咀嚼肌绘制示意图,并标明起止点。

【注意事项】

1. 注意颞下颌关节的运动的特点。

2. 注意绘制肌走形图后,深刻理解肌走形与功能之间的关系。

3. 注意绘图的比例协调及肌附着点的位置的准确性。

(高小波)

实训十一 龋 病

【实训内容】

1. 龋病图片示教。

2. 龋病磨片示教。

3. 观察龋病磨片。

【目的要求】

1. 掌握:牙釉质龋和牙本质龋的病理变化。

2. 熟悉:窝沟龋病理变化的特点。

3. 了解:牙釉质龋和牙本质龋病理变化的机制。

【实训用品】

显微镜、微机、投影仪、牙釉质龋磨片、牙本质龋磨片、牙本质龋切片。

【步骤与方法】

1. 早期牙釉质平滑面龋磨片(实训图 11-1)

(1)肉眼观察:标本的形状;龋损的位置、外形和颜色等。

(2)显微镜观察:①低倍镜观察龋损的形态、分层及各层的形态特点;②高倍镜观察病损体部纹理是否清楚,暗层的形态表现;注意有无表层和透明层,及其形态特点。

病损区呈三角形,三角形基底部向着牙釉质表面,顶部向着釉牙本质界。镜下观察早期牙釉质龋纵磨片,病变由深向浅依次分为四层,即透明层、暗层、病损体部和表层。透明层位于病损的最前沿,与正常牙釉质相连,呈透明状,生长线及釉柱横纹均不清楚。暗层紧接于透明层表面,磨片上此层表现为暗黑色。病损体部位于表层和暗层之间,是牙釉质龋病变范围最大的一层,磨片上光镜下病损体部较为透明,与暗层之间界线清楚,生长线及釉柱横纹均很明显。表层位于牙釉质龋的最表面,此层相对完整,其组织结构与正常牙釉质较为相似,脱矿程度较。

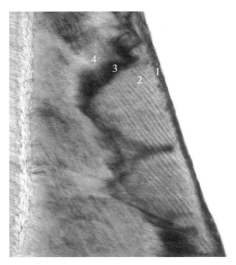

实训图 11-1　平滑面龋磨片

2．早期牙釉质窝沟龋磨片(实训图 11-2)

(1)肉眼观察:龋损的位置、外形和颜色,窝沟壁是否完整。注意牙本质有无病变。

(2)显微镜观察:①低倍镜观察窝沟周围牙釉质的变化,其外形与平滑面龋有何不同;窝沟深部牙本质有无变化。②高倍镜观察病变分层情况,病变区色素沉着的特点。

窝沟龋形态也呈三角形,但其基底部向着釉牙本质界,顶部向着窝沟壁。由于窝沟底部釉柱排列密集,所以窝沟龋病损并非从窝沟底开始,而是呈环状围绕窝沟壁进展,并沿釉柱的长轴方向逐渐向深部扩展。当病变超过窝沟底部时,侧壁病损互相融合,形成口小底大的三角形潜行性龋损。由于窝沟底部牙釉质较薄,窝沟龋病变很容易扩展至牙本质,并沿釉牙本质界向两侧扩展。

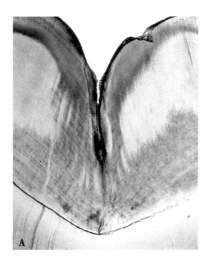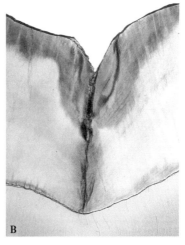

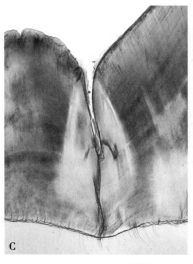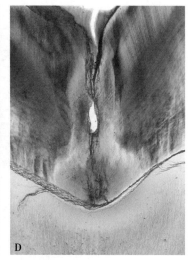

实训图 11-2　窝沟龋磨片

3. 牙本质龋磨片（实训图 11-3）

（1）肉眼观察：龋洞的形态、深浅，龋洞周围牙体组织的颜色。

（2）显微镜观察：牙釉质的破坏情况，龋洞处牙本质的色素沉着，是否有裂隙以及其形态；龋损周围牙本质是否有暗黑色的死区；深层是否有透明牙本质形成及其形态特点。

牙本质龋在病理形态上是一个累及范围更广的三角形病变，基底部位于釉牙本质界，尖指向牙髓腔。根据组织矿化程度、形态改变和细菌侵入的情况不同，一般将牙本质龋的病理改变由病损深部向表面分为四层。透明层为牙本质龋最深层、最早出现的改变，位于病变底部和侧面，光镜下呈均质透明状，小管结构不明显。脱矿层位于透明层表面，牙本质小管内含空气和坏死的成牙本质细胞突起，光镜下观察此区呈暗黑色不透光，称为死区。细菌侵入层位于脱矿层表面，细菌侵入牙本质小管并大量繁殖，酸性产物使小管壁脱矿和蛋白溶解而软化，牙本质小管出现扩张，呈串珠状。随小管壁和管间牙本质的进一步脱矿和有机物的分解，小管互相融合形成大小不等的坏死灶，其内充满坏死的基质残屑和细菌，坏死灶与小管方向平行。

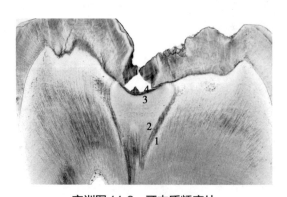

实训图 11-3　牙本质龋磨片

4.牙本质龋切片(实训图 11-4)

(1)肉眼观察:牙本质是否完整,牙本质的颜色是否均匀。

(2)显微镜观察:①低倍镜观察坏死崩解层的特点,有无牙本质小管;细菌侵入层牙本质小管有无扩张,坏死灶的形态,有无横向裂隙;修复性牙本质的位置及形态特点。②高倍镜观察坏死灶的形态特点及方向,扩张牙本质小管的形态及其内容物;修复性牙本质的形态特点,牙髓有无病变。

牙本质龋的病理组织切片呈淡红色。龋损最表面为坏死崩解层,组织结构完全崩解破坏,无牙本质小管;细菌侵入层可见牙本质小管呈串珠状扩张和不规则的坏死灶,内含细菌和坏死组织,坏死灶的长轴与牙本质小管的方向一致;有的区域可见横向裂隙。

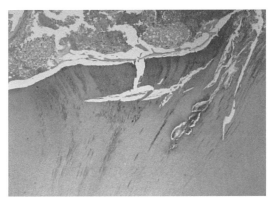

实训图 11-4　牙本质龋切片

【思考题】

1.平滑面龋的主要组织病理变化是什么?

2.牙本质龋的主要组织病理变化是什么?

3.绘牙釉质平滑面龋磨片的组织学改变图片,并标注主要病理变化。

（李宪孟）

实训十二　牙髓组织病理变化观察

【实训内容】

1.牙髓病图片示教。

2.牙髓病切片示教。

3.观察牙髓病切片。

【目的要求】

1.掌握:各型牙髓炎的病理变化。

2.熟悉:常见牙髓变性的病理变化。

3.了解:牙髓病的临床表现。

【实训用品】

显微镜、微机、投影仪、急性浆液性牙髓炎切片、急性化脓性牙髓炎切片、慢性溃疡性牙髓炎切片、慢性增生性牙髓炎切片、牙髓空泡变性切片和钙化切片。

【步骤与方法】

1. 急性浆液性牙髓炎切片

（1）低倍镜观察：有无牙本质龋，龋洞是否已与牙髓相通，龋洞底部或穿髓孔附近有无修复性牙本质；牙髓中炎症细胞的浸润，血管扩张、充血。

（2）高倍镜观察：髓角下方血管扩张，里面充满红细胞。大量的炎细胞浸润，主要为中性粒细胞。有的地方成牙本质细胞出现空泡变性，甚至破坏消失。

2. 急性化脓性牙髓炎切片（实训图 12-1）

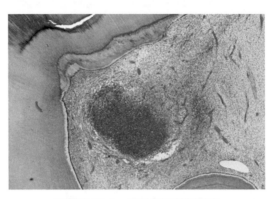

实训图 12-1 急性化脓性牙髓炎

（1）低倍镜观察：有无修复性牙本质形成，牙髓中炎细胞释放溶酶体酶和蛋白水解酶，组织液化形成脓肿。

（2）高倍镜观察：注意观察牙髓中脓肿壁的无角化的复层鳞状上皮结构及炎症细胞特点，有时因切片制作时脓液流出而形成空腔。

3. 慢性溃疡性牙髓炎切片

（1）低倍镜观察：牙本质龋已穿髓。注意穿髓孔处是否有修复性牙本质，龋洞周围是否有牙本质龋的改变；注意观察暴露于穿髓孔处的表面牙髓的形态及深部牙髓组织的病理变化，炎症细胞浸润情况及根髓的变化。

（2）高倍镜观察：牙髓组织中成纤维细胞及毛细血管的增生；炎症细胞的种类及分布特点；穿髓孔附近成牙本质细胞的变化，修复性牙本质的形成及根髓的变化。

4. 慢性增生性牙髓炎切片（实训图 12-2）

（1）低倍镜观察：龋洞的大小；注意暴露牙髓与龋洞的关系。

（2）高倍镜观察：增生牙髓中慢性炎症细胞浸润及细胞的种类；毛细血管增生、扩张；增生的牙髓表面有无上皮覆盖；髓室底、根髓及根尖部有无病理性改变。

5. 牙髓的空泡性变和钙化切片

（1）低倍镜观察：观察成牙本质细胞间液体积聚形成水泡；观察髓室中的钙化物（髓石）的形态特点。

（2）高倍镜观察：空泡性变可见成牙本质细胞体积变小，细胞间水泡将成牙本质细胞挤压成堆，状似稻草束。牙髓钙化可见根髓内有弥散性钙化团块，呈沙砾状的钙盐颗粒及髓室内的髓石。

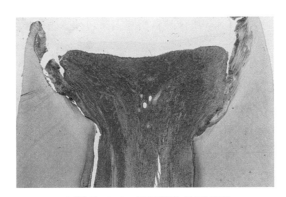

实训图 12-2 慢性增生性牙髓炎

【思考题】

1. 急性牙髓炎的病理变化特点是什么？

2. 简述慢性牙髓炎的类型和病理变化特点。

3. 绘急性化脓性牙髓炎的组织学图片，并标注主要病理变化。

（钱　程）

实训十三　牙周组织病理变化观察

【实训内容】

1. 牙周组织病变图片示教。

2. 牙周组织病变切片示教。

3. 观察牙周组织病理变化切片。

【目的要求】

1. 掌握：慢性龈炎、慢性牙周炎、慢性根尖脓肿和根尖肉芽肿的病理变化。

2. 熟悉：增生性牙龈炎的病理变化。

3. 了解：牙周炎的临床表现。

【实训用品】

显微镜、微机、投影仪、牙体牙周组织联合切片、慢性龈炎切片、慢性根尖脓肿切片、根尖肉芽肿切片。

【步骤与方法】

1. 边缘性龈炎切片（实训图 13-1）

（1）低倍镜观察：唇（颊）侧及舌侧牙龈炎症的部位及范围；牙龈沟沟内上皮和结合上皮增生情况；结缔组织固有层炎症浸润情况。

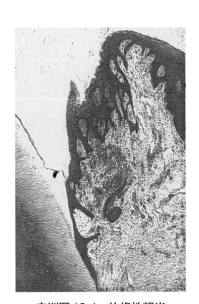

实训图 13-1 边缘性龈炎

（2）高倍镜观察：牙龈沟沟内上皮增生程度，表面上皮是否完整，上皮钉突是否增生，是否出现网眼状增生，上皮内及网眼内有无炎症细胞浸润，炎症细胞的种类；结合上皮在牙体组织上附着的位置，有无钉突增生，上皮内有否炎症细胞浸润；固有层结缔组织的变化，有无炎症细胞浸润及细胞种类,浸润的程度,牙龈中的胶原纤维束有无变化;牙槽嵴顶有无变化。

2. 慢性增生性牙龈炎切片

(1)低倍镜观察:区分牙龈表面上皮和沟内上皮;表面上皮有无点彩,上皮有无增生;沟内上皮形态变化;固有层的病理变化。

(2)高倍镜观察:牙龈表面上皮和沟内上皮的增生情况,上皮细胞有无核分裂,上皮内炎症细胞浸润情况;固有层中炎症细胞浸润及细胞种类,结缔组织有无水肿,胶原纤维有无变化。

3. 慢性牙周炎(牙体牙周组织切片)肉眼:牙体表面可见牙石及软垢。

(1)低倍镜观察:牙体表面可见牙石及软垢;牙周袋的深浅;结合上皮的改变;牙周袋周围炎症的范围;牙槽嵴的吸收情况。

(2)高倍镜观察:沟内上皮糜烂溃疡,钉突呈网眼状,内有炎细胞浸润,胶原纤维有无变化。结合上皮增生,出现钉突,冠方与牙体剥离,形成牙周袋。上皮下结缔组织中炎细胞呈弥漫性浸润。牙槽骨吸收及类型,有的可见破骨细胞及吸收陷窝。

4. 慢性化脓性根尖周炎(伴瘘管形成)切片

(1)低倍镜观察:龋病、牙体组织丧失情况,是否有残冠或残根;根尖周围炎细胞浸润的程度;瘘管形成及瘘管的开口位置;根尖处牙周膜厚度的改变;牙槽骨吸收程度。

(2)高倍镜观察:根尖周围慢性脓肿的位置、形态结构、炎症细胞的种类;脓液排出途径即瘘管的走行及开口,开口处或瘘管内是否有上皮覆盖;脓肿周围有纤维组织增生和包绕;牙周膜中炎症细胞浸润及牙槽骨吸收或新生。

5. 根尖肉芽肿切片(实训图 13-2)

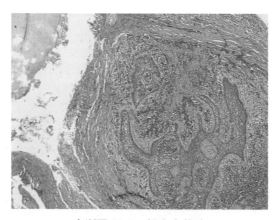

实训图 13-2　根尖肉芽肿

(1)低倍镜观察:表面为纤维结缔组织包绕。中心为一团肉芽组织,其中大量炎细胞浸润,成纤维细胞、毛细血管增生。

(2)高倍镜观察:肉芽肿中有无上皮增生;成纤维细胞增生程度;炎症细胞浸润的种类与分布;血管扩张及增生肉芽肿周围纤维包绕情况;牙周膜与牙槽骨的病理改变。

【思考题】

1. 牙周炎的主要病理变化有哪些?

2. 根尖周肉芽肿的主要病理变化是什么？

3. 绘慢性龈炎病理变化的组织学图片，并标注主要病变名称。

（钱　程）

实训十四　牙源性肿瘤及囊肿

【实训内容】

1. 牙源性肿瘤及囊肿图片演示。

2. 牙源性肿瘤及囊肿切片演示。

3. 观察牙源性肿瘤及囊肿切片。

【目的要求】

1. 掌握：成釉细胞瘤、牙源性角化囊肿和根尖周囊肿的病理变化。

2. 熟悉：牙源性腺样瘤的病理变化。

3. 了解：成釉细胞瘤和牙源性角化囊肿的临床表现。

【实训用品】

显微镜、微机、投影仪、成釉细胞瘤、牙源性角化囊肿、根尖周囊肿和牙源性腺样瘤的病理切片。

【步骤与方法】

1. 成釉细胞瘤（滤泡型）（实训图 14-1）

（1）肉眼观察：组织块的形状、颜色等。

（2）显微镜观察：①低倍镜观察肿瘤的实质和间质，上皮岛的大小、形状、染色；肿瘤性上皮的排列方式，上皮团中心有无鳞化、囊性变等；②高倍镜观察肿瘤性上皮团内细胞的形态、分布、染色、排列、细胞核的形态和位置、中央细胞的形态和染色特点。

肿瘤细胞形成类似于成釉器的孤立性上皮岛，上皮岛周边为立方或柱状细胞，排列整齐呈栅栏状，细胞核远离基底膜呈极性倒置，似成釉细胞；上皮岛中央为星形或梭形细胞，排列疏松，似星网状层细胞。

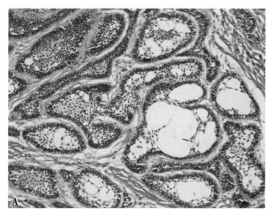
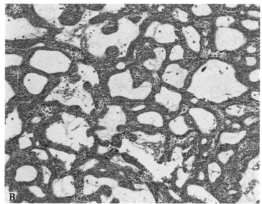

实训图 14-1　成釉细胞瘤

2．牙源性腺样瘤（实训图 14-2）

（1）肉眼观察：组织块的形状、颜色等。

（2）显微镜观察：①低倍镜观察肿瘤的实质与间质，肿瘤由片状排列的上皮细胞构成，注意肿瘤细胞排列方式的多样性（腺管状、花瓣状、团块状），注意肿瘤细胞之间有无嗜酸性均质物质及钙化物沉积；肿瘤间质及被膜情况。②高倍镜观察腺管样结构的形态特点、瘤细胞形态、腺腔内有无分泌物；注意花瓣样结构的形态、细胞的形态、排列及嗜酸性均质物的分布；肿瘤钙化物的形态及染色特点。

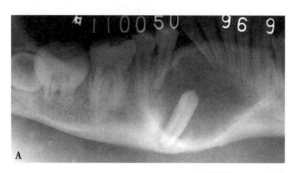
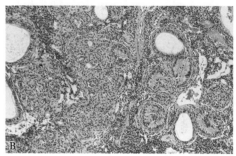

实训图 14-2　牙源性腺样瘤

3．牙源性角化囊肿（实训图 14-3）

（1）肉眼观察：囊肿的形态，单囊还是多囊，囊壁的厚薄，颌骨破坏情况。

（2）显微镜观察：①低倍镜观察衬里上皮的类型及厚度，上皮表面是否平坦，有无波浪状形态特点，上皮有无钉突；纤维囊壁有无上皮岛及子囊，有无炎细胞浸润；②高倍镜观察囊壁衬覆上皮的角化类型，是否呈波浪状；炎症区上皮延续性有无破坏；结缔组织中上皮岛和子囊的细胞形态和排列特点。

牙源性角化囊肿镜下具有独特的组织学特征：①衬里上皮为厚薄一致的复层鳞状上皮，表层多呈波纹状不全角化；②衬里上皮较薄（约 5～8 层细胞），通常无上皮钉突。上皮与深层结缔组织交界平坦，且常分离形成裂隙；③上皮棘层细胞常出现水肿，胞质呈空泡状；④上皮基底细胞排列整齐呈栅栏状，细胞核深染且远离基底膜；⑤纤维性囊壁较薄，一般无炎症；⑥纤维性囊壁中有时可见子囊或牙源性上皮岛。

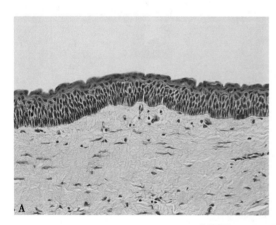
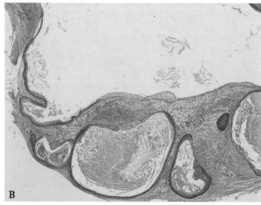

实训图 14-3　牙源性角化囊肿

4．根尖周囊肿（实训图 14-4）

（1）肉眼观察：囊肿的大小、形态，囊壁厚薄，有无内容物。

（2）显微镜观察：①低倍镜观察根尖周围的牙周膜和牙槽骨的病理变化；囊肿的位置及构成特点，是否有内容物；②高倍镜观察囊肿壁的结构（纤维性囊壁及上皮衬里），注意纤维性囊壁的厚度，衬覆上皮的类型及形态特点，炎细胞的浸润情况（炎细胞的类型和数量），是否有胆固醇结晶；囊腔内容物的特点。

显微镜下，囊壁内表面衬覆无角化复层鳞状上皮，厚薄不一，上皮钉突因炎症刺激发生不规则增生、伸长，相互融合呈网状。炎症明显时，上皮可出现糜烂、溃疡。纤维囊壁血管增生扩张，炎症反应明显，浸润的炎细胞包括淋巴细胞、浆细胞、中性粒细胞、泡沫细胞等。囊壁内有出血及含铁血黄素沉积，有时可见裂隙状胆固醇结晶，周围常伴有多核巨细胞反应。

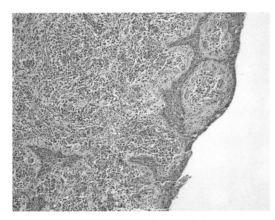

实训图 14-4 根尖周囊肿

【思考题】

1．成釉细胞瘤的组织学类型有哪些？其主要组织病理特点是什么？

2．牙源性角化囊肿的主要组织病理特点是什么？其复发率高的原因是什么？

3．绘成釉细胞瘤（滤泡型）的组织学图片，并标注主要病理变化。

（李宪孟）

参 考 文 献

1. 周瑞祥. 人体形态学. 4版. 北京：人民卫生出版社，2017.

2. 王美青. 口腔解剖生理学. 7版. 北京：人民卫生出版社，2015.

3. 牛东平. 牙体形态与功能. 北京：人民卫生出版社，2015.

4. 马莉，原双斌. 口腔解剖生理学. 3版. 北京：人民卫生出版社，2015.

5. 刘钢. 口腔组织及病理学基础. 2版. 北京：人民卫生出版社，2015.

6. 宋晓陵，杨丽芳. 口腔组织病理学. 3版. 北京：人民卫生出版社，2014.

7. 赵铱民. 口腔修复学. 7版. 北京：人民卫生出版社，2014.

8. 易新竹. 殆学. 3版. 北京：人民卫生出版社，2013.

9. 于世凤. 口腔组织病理学. 7版. 北京：人民卫生出版社，2012.

10. 谢秋菲. 牙体解剖与口腔生理学. 北京：北京大学医学出版社，2005.